Dieter Adler

Wie gründe und organisiere ich eine psychotherapeutische Praxis?

Therapie & Beratung

Dieter Adler

Wie gründe und organisiere ich eine psychotherapeutische Praxis?

Psychosozial-Verlag

Bibliografische Information der Deutschen Nationalbibliothek
Die Deutsche Nationalbibliothek verzeichnet diese Publikation
in der Deutschen Nationalbibliografie; detaillierte bibliografische Daten
sind im Internet über http://dnb.d-nb.de abrufbar.

2. Auflage 2023

E-Mail: info@psychosozial-verlag.de
www.psychosozial-verlag.de

Umschlagabbildung: © lenetsnikolai/Fotolia.com
Umschlaggestaltung und Innenlayout nach Entwürfen von Hanspeter Ludwig,
Wetzlar Satz: Andrea Deines, Berlin
ISBN 978-3-8379-2681-1 (Print)
ISBN 978-3-8379-7278-8 (E-Book-PDF)

Inhalt

Für Eike und Leah

Vorwort

25 Jahre ist es jetzt her, dass ich den Schritt wagte und eine eigene Praxis eröffnete – zunächst noch als klinischer Psychologe im Kostenerstattungsverfahren oder auch Technikerverfahren, später nach abgeschlossenen Ausbildungen in tiefenpsychologisch fundierter Psychotherapie, Kinder- und Jugendlichenpsychotherapie und Familientherapie als Psychoanalytiker und Gruppenanalytiker und nach Inkrafttreten des Psychotherapeutengesetzes »unter Obhut« der gesetzlichen Krankenkassen. Die vielen, nicht immer einfachen, Erfahrungen, die ich im Laufe dieser Zeit gemacht habe, von der Eröffnung über die Konsolidierung und später Optimierung, möchte ich dem Leser[1] gerne weitergeben. Dabei ist dieses Buch nicht nur an Anfänger gerichtet, sondern auch an erfahrene Kollegen. Denn häufig staune ich selbst, wie gut und hilfreich meine Ideen zur Vereinfachung der Alltagsarbeit in der psychotherapeutischen Praxis bei Kollegen ankommen und wie entlastend sie häufig wirken. Dabei geht es mir weder darum, die Behandlungstechniken allein zugunsten der Patienten zu verbessern, noch darum, die Kollegen zu »schludrigem Arbeiten« zu verleiten, was den Patienten schadet. Im Gegenteil: Von lästigen Arbeiten entpflichtet sind Therapeuten viel entspannter, haben mehr Kraft und sicherlich auch mehr Zeit, um sich mehr der eigentlichen Arbeit widmen zu können. So mögen mir die Kollegen verzeihen, wenn dieses Buch schon sehr den Selbsthilfebüchern ähnelt, die bei vielen von uns zu Recht verpönt sind, weil sie oft Empfehlungen geben, die nicht wissenschaftlich gesichert sind, und damit unsere Berufsgruppe in Misskredit bringen. In den Therapiesitzungen verlangen sie so manchem ein Höchstmaß an körperlicher Selbstbeherrschung ab, wenn ein Patient stolz mit einem solchen Werk erscheint –

1 Aus Gründen der besseren Lesbarkeit werden in diesem Buch männliche Personenbezeichnungen verwendet, wobei weibliche Personen mitgemeint sind.

vielleicht um zu demonstrieren, dass es doch viel einfacher geht, als Sie es beschreiben.

Der erste Teil dieses Bandes behandelt die Praxisorganisation. Hier geht es um die Themen Gründung einer Praxis, Aufbau und Führung einer Praxis mit allen mir wichtig erscheinenden Fragen der Administration, aber auch des Umgangs mit den Patienten bis hin zur Handhabung schwieriger Situationen. Der zweite Teil thematisiert die Optimierung des Praxisalltags und enthält eine Vielzahl von Ideen und Empfehlungen, die sowohl das Zeitmanagement verbessern können als auch das Kosten-Nutzen-Verhältnis einer Praxis optimieren sollen. Dabei ist weniger daran gedacht, »wie durch einzelne Patienten mehr Umsatz erzielt werden kann«, sondern eher daran, Kosten- und Zeitfallen aufzuspüren, die Kosten zu optimieren und Nebenverdienstquellen zu suchen. Der dritte Teil behandelt ein für viele Kollegen leidiges Thema: den Umgang mit der nötigen technischen Ausstattung bzw. EDV in der Praxis. Uns wird immer wieder der Umgang mit neuen Verfahren und Geräten abverlangt und nicht selten sind die Kollegen damit völlig überfordert.

Ich habe dieses Buch bewusst essayistisch geschrieben und versuche, die Dinge auch humorvoll anzugehen – viele Kollegen schätzen dies an meinen Texten. Ansonsten wünsche ich schon jetzt viel Spaß beim Lesen und Arbeiten!

Ein wichtiger rechtlicher Hinweis vorab: Alle Empfehlungen wurden ausführlich recherchiert. Weder der Autor noch der Verlag können jedoch eine rechtliche Gewährleistung dafür übernehmen, zumal sich Gesetze, Vorschriften oder die Rechtsauffassung der Gerichte ständig ändern können.

Dank

Zunächst möchte ich allen meinen Patienten, die ich nicht namentlich nennen darf und will, und meinen Lehrern danken: Roswitha Georgii, Tilo Grüttner, Hermann-Josef Fisseni, Rudolf Bensch, Eva Poluda-Korte, Werner Dinkelbach, Irvin Yalom und einem weiteren Supervisor, der nicht genannt werden möchte.

Besonderer Dank gilt Frau Christine Schneider für das fachliche Vorablektorat und viele entscheidende Hinweise, die sie mir gegeben hat. Danke auch an Professor Hans-Jürgen Wirth, seinen Sohn Johann Wirth und die Lektoren Jessica Vogt und Christian Flierl für die Geduld und Umsicht beim Entstehen dieses Buches.

Danken möchte ich auch Frau Michaela Kranzl und Frau Stefanie Wagner-Tilch für das geduldige Abschreiben vieler Texte. Ein besonderer Dank gebührt schließlich Freunden, die mir sehr geholfen haben – Sudhir Kakar, der mich ermutigt hat, das Projekt zu Ende zu bringen, Marion Griffiths-Karger und Achim Karger, die mir in geduldiger Abgeschiedenheit ihres Hauses die Abschlussarbeiten möglich gemacht haben – und meiner Tochter Leah, die viel Geduld und Verzicht für dieses Buch aufbringen musste.

Teil I
Praxisorganisation

Die Gründung einer Praxis

Was ist eine psychotherapeutische Praxis? Eine zunächst merkwürdig klingende Frage, wissen wir doch, was in unseren Praxen geschieht – und das, bevor wir zur Universität gehen, um Psychologie oder Medizin zu studieren. Dennoch finde ich die Frage gerade für dieses Buchprojekt sehr berechtigt, wenn wir sie unter folgendem Gesichtspunkt betrachten: Was unterscheidet die psychotherapeutische Praxis von anderen Praxen?

Und diese Betrachtung sollten wir zunächst aus zwei Blickwinkeln vornehmen, die, wie wir bald sehen werden, sich sehr voneinander unterscheiden können: aus unserem Blickwinkel, aber auch aus dem Blickwinkel der Patienten. Vielen wird am Rande schon jetzt auffallen, dass ich unseren Berufsstand hier zuerst nenne und nicht die Patienten an die erste Stelle setze. Das ist kein Zufall, kein Versehen und auch keine Fehlleistung. Wir sind es – von Berufs wegen sozusagen – gewohnt, den Patienten an erste Stelle zu setzen, doch in diesem Buch ist es andersherum – und zwar zielgerichtet. Denn es ist kein Lehrbuch der Psychotherapie, sondern ein Buch, das helfen soll den Praxisalltag besser zu gestalten: weniger Zeit und Kraft für unsinnige oder quälende Dinge verwenden, Prioritäten setzen und unsere Kraft richtig bemessen und verwenden, was auch bedeutet, klare Vorgaben auch – oder besser gesagt: vor allem für sich selbst – zu haben und Grenzen setzen zu können.

Daneben werde ich immer wieder psychodynamische Überlegungen zu den einzelnen Kapiteln anstellen. Was passiert mit dem Patienten, wenn wir ihm beispielsweise ein Ausfallhonorar »schenken«; was passiert, wenn wir es nicht annehmen. Was passiert mit uns? Welche Auswirkungen hat es auf die therapeutische Beziehung? Oder wenn wir ein Geschenk oder eine Einladung annehmen oder ablehnen? Ich halte diese Überlegungen für immens wichtig, denn wir wollen nicht agieren, sondern analysieren. Solche Überlegungen sind in der Regel auch entlastend, weil sie für mehr

Klarheit sorgen. Weil ich Psychoanalytiker »mit Leib und Seele« bin, werde ich, soweit es möglich ist, die psychodynamischen Erwägungen voranstellen und mit Beispielen illustrieren.

Zunächst beginne ich also mit einem Kapitel über die Gründung einer psychotherapeutischen Praxis bzw. den hierfür nötigen Vorüberlegungen. Ich hoffe, Sie werden verstehen, dass ich keine Gesetzesvorschriften oder Kassenrichtlinien zitieren werde. Auch wenn dies für einen Praxisgründer sicherlich hilfreich erscheint, ist es für unser Vorhaben nicht wirklich wichtig. Denn hier geht es um andere Dinge, insbesondere um die psychische Vorbereitung, die Fallstricke und die zwischenmenschlichen Querelen im Zusammenhang mit der Praxisgründung. Zum anderen ändern sich solche Vorschriften oft schnell.

Vorüberlegungen: Schwierigkeiten – Zeitpunkt – Standort

Aufgrund der schwierigen Versorgungslage für Patienten brauchen die Vorüberlegungen zur Gründung einer Praxis nicht den strengen wirtschaftlichen Kriterien anderer Unternehmenszweige wie Wahl des Standortes, Infrastruktur, Konkurrenzsituation und so weiter zu folgen. Selbst wenn im gleichen Haus noch eine zweite psychotherapeutische Praxis angesiedelt ist, wird Ihre Praxis keinen Schaden daran nehmen. Auch Sie werden ausgelastet sein. Dementsprechend würde ich eher empfehlen, für die Wahl des Standortes persönliche Erwägungen und Vorlieben zu fokussieren. Wichtig ist, dass Sie sich in der Umgebung und in den Räumen wohlfühlen, denn unsere Arbeit ist derart schwierig, dass Sie sich gar nicht wohl genug fühlen können, um dem Druck der Arbeit standhalten zu können.

Auch der Zeitpunkt der Praxisgründung spielt meiner Ansicht nach heute keine große Rolle mehr. Noch vor wenigen Jahren galt die wissenschaftlich unbewiesene Regel, eine Praxis nach den Herbstferien zu gründen, sei ein sicherer Weg, sehr rasch genügend Patienten zu bekommen. Der zunehmende Leidensdruck in der Bevölkerung und der damit verbundene Bedarf an Psychotherapie hat diese Regel bereits außer Kraft gesetzt. Sie müssen natürlich immer damit rechnen, dass es gewisse Flautenzeiten gibt. In diesen Zeiten werden viele Therapeuten nervös. Plötzlich bricht der Strom der Anmeldungen ab und nicht wenige bekommen – trotz Wartezeiten – Sorge, dass der Zulauf jetzt ein abruptes Ende gefunden haben könnte. Diese Phasen gibt es immer wieder. Sie wechseln sich mit Phasen ab, in denen Sie täglich mehrere Anmeldungen haben werden. Manchmal erscheint es einem so, als hätten sich die Patienten abgesprochen und beschlossen, für mehrere Wochen keine Psychotherapie zu suchen oder im Gegenteil kollektiv massiv nach Therapieplätzen zu verlangen. Für diese Schwankungen wird es sicherlich Ursachen geben, die Sie aber nicht steuern können. Von daher können wir sie außer Acht lassen und müssen in »Flautenzeiten« geduldig abwarten. Aus wirtschaftlichen und psychohygienischen, aber auch qualitätssichernden Aspekten ist es sinnvoll, die Praxis langsam aufzubauen. Das bedeutet, sich die Zeit zu nehmen, die notwendig ist, um sich in die neue Situation der Selbständigkeit einzufinden. Zu schnell einen großen Patientenstamm zu gewinnen, kann dazu führen, dass anfängliche Schwierigkeiten, die Sie zu Beginn noch nicht im Blick hatten, nicht mehr abgeändert werden können. Mängel und Fehler werden dann nicht selten über Jahre »mitgeschleppt«, weil man keine Zeit hat, diese zu beheben. Günstig ist es, wenn Sie Ihre Praxis während einer auslaufenden festen Anstellung, zum Beispiel in einer Klinik, eröffnen. Dies ist sicherlich anfangs mit großen Schwierigkeiten verbunden, da Sie die entsprechenden Arbeitsstunden in der Regel »obendrauf satteln« müssen. Hier gibt es zwei Möglichkeiten:

1. Sie vereinbaren mit Ihrem Arbeitgeber eine Zeitreduzierung, die es Ihnen ermöglicht, Ihre Praxis zum Beispiel an einem Tag pro Woche bereits zu betreiben.
2. Eine andere Möglichkeit ist es, in der Übergangsphase Therapiestunden abends oder am Samstagvormittag anzubieten. Über beides werden die Patienten sehr dankbar sein. Aus psychohygienischen Gründen empfehle ich jedoch, den Samstag eher auszusparen und zur eigenen Erholung (nicht zum Antragsschreiben oder für Verwaltungsarbeit!) zu nutzen. Um dem Enttäuschungsdruck der samstagsbegeisterten Patienten vorzubeugen, ist es sinnvoll, darauf hinzuweisen, dass die Samstagstermine als »Ausnahmeregelung« zu verstehen sind und dieses Angebot nach einiger Zeit nicht mehr bestehen wird.

Die Art der Praxis – allein oder mit anderen?

Eine Überlegung, die viele Therapeuten am Anfang anstellen, ist: Soll ich allein oder mit anderen in einer Praxis arbeiten? Da Psychotherapeuten von Grund auf kommunikative Menschen sind und es auch sein müssen – sonst könnten sie ihren Beruf nur schwer ausüben –, dürften sie eigentlich keine Probleme in der Zusammenarbeit mit anderen Kollegen haben.

Schauen wir uns einmal die Beweggründe für das gemeinsame Betreiben einer Praxis an und werfen hierzu zunächst einen Blick auf die Zeit, in der ich mich nach meiner Arbeit in der Klinik niedergelassen habe. Zunächst war ich sehr aufgeregt und von den technischen und administrativen Vorbereitungen der Praxis vollkommen eingenommen. Als ich dann nach der Eröffnung am ersten Tag allein in der Praxis saß, überkam es mich wie ein Schock: Zwar hatte ich in der Klinik bereits Therapien gemacht, doch ich hatte unterschätzt, welch stützende Wirkung die bloße Anwesenheit der Kollegen auf die Arbeit hat und welche psychohygienische Wirkung vom Austausch mit ihnen ausgeht, wenn man sich auch nur in der Cafeteria oder beim Mittagessen ein bisschen über die aktuelle Praxissituation austauschen kann. All das fiel jetzt auf einmal weg. Mir wurde schlagartig klar: »Jetzt bist du allein und jetzt stehst du für alles gerade – niemand kann dir helfen.«

Ich habe in der Folgezeit vieles ausprobiert: Gemeinschaftspraxen mit einem Kollegen, Gemeinschaftspraxen mit zwei anderen Kollegen, eine Gemeinschaftspraxis mit drei Kollegen. Am Ende bin ich zu dem Entschluss gekommen, doch lieber weiter »als Einzelkämpfer« zu arbeiten. Ich werde meinen Entscheidungsweg und die Gründe für die eine oder andere Praxisform kurz erläutern.

Schwierigkeiten der Gemeinschaftspraxis und wie man sie umgehen kann

Zunächst scheint es wirklich sehr angenehm zu sein, wenigstens einen oder ein paar Kollegen nebenan sitzen zu haben, von denen man weiß, dass sie »Leidensgenossen« sind, die gerade die gleiche Arbeit machen, vielleicht einen genauso »schwierigen« Patienten vor sich sitzen haben oder gar einen problematischeren. Und es tut natürlich auch gut, in der Teeküche mal einen Kaffee oder Tee zusammen zu trinken oder ein gemeinsames Mittagessen einzunehmen. Bei allen romantischen Schwärmereien muss man aber bedenken, dass die Zusammenarbeit mit anderen Kollegen auch große Gefahren birgt. So sind zum Beispiel nicht alle Kollegen in der Lage psychotherapeutische Grenzen einzuhalten und es kann passieren, dass man in seiner Zehn-Minuten-Pause gefragt wird, ob man »mal eben« über den Antrag schauen kann. Die Zehn-Minuten-Pausen sind mir heilig, auch meine 25-Minuten-Pausen (siehe den Abschnitt »Verteilung der Stunden im Tagesablauf« im Kapitel »Die Planung von Arbeitszeit und Urlaub«). Meine Zehn-Minuten-Pause ist klar strukturiert: Ich schreibe sofort mein Protokoll in mein Tablet und gönne mir manchmal auch den »egoistischen Luxus« einer Tasse Kaffee aus meiner Schnellbrühmaschine. Wenn noch Zeit bleibt, schaue ich auch gerne einfach mal zum Fenster heraus. Um diese Pausenroutine aufrechtzuerhalten, musste ich bei manchen Kollegen mehr Energie aufwenden, als bei den Patienten hierfür nötig war. Häufig ergab sich dadurch eine doppelte Belastung: zuerst den Patienten pünktlich »loswerden«, dann auch noch den Kollegen abwehren, der einem bereits im Flur »auflauert«.

Wenn Sie sich entschließen, mit einem oder mehreren Kollegen eine Gemeinschaftspraxis zu betreiben, so ist es wichtig, diese Kollegen genau unter die Lupe zu nehmen. Im Grunde genommen müssen wir sie dem gleichen beobachtenden Prozedere unterziehen, das wir auch bei unseren Patienten anwenden.

Wenn Sie sich entscheiden, mit anderen zusammenzuarbeiten, kommt als nächstes die Frage, mit wie vielen Kollegen Sie sich zusammentun wollen. Je mehr Kollegen mit in der Praxis sind, desto mächtiger wird die Gruppendynamik – aber auch die Zweierdynamik oder die trianguläre Dynamik hat ihre Tücken, wie wir aus unserer Ausbildung wissen.

Es gibt von psychologischen oder psychotherapeutischen Berufsverbänden wie dem BDP, dem DPNW, dem DptV oder dem BVVP oft Mustervorschläge für Praxisverträge. Diese können Sie ruhig verwenden. Sie sollten sie jedoch um einige Punkte ergänzen, zum Beispiel eine Mediationsvereinbarung (hierzu später mehr) und eine Vereinbarung darüber, wer die Nebenkostenabrechnung macht und wie die Nebenkosten aufgeteilt werden.

Eine weitere Schwierigkeit, die auftreten wird, ist die lästige Nebenkostenabrechnung, die sich aus der Vermietung der Praxis ergibt. Auch wenn dieser Punkt jetzt für den unerfahrenen Leser noch lächerlich erscheinen mag, führt dies häufig zu Auseinandersetzungen. Da gibt es Kollegen, die gerne mal die Heizung über das Wochenende aufgedreht lassen, um am Montagmorgen in wohlig gewärmte Räume zu kommen. Wenn ihre Heizkostenabrechnung dann doppelt so hoch ist wie die der anderen Kollegen, fallen sie aber aus allen Wolken. Oder ein Kollege arbeitet nur an zwei Tagen pro Woche in der Praxis – warum soll er verhältnismäßig dazu mehr Wasser- und Abwasserkosten zahlen als die anderen, die fünf Tage in der Woche arbeiten? Und was ist mit dem Kollegen, der dieses Jahr acht Wochen im Urlaub und gar nicht anwesend ist? Oder mit dem Kollegen, der zwei Gruppen hat, die die Toilettenspülung häufiger betätigen? Oder mit dem Kollegen, der überwiegend weibliche Patienten hat, die nachgewiesenermaßen häufiger zur Toilette gehen? Diese scheinbaren Kinkerlitzchen können schnell großen Ärger verursachen. Die entsprechenden Aspekte der Kostenaufteilung sollten in einem Praxisvertrag genauso geregelt werden wie die Aufteilung der Kosten für Verbrauchsmaterial, eine Putzregelung und so weiter. Und es muss noch etwas geregelt sein: Wer macht die Nebenkostenabrechnung? Diese Arbeit ist mindestens genauso beliebt und einfach wie die Arbeit des Kassenprüfers in einem Verein. Da sowohl Ärzte als auch Psychologen aus ihrem Studium über fundierte betriebswirtschaftliche Kenntnisse verfügen und in der Regel in ihrer Freizeit noch Volkshochschulkurse zur »Buchhaltung für Fortgeschrittene« besucht haben, ist dies technisch gesehen kein großes Problem mehr. Ich garantiere dafür, dass die Nebenkostenabrechnung in der Regel in vier bis acht Stunden gemacht ist. Manchmal braucht man aber noch einmal so viel Zeit, um mit den Kollegen darüber zu verhandeln, ob die vorgelegte Abrechnung wirklich korrekt oder gar gerecht ist. Auch hier ist auszuhandeln, wer für diese Aufgabe verantwortlich ist, wobei ich einen Rhythmus mit jährlichem Wechsel empfehle. Außerdem bin ich der Meinung, dass der Kollege, der die Nebenkostenabrechnung macht, dafür angemessen entlohnt werden sollte. Dies mag kleinlich klingen – aber lassen Sie uns noch einmal darüber sprechen, wenn Sie es einmal gemacht haben – und zwar unmittelbar danach!

Manchmal können auch ökonomischer Neid oder Missgunst aufkommen. So vergleicht sich möglicherweise ein weniger erfolgreicher Therapeut ständig mit den Kollegen und trägt seine Enttäuschung dann im Praxisalltag aus. Eine weitere Schwierigkeit, auf die ich hinweisen möchte, ergibt sich bei der Auswahl der Räume: In der Regel finden wir einen oder mehrere schöne Räume, meistens sind jedoch auch ein bis zwei nicht so optimale dabei oder es gibt einen, der von allen heiß begehrt ist. Hier entbrennt der erste Streit: Wer bekommt die schönen Räume? Bekommt der, der am meisten arbeitet, automatisch das beliebteste Zimmer oder der, der Gruppen hat? Hier empfehle ich eine ganz pragmatische Lösung, nämlich eine ökonomische Methode: Die Miete der Räume wird nicht durch die Anzahl der genutzten Quadratmeter geteilt, sondern nach ästhetisch orientierten Kriterien berechnet. So kann zum Beispiel das »Lieblingszimmer« mit zwölf Euro Miete pro Quadratmeter, der sehr gute Raum mit zehn Euro, der gute Raum mit acht Euro und der Raum zum Hinterhof mit sechs Euro pro Quadratmeter bemessen werden. Schließlich zahlen Sie im Hotel ja für das Zimmer mit Meerblick auch wesentlich mehr als für das Zimmer mit »Parkplatzblick«. Auf diesem Weg lösen sich nach meiner Erfahrung die Schwierigkeiten recht rasch und künftigem Frust ist vorgebeugt. Natürlich können Sie auch das »herkömmliche« und pseudogerechte Modell wählen und die Miete nach Quadratmetern berechnen. Doch ich garantiere dafür, dass Sie nach kurzer Zeit mindestens einen frustrierten Kollegen in der Praxis haben werden, der sich ständig nach neuen Räumen umsehen wird. Diese Problematik wird sich auch bei den Nachfolgern fortsetzen, sodass Sie eine ständige Fluktuation in der Praxis haben – und das wirkt sich nicht nur auf das Binnenverhältnis der Kollegen aus, sondern auch auf das Wohlbefinden der Patienten.

Praxisvertrag

»Warum sollen wir einen Praxisvertrag machen? Wir verstehen uns doch so gut!«, höre ich oft von Kollegen. Ich setze meine Erfahrung als Supervisor und Berater von Praxisanfängern dagegen. Nicht selten habe ich erleben müssen, wie Kollegen, die sich zu Beginn gut verstanden haben, hinterher völlig zerstritten waren und sich entweder das Berufsleben gegenseitig zur Hölle gemacht haben oder vor Gericht gegangen sind. Einen Vertrag kann man nur machen, wenn man sich (noch) gut versteht. Ich fasse hier die wichtigsten Punkte zusammen, die in einen Praxisvertrag gehören:

1. Form der Zusammenarbeit

Hier wird genau geregelt, dass es sich um eine Gemeinschaftspraxis handelt und dass alle voneinander unabhängig wirtschaftlich handeln, dass es nur eine Gesellschaft bürgerlichen Rechts gibt, die für die Anmietung und Aufrechterhaltung der Räume zuständig ist. Den wirtschaftlichen Betrieb, die daraus erwachsenden Folgen wie zum Beispiel Schadensersatzforderungen regelt der jeweilige Einzelpraxisinhaber allein und eigenverantwortlich. Auch eine Praxisgemeinschaft ist nur eine Zusammensetzung von mehreren Einzelpraxen. Für die kassenärztliche Abrechnung braucht jeder auch eine eigene Zulassung mit eigener Zulassungsziffer und eigenen Abrechnungsgenehmigungen.

2. Mietverhältnis
Wie ist das Mietverhältnis? Gibt es gemeinschaftliche Mieter oder einen Hauptmieter, wobei die anderen offiziell Untermieter sind? Wenn es mehrere Mieter gibt, muss geregelt sein, wie der Ausstieg zu erfolgen hat. Was passiert mit der Kaution? Wie viele Monatsmieten muss der andere noch bezahlen? Kann er Nachmieter vorschlagen oder muss er sogar selbst einen bereitstellen?

3. Aufrechterhaltung der Räume
Unter diesem Punkt wird zum Beispiel festgehalten, wer in welchem Rhythmus putzen muss, wie eine Putzfrau bezahlt wird, wer wie viel für die Putzmittel zahlen muss.

4. Nutzungsberechtigung der Räume
In diesem Abschnitt wird geregelt, ob jemand seinen Raum oder seine Räume alleinig nutzt oder ob er sie auch anderen Kollegen stunden- oder tageweise überlassen kann – und wenn ja, um wie viel sein Nebenkostenanteil dann steigen wird. So können etwa Mehrkosten entstehen, wenn ein Therapeut nur morgens arbeitet und die Räume anschließend einem anderen überlässt, der nachmittags und abends arbeitet. Da der Therapeut in Untermiete mehr Patienten in die Praxis bringt, steigen entsprechend auch Wasser- und Stromverbrauch sowie der Verschmutzungsgrad der Räume.

5. Nebenkostenabrechnung
Wer kümmert sich um die Nebenkostenabrechnung und was erhält er dafür? Nach welchem Schlüssel werden die Nebenkosten aufgeteilt?

6. Aufteilung der Miete
Wer bezahlt wie viel Miete?

7. Einkauf regelmäßiger Gebrauchsgüter
Wer kauft was ein und wie werden die Kosten aufgeteilt?

8. Anschaffungen und Reparaturen
Wer ist für Reparaturen zuständig (am besten der, dem der jeweilige Schaden als erstes auffällt) und bis zu welchem Betrag darf jemand für Ersatz sorgen ohne die anderen vorher zu fragen? Gleichzeitig ist es empfehlenswert, eine Klausel einzufügen, nach der jeder Einzelne von den anderen ermächtigt

wird, in Notfällen eigenständig auch unter Aufwendung einer höheren Geldsumme zu handeln. Dies ist zum Beispiel bei akuten Wasserrohrbruchschäden wichtig, wenn zur Minderung des wirtschaftlichen Schadens das Wasser von einer Spezialfirma abgesaugt wird und anschließend Trocknungsgeräte angemietet werden müssen. Hier sollte auch Nachsicht in Hinblick darauf walten, dass jemand in einer solchen Situation nicht tagelang Angebote einholen kann, sondern manchmal die »erstbeste« Firma wählt, die vielleicht die teuerste ist.

9. Mediationsvereinbarung
In der Mediationsvereinbarung wird geregelt, dass jegliche rechtliche Auseinandersetzung vorab ausgeschlossen wird, bis von allen Beteiligten fünf Mediationssitzungen absolviert wurden. Gemeint ist hier wirklich alles: Streit um die Nebenkosten oder um einen Untermieter, persönliche Differenzen, Uneinigkeiten in Hinblick auf Ordnung und Sauberkeit oder beim Austritt eines Teilhabers usw. Die Kosten für die Mediationssitzungen sollten aufgeteilt werden – am besten paritätisch. Es ist auch am günstigsten, wenn im Vorhinein ein oder besser zwei Mediatoren benannt werden, die im Notfall zur Verfügung stehen, damit die Bearbeitung des Konflikts nicht schon bei der Wahl des Mediators zu scheitern droht.

10. Tod eines Praxisteilhabers
Auch dieses unangenehme Thema sollte im Praxisvertrag geregelt werden: Was passiert im Falle eines Todes und wie ist die Stellung der Erben?

Mediationsvereinbarung

An der Empfehlung, eine Mediationsvereinbarung in den Praxisvertrag aufzunehmen, stoßen sich viele Kollegen, die ich bei der Praxisgründung berate. Warum sollen wir das machen? Gerade wir als Psychotherapeuten sind doch kommunikativ und haben gelernt, Konflikte zu lösen. Leider muss ich hier enttäuschen. Ich selbst habe nur einen Praxisgemeinschaftsvertrag ohne Mediationsvereinbarung getroffen und danach immer zusätzlich eine Mediationsvereinbarung abgeschlossen – auch vor dem Hintergrund der Erfahrungen, die ich in diesem ersten Vertrag gemacht habe. Wie viel hat mich jetzt die Mediation in über 20 Jahren in Praxisgemeinschaften gekostet? Nichts! In jeder Gemeinschaft haben wir alle Streitigkeiten und

Auseinandersetzungen im Vorfeld ausräumen können. Wenn ein Kollege oder eine Kollegin gehen wollte, haben wir klare Regelungen getroffen und sind nie im Bösen auseinandergegangen.

Die Mediationsvereinbarung ist ein triangulierender Schutz, der quasi eine regulierende, unbeteiligte Kraft dazwischensetzt, die emotionale Verwicklungen besser aufdecken und lösen kann, wenn sich Therapeuten nicht mehr einigen können. Sie mögen mir diese scheinbare Herabwürdigung verzeihen, aber in solchen Auseinandersetzungen, die einen ja auch existenziell berühren, findet eine Infantilisierung ganz schnell statt. Nicht nur aus Selbstschutz, sondern auch zum Schutz unserer Patienten ist eine Mediationsvereinbarung daher sinnvoll. Eine Mediation kostet in der Regel zwischen 150 und 200 Euro pro Sitzung. Ich empfehle fünf Sitzungen in den Vertrag aufzunehmen mit dem Ende, dass eine Mediationsvereinbarung unterschrieben wird. Eine solche Mediationsvereinbarung ist rechtlich bindend. In der Mediation geht es nicht darum, die psychodynamischen oder interaktionellen Hintergründe eines Streites aufzuarbeiten, sondern darum, nach Lösungen zu suchen, mit denen alle leben können, sogenannte Win-win-Ergebnisse. Dabei sollen kräfte- und geldzehrende Auseinandersetzungen außerhalb oder vor Gericht im Vorfeld vermieden werden. Es handelt sich also um eine am Realitätsprinzip sowie an therapeutisch-erwachsener Verantwortung orientierte Arbeitsweise.

Doch allein – Vor- und Nachteile

In einer Gemeinschaftspraxis sind Sie »nie allein«. Diese Art des Arbeitens gefällt vielen Psychotherapeuten besser als eine Praxis im Alleingang zu betreiben. Manche möchten aber die beschriebenen Auseinandersetzungen vermeiden und wollen ihre Tätigkeit grundsätzlich lieber ohne den Kontakt zu anderen ausüben. Nachdem ich nun aufgezählt habe, welche Schwierigkeiten eine Gemeinschaftspraxis mit sich bringt, hoffe ich, dass ich Sie damit nicht entmutigt habe, aber aus eigener Erfahrung weiß ich, wie belastend es ist, wenn Schwierigkeiten zwischen den Kollegen auftauchen. Wir arbeiten schließlich in einem Beruf, der ohnehin schon belastend genug ist und um arbeiten zu können und gleichzeitig gesund zu bleiben, brauchen wir optimale Bedingungen, die unsere Psychohygiene und psychische Gesundheit aufrechterhalten. Da sind dann bei Streitigkeiten schnell die Vorteile einer Gemeinschaftspraxis »aufgefressen«.

Die große Einsamkeit, die wir in unserer Arbeit dulden müssen, ist für viele Außenstehende nicht nachvollziehbar. »Du bist doch den ganzen Tag mit Menschen zusammen. Wie kannst du sagen, dass du allein oder einsam bist?« Solche Äußerungen, die nur unüberlegt aus der Abwehr unserer sehr anstrengenden Arbeit erfolgen, verärgern mich immer wieder. Manchmal bin ich derart wütend darüber, dass ich diese Bemerkungen am liebsten lächerlich machen möchte, indem ich den Vergleich mit einer beruflich ausgelasteten Prostituierten anstelle, die sich über zu wenig Sex beklagt. Aber das würde nicht helfen, denn die Menschen, die nicht im therapeutischen Bereich arbeiten, werden dies vermutlich kaum verstehen oder nachvollziehen können. Für sie »führen wir auch nur Gespräche«, reden mit Menschen über ihre Probleme. Das kann doch nicht so schwer sein – und einsam ist man dann erst recht nicht! Es verwundert dann auch nicht, dass Psychotherapeuten ihre Freizeit ungerne mit anderen Menschen verbringen – und schon gar nicht mit ihnen »über ihre Probleme reden« wollen. Wie löst man nun das Dilemma, wenn man sich entscheidet, in einer Solo-Praxis zu arbeiten? Ich kann Ihnen nur aus meiner eigenen Erfahrung berichten. Zum einen mache ich längere Pausen zwischen den Blöcken, von denen eine eine mehrstündige Mittagspause ist, in der ich »frei« bin und mir je nach Lust und Laune Kontakte suchen kann. Ich kann mich mit Kollegen oder anderen Menschen zum Essen verabreden oder mich allein ins Café setzen und dem Treiben der anderen zuschauen oder auch ein Buch lesen und signalisieren, dass ich am Kontakt mit anderen Menschen und deren Sorgen momentan nicht interessiert bin, zumal ich in solchen Situationen mein Kartenlesegerät oder den Rechnungsblock für Privatpatienten meistens nicht dabei habe.

Die Startphase – Grundausstattung, Versicherungen und »Werbung«

Im folgenden Kapitel möchte ich einige Empfehlungen zum notwendigen Inventar einer Praxis geben. Hier treten bei jungen Kollegen, die sich gerade niederlassen, häufig Zweifel auf: Ist das Inventar überhaupt angemessen oder zu billig? Welches technische Equipment brauche ich? Wie bekomme ich eine Zulassung? Welche Versicherungen benötige ich?

Mobiliar – Ikea oder Design?

Zunächst brauchen Sie natürlich Sitzgelegenheiten, die Ihrer therapeutischen Ausrichtung entsprechen. Die Stühle sollten für beide Seiten bequem sein. Allerdings – und dieses »Recht« nehme ich mir mittlerweile heraus – habe ich einen recht teuren Sessel, der meinen Rücken schont und mir das Arbeiten leichter macht. »Muss nicht der Patient einen besseren Sessel haben?«, hat mich ein Kollege in diesem Zusammenhang einmal gefragt. Nein, denn es ist keine Beziehung auf Augenhöhe, es gibt eine informelle Hierarchie. Abgesehen davon, muss ich den ganzen Tag sitzen, während der Patient nur 50 Minuten sitzt.

Bei Psychoanalytikern kommt oft die Frage auf, wie hochwertig die Couch sein muss. Meine Couch ist seit 20 Jahren ein ehemaliges Gästebett, das ich überzogen habe. Das reicht vollkommen aus, »der Zweck heiligt die Mittel«. Es geht hier darum, den Patienten im Liegen die Möglichkeit zu freien Einfällen zu erleichtern – nicht um bequemen Schlafkomfort oder Ähnliches. Allerdings entwickeln viele Analytiker einen gewissen, des Narzissmus nicht entbehrenden Stolz oder Eigensinn, indem sie sich eine einige Tausend Euro teure Couch kaufen. Auch ich habe mir zu Beginn eine Designercouch gekauft, die jetzt in einem anderen Zimmer steht. Hier spielt die persönliche Besetzung des Berufes eine große Rolle: Wenn ich schon stolz darauf bin, dass ich Psychoanalytiker bin, dann möchte ich auch eine »angemessene« Couch haben. Lassen wir es dahingestellt sein – wie gesagt: Es reicht ein billiges Modell, auch wenn es »nur« 200 Euro gekostet hat. Sehr schön finde ich es, dann hochwertige Überwurfdecken zu benutzen, die die Optik deutlich verbessern.

Insgesamt sollte die Praxis so eingerichtet sein, wie Winnicott es einmal gesagt hat, als er gefragt wurde, was das Wichtigste für einen Psychotherapeuten sei: »Dass er sich wohl fühlt!«

Die Frage nach Designmöbeln oder einfachen Ikea-Möbeln wird ebenso häufig gestellt. Dahinter verbirgt sich meiner Ansicht nach die Unsicherheit des Anfängers, ob er genügend Patienten bekommen wird und ob diejenigen, die kommen, auch bleiben werden. Natürlich spielt das Ambiente in jeder »Geschäftsbeziehung« eine wichtige Rolle. Vielleicht würden Sie auch nicht mehr zu einem Masseur gehen, der alte, schäbige Massageliegen hat. In der psychotherapeutischen Praxis sollte ein gesundes »Mittelmaß« angestrebt werden. Natürlich soll die Praxis auch nicht billig aussehen – so manchem Ikea-Sessel sieht man es direkt an, dass er nur wenige Euro gekostet haben kann. Allerdings wird es Ihnen auch nicht mit Designmöbeln allein gelingen, Patienten zu binden. Das Wichtigste ist, dass Sie dem Patienten aufmerksam zuhören können und sich auf seine Schwierigkeiten einlassen können, was nicht bedeutet, dass Sie in sein Abwehrsystem einsteigen müssen. Eine wichtige Frage ist auch die technische Ausrüstung (siehe hierzu das folgende Unterkapitel und den dritten Teil des Buchs).

Die technische Grundausstattung

Die Frage, ob man ein Telefon und einen Anrufbeantworter braucht, wäre vor einigen Jahren noch überflüssig gewesen. Heute haben viele Kollegen nur eine Mobilfunknummer, die mit einer elektronischen Mailbox gekoppelt ist. So praktisch dies sein mag und so viel Geld man auch für den nicht vorhandenen Festnetztelefonanschluss spart, so skeptisch bin ich auch dieser Sache gegenüber. Welche Fantasien entstehen beim Patienten, wenn der Therapeut nur eine Mobilfunknummer hat? Macht er diese Arbeit nur nebenher? Erreiche ich ihn, wenn ich ihn nachher anrufe vielleicht im Café oder im Supermarkt? Er könnte aber auch denken: »Oh, dann ist der Therapeut ja sicherlich auch außerhalb der Praxiszeiten, vielleicht sogar rund um die Uhr, für mich zu erreichen.«

Bedenken Sie auch, dass Ihr Hauptklientel im Erwachsenenbereich zwischen 40 und 60 Jahren, im kinder- und jugendlichen Bereich zwischen 30 und 50 Jahre alt ist (denn unsere Auftraggeber sind in der Kinder- und Jugendlichentherapie in der Regel die Eltern). Vielen könnte die Angabe nur einer Handynummer unseriös oder auch distanzlos erscheinen. Denn so viele Patienten es auch geben mag, die die Distanz zwischen Therapeut und Patient aufheben möchten – es gibt auch sehr viele Patienten, die eine große Angst vor zu viel Nähe haben, vielleicht etwas über Missbrauch in der Therapie gelesen haben. Eine Festnetznummer mit einem Anrufbeantworter wirkt immer seriöser als ein Mobilfunkanschluss.

Was für einen Rechner sollte man verwenden? Auch diese Frage scheint überholt zu sein. Die meisten Kollegen haben sich bereits für den Laptop entschieden, den man bequem mit nach Hause nehmen kann. Laptops sind tatsächlich sehr handlich, mittlerweile auch nicht mehr so schwer und nicht zuletzt kann man sie leichter zur Reparatur bringen als einen Desktop-PC.

Die Zulassung

Die Zulassung als Psychotherapeut, um an der kassenärztlichen Versorgung teilzunehmen, ist für viele ein unabdingbares Muss. Die Bezirke sind alle gesperrt, sodass dem Therapeuten nur übrig bleibt, eine bestehende Zulassung zu »kaufen«. Dies geschieht, indem ein Psychotherapeut, der seinen Praxissitz aufgeben möchte, diesen anderen zur Verfügung stellt. Dafür braucht er nicht lange zu werben oder zu suchen – Anfragen gibt es genug und sobald eine Anzeige in einer der bekannten Fachzeitschriften für Psychotherapeuten, zum Beispiel in der Ausgabe des Ärzteblatts für Psychologische Psychotherapeuten, geschaltet ist, wird er recht schnell Interessenten finden. Dabei werden Ablösungssummen zwischen 25.000 Euro (im ländlichen Bereich) und 120.000 Euro (im städtischen Bereich) verlangt (Angaben ohne Gewähr, da es hierfür keine feste Marktpreisregelung gibt). In der Regel räumen Banken für die Existenzgründung und die Übernahme der Praxis einen entsprechenden Kredit ein.

Manchmal werden auch halbe Zulassungen verkauft, die vielen Kollegen in der Regel ausreichen. Denn bei einem vollen Kassensitz dürfen Sie pro Jahr bis zu 65 Sitzungen wöchentlich (je nach Anzahl der Urlaubswochen) ableisten. Wenn man bedenkt, dass man neben den Sitzungen für die gesetzlichen Krankenkassen ja auch immer noch einen Anteil an Privatpatienten hat, der in unserem Bereich nicht festgelegt werden kann – er schwankt nach meinen Erfahrungen zwischen 0 und 35 Prozent –, wird man die 35 oder 40 Sitzungen pro Woche niemals voll ausschöpfen. Von daher kann, wie gesagt, ein halber Sitz auch reichen, der dann zu ungefähr der Hälfte der genannten Kosten verkauft wird.

Es gibt aber noch eine andere Lösung: Das Jobsharing. Hier steigt ein nicht zugelassener Psychotherapeut als Teilhaber in die Praxis eines Psychotherapeuten ein, der über eine Kassenzulassung verfügt. Die bisher erbrachten Leistungen kann er sich dann nach freier Vereinbarung mit dem bereits niedergelassenen Kollegen teilen. Das heißt, das bisherige Budget wird nicht (wirklich) erweitert; es werden von der Kassenärztlichen Vereinigung noch einmal drei Prozent zugeschlagen, aber das macht sich im Endeffekt nicht wirklich bemerkbar. Das Honorar wird nach einem bestimmten Schlüssel aufgeteilt, der nach meiner Erfahrung zwischen 50/50 und 70/30 (Praxisinhaber zu Jobsharing-Assistent) aufgeteilt werden kann.

Das Besondere an dieser Situation ist nicht nur, dass der neuzugelassene oder approbierte Psychotherapeut keine Zulassung kaufen muss, sondern dass für ihn auch keine laufenden Praxiskosten anfallen. Aber es kommt noch ein ganz entscheidender Vorteil hinzu: Nach drei Jahren wird der Jobsharer bevorzugt behandelt, wenn der Praxisinhaber seine Praxis an ihn verkaufen möchte; nach zehn Jahren Jobsharing-Tätigkeit hat er sogar einen Anspruch auf eine volle Zulassung. Das heißt, er bekommt seine Zulassung umsonst!

Versicherungen

Das folgende Kapitel gibt einen Überblick über die Versicherungen, die in einer psychotherapeutischen Praxis notwendig sind. Zum einen werden wir uns mit den Versicherungen beschäftigen, die unmittelbar für die Praxis und die Ausübung Ihres Berufs nötig sind, zum anderen mit den Versicherungen, die für Sie persönlich von Bedeutung sein können.

Sie werden sicher verstehen, dass ich für diese Anregungen und Empfehlungen keine Gewährleistung übernehmen kann. Hier hilft nur das Beschäftigen mit diesen Versicherungen und guter Rat, weshalb ich zuletzt noch ein paar Hinweise zu unabhängigen Versicherungsberatern und zu Versicherungsfallen anbringen werde.

Die Praxisversicherungen

Berufshaftpflichtversicherung

Eine Berufshaftpflichtversicherung benötigen Sie unbedingt, sie ist unverzichtbar. Meist kann man sie zusammen mit einer Privathaftpflichtversicherung abschließen, die auch den Partner und die eigenen Kinder bis zum 25. Lebensjahr einschließt. Sie werden staunen, wie günstig diese Versicherung ist. Wenn Sie auch Gutachten erstellen, kann man diese Versicherung für relativ wenig Geld auf Ihre Gutachtertätigkeit erweitern lassen.

Betriebsunterbrechungsversicherung

Viele Psychotherapeuten schließen nur eine Versicherung gegen Feuerschäden, Einbruchschäden und Wasserschäden ab. Diese ersetzt im Schadensfall die entstandenen Schäden. Doch was haben Sie davon, wenn Sie zwei Sessel, vielleicht eine Couch, einen Schreibtisch und einen Laptop bezahlt bekommen, wenn Sie dann immer noch keine neuen Räume haben, in denen Sie weiterarbeiten? Aus diesem Grund sollten Sie eine Betriebsunterbrechungsversicherung abschließen, die in der Höhe des Jahresumsatzes oder des zu erwartenden Jahresumsatzes liegt. Schließen Sie keine niedrigere Versicherung ab, nur um ein bisschen Geld zu sparen. Sind Sie unterversichert, kann das im Schadensfall richtig ins Geld gehen. Also sollten Sie an dieser Stelle nicht sparen! Denn die Zeit zu überbrücken, in der Sie nicht arbeiten können, weil Sie keine Räume haben, ist wichtiger, als ein paar verbrannte Möbel bezahlt zu bekommen. Achten Sie auch darauf, welche Klauseln bei leichter oder grober Fahrlässigkeit gelten. Auch diese kann man heutzutage einschränken. Es ist bereits fahrlässig, wenn Sie ein Fenster über Nacht gekippt lassen oder vergessen, es zu schließen. Achten Sie darauf, dass für einen Brandfall auch die Lösch-, Entsorgungs- und Aufräumkosten sowie die Entsorgungskosten für verbrannte Gegenstände erstattet werden. Hierbei kann es sich schnell um eine fünfstellige Summe handeln!

Cyber-Risk-Versicherung

Wer seinen Rechner an die Telematikinfrastruktur anschließen lässt, die ab dem 1. Juli 2019 Pflicht ist, aber durch einen Honorarverzicht um einen Prozent umgangen werden kann, sollte eine sogenannte Cyber-

Risk-Versicherung abschließen. Für diejenigen, die den Begriff noch nicht kennen: Telematikinfrastruktur bedeutet, dass künftig alle Patientendaten auf dem Server der Krankenversicherung in der sogenannten »elektronischen Patientenakte« gespeichert werden und in einer Art »Gesundheitscloud« von allen anderen Behandlern eingesehen werden können. Durch die Telematikinfrastruktur muss eine Praxis zwingend an das Internet angeschlossen werden. Eine Cyber-Risk-Versicherung schützt den Praxisinhaber vor den finanziellen Folgen eines Hackerangriffes, zum Beispiel, wenn Patientendaten von Hackern gestohlen werden. Eine solche Versicherung ist schon ab etwa 500 Euro pro Jahr erhältlich. Zu überlegen ist, ob sich dann der Telematik-Anschluss lohnt, zumal noch andere Kosten auf den Praxisinhaber zukommen, die nicht erstattet werden.

Versicherungen für den Psychotherapeuten selbst

Krankenversicherung

Die Krankenversicherung ist in Deutschland Pflicht. Sie müssen selbst entscheiden, ob Sie Mitglied einer privaten Krankenversicherung werden oder bei der gesetzlichen bleiben. Das Ganze ist eine Spekulation in Hinblick auf die Zukunft. Gesetzliche Krankenversicherungen neigen dazu, Ihre Beiträge hoch anzusetzen, sodass eine private Krankenversicherung zunächst verführerisch günstig scheinen kann. Bedenken Sie dabei aber, dass bei der gesetzlichen Krankenversicherung auch Ihre Angehörigen automatisch mitversichert sind. In einer privaten Krankenversicherung müssen Sie Ihre Angehörigen zusätzlich versichern. Häufig werden bei der privaten Krankenversicherung sogenannte Ärztetarife, die recht günstig sind, angeboten, aber auch Gruppentarife, die zum Beispiel über einen Berufsverband, wie den Berufsverband Deutscher Psychologen oder andere Psychotherapeutenverbände, laufen. Auch über die Kassenärztlichen Vereinigungen sind solche Gruppenversicherungen abschließbar. Vorsichtig sollten Sie bei sogenannten »geschlossenen Gruppenverträgen« sein: Diese sind häufig Kohortenversicherungen, bei denen Sie mit allen gleichaltrigen Kollegen in einen niedrigen Tarif einsteigen. Dieser Tarif ist deshalb so niedrig, weil sie alle noch bei bester Gesundheit sind. Im Alter können dann, weil die gesamte Kohorte immer Geld gleichermaßen verbraucht, die Beiträge entsprechend steigen, da die Krankheiten naturgemäß zunehmen.

Krankentagegeldversicherung

Viele Kollegen schließen eine Krankenhaustagegeldversicherung ab, weil sie glauben, dann gut versichert zu sein. Doch das ist Unsinn, denn die meisten Krankheiten werden zu Hause auskuriert – und dann gehen Sie leer aus! Abgesehen davon haben sich die Krankenhausaufenthalte deutlich verkürzt, sodass Sie hier nicht annähernd Ihren Ausfall bezahlt bekommen. Eine Krankentagegeldversicherung, die unabhängig vom Krankenhausaufenthalt bei Erkrankung bezahlt, ist empfehlenswerter. Achten Sie bei der privaten Krankentagegeldversicherung darauf, dass Sie diese so hoch wie möglich und bei so wenig Krankenkarenztagen wie möglich abschließen.

Häufig wird kompromisshaft eine Versicherung gewählt, die zum Beispiel ab dem 42. Krankentag 100 Euro pro Tag bezahlt. Bedenken Sie, dass Sie hier bereits sechs Wochen krank sind und in der Zwischenzeit keinen Cent gesehen haben! Da hat sich dann aufgrund des Verdienstausfalls bei weiterlaufenden Praxis- und Nebenkosten ein stattlicher Betrag angesammelt. Wenn Sie dann ab dem 42. Tag monatlich 3.000 Euro bekommen, werden Sie merken, wie schnell dieses Geld überwiegend von diesen Kosten »aufgefressen« wird.

Ich selbst habe meine Krankentagegeldversicherung in jungen Jahren mit mehr Karenztagen abgeschlossen, da ich noch bei bester Gesundheit war. Im Laufe des Älterwerdens habe ich die Karenztage immer weiter reduziert. Heute bin ich bei sieben Karenztagen. Theoretisch würde meine Versicherung auch drei Karenztage akzeptieren – das wäre aber unverhältnismäßig teuer.

Die meisten Krankentagegeldversicherungen werden krankheitsbedingte Ausfälle bis zur Höhe Ihres zuletzt erzielten Nettomonatseinkommens übernehmen. Da wir in unserem Beruf keine großen Reichtümer anhäufen können und unser Nettogehalt am Ende des Monats meistens aufgebraucht ist, bleiben die laufenden Kosten ungedeckt. Es gibt auch Versicherungen, die Ihre laufenden Praxiskosten zum Nettobetrag addieren, sodass die Beträge höher sind.

Wenn Sie sich etwas wirklich Gutes gönnen wollen, achten Sie darauf, dass Ihre Krankentagegeldversicherung auch dann bezahlt, wenn Sie zum Beispiel nur zur Hälfte arbeitsfähig sind. Die meisten Versicherungen zahlen nämlich nur bei hundertprozentiger Arbeitsunfähigkeit. Bei denen, die auch bei teilweise vorhandener Arbeitsunfähigkeit bezahlen, sind Sie nicht nur besser abgesichert, sondern Sie können meist auch das sogenannte »Hamburger Modell« zur Wiedereingliederung nutzen.

Bei diesem Modell müssen Sie nicht gleich wieder voll arbeiten, sondern können schrittweise mit weniger Stunden beginnen und die Stundenzahl langsam steigern. Der Vorteil ist also, dass Sie keine Überforderung beim Wiedereinstieg in die Tätigkeit riskieren.

Praxisausfallversicherungen

Immer wieder bekomme ich Angebote von sogenannten Praxisausfallversicherungen, die sowohl den Krankheitsfall wie auch die oben genannten Praxisausfälle bezahlen wollen. Lese ich das Kleingedruckte, so stelle ich oft fest, dass diese Versicherungen nach einem Schadensfall ein Kündigungsrecht haben. Das bedeutet, dass ich irgendwann – vielleicht im höheren Alter – möglicherweise wegen einer dreiwöchigen Krankzeit aus der Versicherung »herausfliege« und dann womöglich entweder von keiner Versicherung mehr genommen werde oder erhebliche Risikozuschläge zahlen muss. Achten Sie also darauf, dass Ihre Versicherung im Schadensfall nicht gekündigt werden kann.

Altersvorsorge

Für die Altersvorsorge kann und will ich keine Empfehlungen geben. Hier muss jeder für sich selbst sorgen. Viele Therapeuten setzen ihre eigene Arbeitskraft als »Altersvorsorge« ein, indem sie davon ausgehen, dass sie noch bis zum höchsten Alter arbeiten können (Margarete Mitscherlich hat noch bis ungefähr zum 90. Lebensjahr gearbeitet). Auch ich werde sicherlich nach Erreichen des Rentenalters weiterarbeiten wollen – ich möchte es aber nicht müssen! Dementsprechend habe ich früh darauf geachtet, dass ich eine ausreichende Altersvorsorge habe, bei der ich nicht zwangsläufig noch 30 oder 20 Stunden in die Praxis gehen *muss*. Bedenken Sie bei Ihrer Altersvorsorge auch, dass die später ausgezahlten Rentenbeträge keine Nettobeträge sind, sondern vorher noch »ganz normal« versteuert werden müssen. Wenn Sie keine Praxis mehr betreiben, können Sie auch kaum noch Kosten geltend machen, sodass Sie schnell beim vollen Steuersatz landen, was die Rente deutlich schmälert.

Psychotherapeutenversorgungsrenten

Viele Psychotherapeuten haben ein eigenes Versorgungswerk, das sie manchmal auch mit anderen Versorgungswerken, zum Beispiel mit dem

Versorgungwerk der Steuerberater, zusammengeschlossen haben bzw. dem sie sich angeschlossen haben. Diese Beiträge können Sie zu einem großen Anteil absetzen. In der Regel werden Psychotherapeuten als Mitglied einer Kammer auch Pflichtmitglied der Versorgungswerke, sodass man in der Regel kein Wahlrecht hat. Die Beiträge richten sich nach dem Einkommen. Sie haben aber das Recht, freiwillige Beiträge zu leisten und diese Möglichkeit sollten Sie nutzen, auch wenn es gerade am Anfang schwerfällt! Denn auch die freiwillig gezahlten Beiträge können Sie bis zu einer gewissen Höhe von der Steuer absetzen. Sie sind bei den Versorgungswerken sicherer als bei einer herkömmlichen Riesterrente, da auch die Angehörigen davon profitieren, zum Beispiel im Todesfall. Bei einer Riesterrente bekommen die Angehörigen meist nichts. Ein weiterer Vorteil ist, dass Versorgungswerke nicht mit den Geldern spekulieren, sie also nicht so lange anlegen, bis nichts mehr da ist, oder das Geld in windige Immobilien investieren und so weiter.

Berufsunfähigkeitsversicherung

»Eine Berufsunfähigkeitsversicherung – wofür brauche ich das als Psychotherapeut? Ich kann doch auch noch arbeiten, wenn ich im Rollstuhl sitzen sollte, nur noch ein Bein und einen Arm habe!« Dieses Argument höre ich oft. Aber bereits kleine Erkrankungen, die bei anderen gar nicht so tragisch wären, können uns völlig berufsunfähig machen. Wenn Sie Ihre Hörfähigkeit teilweise oder ganz verlieren, sodass Sie Menschen nicht mehr zuhören können, oder wenn Sie nicht mehr oder nur noch unverständlich und mit Hilfsmitteln bzw. unter größten Anstrengungen sprechen können, sind Sie als Psychotherapeut faktisch berufsunfähig (wie ein Querflötenspieler, der den kleinen Finger der linken Hand verliert). Aber auch durch längere Krankenhaus- oder Reha-Aufenthalte, zum Beispiel bei einer schweren Erkrankung, können Sie zeitweise berufsunfähig werden und dann rasch auf Hartz-IV-Niveau herabrutschen. Und bedenken Sie, dass auch wir Therapeuten nicht vor psychischen Erkrankungen wie Burn-out oder Depression geschützt sind. Berufsunfähigkeitsversicherungen sind relativ teuer. Wenn Sie jedoch früh anfangen und es nicht auf die lange Bank schieben – nach dem Motto »Das mache ich, wenn ich 50 bin« –, sind die Beiträge niedriger. Ein kleiner Tipp von mir: Berufsunfähigkeitsversicherungen werben oft damit, dass sie ihre Versicherungssumme jährlich um die sogenannten Überschussanteile erhöhen. Das klingt verlockend, aber Sie können auch folgendermaßen vorgehen: Sie lassen sich die Überschussanteile mit den zu zahlenden Beiträgen verrechnen. In meinem Fall spare ich dadurch fast ein Viertel, in manchen Jahren ein Drittel des Beitrages. Achten Sie auch darauf, welche Klauseln die Versicherung versteckt hat. Das Stichwort ist hier »konkreter Verweis« oder »abstrakter Verweis«. Abstrakter Verweis bedeutet, dass man Sie darauf hinweisen kann, dass Sie im Fall einer Berufsunfähigkeit dennoch andere Tätigkeiten ausüben können – zum Beispiel Gutachten schreiben. Dies wäre eine abstrakte Verweisung auf die theoretisch möglichen Tätigkeiten, die Ihnen noch offenstehen. Eine konkrete Verweisung wäre die auf eine Tätigkeit, die Sie unmittelbar tatsächlich ausüben können. Ferner bauen viele Versicherungen auch große Hürden ein, was Schadensfälle betrifft. Aber gerade dann, wenn Sie einmal berufsunfähig werden sollten, brauchen Sie das Geld schnellstmöglich. Die hier zu bedenkenden Fragen wären folgende: Wer darf die Berufsunfähigkeit diagnostizieren? Am besten natürlich der Hausarzt! Steht im Vertrag, dass zunächst alle nur erdenklichen Therapiemaßnahmen ausgeschöpft sein müssen, bevor Sie ein Anrecht auf volle Zahlung der Berufsunfähigkeitsrente haben? Dann kann es sein, dass Sie jahrelang darauf warten müssen oder dass Beträge unter Vorbehalt gezahlt werden – auch das ist nicht empfehlenswert.

Rechtsschutzversicherung

Eine Rechtsschutzversicherung kann hilfreich sein, zum Beispiel wenn es um das Erstreiten von nicht bezahlten Rechnungen geht oder darum, ungerechtfertigte Bewertungen in Internetforen oder auf Plattformen löschen zu lassen – gegebenenfalls durch Gerichtsbeschluss. Diese gewerblichen Rechtsschutzversicherungen sind relativ teuer und Sie müssen sich überlegen, ob der Aufwand lohnt.

Guter Rat: Unabhängige Versicherungsberater

Es gibt auch die Möglichkeit, sich von einem unabhängigen Versicherungsberater helfen zu lassen. Das kostet natürlich Geld – meist etwa 120 Euro pro Stunde – und das verlangt der Berater auch, wenn er administrative Arbeiten erledigt, also zum Beispiel Versicherungsbedingungen für uns durchliest oder Verträge prüft. Versicherungsvertreter und Versicherungsmakler werben häufig damit, dass sie jemanden kostenlos beraten können, doch sie verfolgen ein Interesse: Ihnen die für den Makler bestmögliche

Versicherung zu verkaufen, das heißt, die Versicherung, die die höchsten Provisionen und Bestandspflegegelder bezahlt – und das muss nicht unbedingt die Versicherung sein, die die beste Leistung für Sie erbringt. Einen unabhängigen Versicherungsberater erkennen Sie daran, dass er weder Versicherungen verkauft noch seine Arbeit unentgeltlich macht. Ich empfehle eine zweigleisige Strategie: zum einen die Beratung beim unabhängigen Versicherungsberater, zum anderen das selbstständige Einholen von Angeboten, die Sie dem Berater dann vorlegen. Fordern Sie diese Angebote am besten schriftlich an und schreiben Sie im Anschreiben gleich, dass Sie keine Vertreterbesuche oder Anrufe wünschen. Ich selbst nutze einen unabhängigen Versicherungsberater. Seine Rechnungen haben mir nur am Anfang wehgetan; als er mir schließlich aber günstigere und bessere Versicherungen herausgesucht hat als die, die ich gewählt hatte, wurde mir schnell klar, dass sich diese Anfangsinvestition mehr als gelohnt hat.

Versicherungsfallen

Versicherungen sind Unternehmen, die damit werben, dass sie Ihnen günstig Regenschirme besorgen, die Zusage aber rasch zurückziehen, wenn es tatsächlich regnet. Durch Börsencrashs und Immobilienblasen sind die Rücklagen der Versicherungen drastisch geschrumpft und auf dem Markt herrscht ein unerbittlicher Kampf um die Höhe der Beiträge. Da mag es nett sein, wenn man ein paar Euro spart – aber wenn man im Schadensfall ewig um das Geld kämpfen muss, ist auch nichts gewonnen. Eine recht zuverlässige Statistik liefern die Beschwerdelisten der Bundesanstalt für Finanzdienstleistungsaufsicht (BaFin). Die BaFin veröffentlicht jährlich die Listen von Versicherten, die sich über die Versicherung beschwert haben. Versicherungen, die hier »auf dem ersten Platz« stehen, sollten Sie also besser meiden. Die aktuellen Beschwerdestatistiken können Sie auf www.bafin.de über die Stichwortsuche nach »Beschwerdestatistik« finden und herunterladen.

Die hohen Beschwerdezahlen werden von den Versicherungen oft mit dem Argument begründet, dass es bei einer großen Versicherung mit vielen Versicherten »logischerweise« auch zu mehr Beschwerden kommt. Doch die Rechnung stimmt so nicht: Man müsste die Zahl der gemeldeten Schadensfälle in Bezug zu den Beschwerdezahlen setzen. Da die Versicherungen die gemeldeten Schadensfälle aber nicht veröffentlichen, gilt: Von Versicherungen mit hohen Beschwerdezahlen lieber die Finger lassen!

Der »Auftritt« der Praxis (nach außen)

Wie viele und vor allem welche Patienten zu Ihnen kommen werden, hängt auch damit zusammen, wie Sie Ihre Praxis nach außen präsentieren. Dies geschieht durch folgende Medien:

- Ihr Praxisschild
- Ihre Visitenkarte
- Ihre Webseite

Das Praxisschild

Das Praxisschild hat für den Auftritt nach außen und die Werbewirksamkeit Ihrer Praxis eine eher marginale Bedeutung. »Laufkundschaft« ist bei uns eher unüblich und nicht unbedingt erwünscht. Schließlich wollen wir auch Patienten haben, die zu einer Therapie bei uns motiviert sind und sich nicht wegen der leichten Erreichbarkeit bzw. aus Bequemlichkeit für uns entscheiden. Trotzdem muss man bedenken, dass Eindrücke hängen bleiben: Menschen, die an Ihrer Praxis vorbeigehen, merken sich Ihren Namen und Ihre Tätigkeit latent und können gegebenenfalls darauf zurückgreifen, wenn sie selbst einmal eine Therapie brauchen oder eine Empfehlung aussprechen. Außerdem sehen auch Ihre Patienten sowohl beim Erstgespräch als auch bei weiteren Gesprächen das Praxisschild. Mit den entsprechenden Attributen darauf wird auch Kompetenz Ihrerseits verknüpft. Sie können das Schild recht einfach halten und beispielsweise nur »Psychologischer Psychotherapeut« oder »Psychoanalytiker« aufdrucken lassen oder auch schon Bereiche, in denen Sie arbeiten, zum Beispiel Therapie für Kinder und Jugendliche oder Zusatzleistungen wie Paartherapie, angeben. Listen Sie jedoch zu viele Leistungen auf, können die einzelnen Punkte leicht übersehen werden. Meine Empfehlung: Geben Sie unbedingt Ihren akademischen Titel und Grad an (z. B. Diplom-Psychologe, Dr. phil.), dann Ihr Angebot in Kassenleistungen (z. B. Psychotherapie). Sie sollten hier auch nicht zu viel angeben, da Sie davon ausgehen können, dass die meisten Menschen den Unterschied zwischen tiefenpsychologisch fundierter Psychotherapie und Verhaltenstherapie gar nicht kennen oder falsche Ideen damit assoziieren (»Das eine geht in die Tiefe, das andere verändert nur mein Verhalten«). Wenn Sie Zusatzleistungen wie Gruppenpsychotherapie anbieten, so lohnt es sich, auch diese zu erwähnen. Fügen Sie mit einem kleinen Abstand IGeL-Leistungen wie Paartherapie, Beratung oder Supervision hinzu. Erwähnen Sie auch, dass Sie eine Kassenzulassung haben (»alle Kassen«). Sie sollten nicht vergessen, darauf hinzuweisen, dass Sie Termine nur nach telefonischer Vereinbarung vergeben; ansonsten kreuzen Patienten spontan auf. Auch wenn Sie anfügen, dass Termine »nach Vereinbarung« vergeben werden, klingeln allerdings Patienten und wollen Termine haben. Das darf man ihnen nicht übelnehmen, denn viele vermuten hinter einer psychotherapeutischen Praxis eine normale »Facharztpraxis« mit Empfang und mehreren Praxishelfern.

Die Visitenkarte

Für Ihre Visitenkarte gelten grundsätzlich die gleichen Regeln wie für das Praxisschild. Allerdings können Sie hier mehr Informationen unterbringen als auf dem Praxisschild, denn während das Schild in der Regel nur im Vorübergehen gelesen wird und man dabei schnell etwas übersieht, schaut man sich eine Visitenkarte schon genauer an.

Auftritt im Internet

Für den Auftritt im Internet gelten im sogenannten Heilmittelgewerbe strenge Richtlinien. So dürfen Sie keine Werbung machen, in der Sie sich als »Experten« für eine bestimmte Sache besonders darstellen und gegenüber der Gruppe der anderen Behandler herausheben. Natürlich dürfen Sie schreiben, dass Sie eine Fachpraxis für Essstörungen haben – mehr aber auch nicht. Falls Sie einen Lebenslauf, also eine Vita Ihrer beruflichen Ausbildung, auf die Webseite stellen wollen, so dürfen Sie hier in sachlicher Form die Aus- und Fortbildungen, die Sie absolviert haben, darstellen. Verboten ist es aber, mithilfe einer Publikationsliste dafür zu werben, dass Sie in einem besonderen Fachgebiet mehr Kenntnisse haben als andere Kollegen.

Was die Darstellung Ihrer Tätigkeit betrifft, so empfehle ich, ähnlich vorzugehen wie Sie es beim Praxisschild getan haben. Erwähnen Sie nicht zu viel – sonst könnte der Eindruck entstehen, dass Sie zwar ein Experte auf vielen Gebieten sind, aber vielleicht für das, was der Patient bei Ihnen in Anspruch nehmen möchte (zum Beispiel Einzeltherapie), keine Zeit haben. Ich selbst habe nur kurz mein Leistungsangebot beschrieben, Hinweise dazu gegeben, was Krankenkassen bezahlen, meine telefonischen Sprechzeiten und den Anfahrtsweg mit Auto und öffentlichen Verkehrsmitteln angefügt.

Da die Frage, was Sie auf Ihrer Webseite präsentieren, recht komplex und außerdem mit weiteren rechtlichen Vorgaben verknüpft ist, verweise ich an dieser Stelle auf das Kapitel »Die eigene Homepage« in Teil III dieses Buchs. Dort beschreibe ich ausführlich alles, was Sie bei der Erstellung einer Homepage beachten müssen, und gehe auch näher auf die Frage ein, ob wir Fotos von uns oder Kontaktformulare einfügen sollten. Diese beiden Punkte sollen aber an dieser Stelle schon kurz in Hinblick auf die »psychodynamischen Aspekte« einer Webseite angesprochen werden. Mit einer Außendarstellung von uns und unserer Praxis begeben wir uns bereits in das Übertragungsverhältnis mit dem Patienten. Manche Therapeuten setzen Porträts von sich auf die Webseite, andere sogar Fotos der Inneneinrichtung ihrer Praxis. Ich verzichte auf beides. Ich finde, dass Patienten hier die Spannung aushalten können müssen, die sich ergibt, wenn ein Patient uns das erste Mal sieht – und zwar real. Die Inneneinrichtung der Praxis sollte kein Kriterium für die Auswahl eines Therapeuten sein – der Patient sucht keinen Innenarchitekten für seine Wohnung, sondern eher für sein Innenleben.

Wie sieht es mit Anfrage- und Kontaktformularen aus? Manche integrieren auch solche Formulare auf Ihrer Webseite bis hin zu der Möglichkeit, sich in der Praxis anzumelden. Ich kann hiervon nur dringend abraten. Zum einen verschenken Sie die Möglichkeit, die Motivation des Patienten auf die Probe zu stellen. Wenn er bei Ihnen persönlich anruft, ist die Motivation höher, als wenn er sich »mal eben« für eine Therapie »interessiert« (»Demo-Therapie«). Abgesehen davon müssen Sie dann bestimmte Voraussetzungen nach der Datenschschutz-Grundverordnung (DSGVO) erfüllen, zum Beispiel ein Zertifikat für Ihre Webseite erwerben. Zudem stellen Kontaktformulare ein beliebtes Einstiegsfenster für Hacker dar. Vor allem aber setzen wir damit, dass der Patient selbst anrufen muss, ein deutliches Signal dafür, dass Psychotherapie eine persönliche Begegnung zwischen zwei Menschen ist, die ein wechselseitiges Aufeinander-Eingehen und Reagieren nicht nur notwendig macht, sondern auch fördert, und auch, dass Therapie stets ein entschleunigendes Verfahren ist, also nicht mit WhatsApp oder Ähnlichem funktionieren wird.

»Werbung«

Werbung für Psychotherapie? Dabei erschaudert sicherlich so mancher Kollegen. Es klingt unseriös und für manche sogar schon bedürftig. Dabei wird jeder Kollege, auch wenn er selbst Werbung vollkommen ablehnt, einsehen, dass jeder andere Wirtschaftszweig ein Recht auf Werbung hat, weil diese dort notwendig ist. Dass wir ein gespaltenes Verhältnis zur Werbung haben, liegt nicht an einer von der Bevölkerung oft unterstellten Arroganz und Selbstgefälligkeit der Therapeuten (die sicherlich einige durchaus besitzen). Der Grund ist, dass wir dem Patienten den Weg nicht zu leicht machen wollen; denn die Bereitschaft zu der Anstrengung uns aufzufinden ist auch ein Zeichen für eine hohe Therapiemotivation des Patienten. Man kann sich auch hier wieder hinter den Gesetzbüchern verstecken, die psychotherapeutische Werbung, die offiziell unter Heilmittelwerbung fällt, stark reglementieren. Ein Praxisschild darf nicht die Größe einer Reklamewand haben und wir dürfen keine Fernseh- oder andere Werbespots anwenden. Allerdings wollen wir auch keine »Laufkundschaft« haben, die uns aussucht, weil wir »so bequem auf dem Weg zum Aldi« liegen.

Natürlich ist die beste Werbung die Weiterempfehlung durch andere Patienten. Wenn wir aber warten wollen, bis uns genügend Patienten empfehlen, müssen wir schon einige Jahre an Durchhaltevermögen mitbringen, und auch »rundum zufriedene Patienten« garantieren noch nicht, dass wir auch weiterempfohlen werden. Denn üblicherweise erfolgt die Empfehlung auf passivem Wege: Der Patient wird von einem anderen, der über eine Therapie nachdenkt, gefragt, ob er jemanden kennt oder ob er seinen Therapeuten nennen kann. Doch auch das bedeutet noch lange nicht, dass der eventuell Interessierte auch wirklich bei Ihnen landet. Um es abzukürzen: Am Anfang werden Sie »Werbung« brauchen. Die Frage ist immer, was wir unter Werbung verstehen und wie wir sie gestalten wollen. Werbung kann sehr aggressiv und aufdringlich sein – und das ist auch die Schreckensform der Werbung, die uns selbst auf die Nerven geht (im schlimmsten Falle schlecht bezahlte Telefonnervensägen, die uns nutzlose Waren andrehen wollen). Aber auch die permanente Einwirkung über Radio, Fernsehen oder den Briefkasten kann äußerst lästig sein. Es gibt aber auch dezente Formen von Werbung. Ein unaufdringliches Praxisschild, das etwa den Hinweis auf Zusatzleistungen wie Paartherapie, Beratung oder Coaching enthält, ist ein solches Beispiel. Nach meiner Erfahrung sollte Werbung auch immer in einer solch diskreten Form erfolgen. Es gibt aber auch eine weitere Form der Werbung, die schon ein bisschen »aggressiver« (im Sinne des lateinischen Wortes *aggredere* – gleich angehen) ist. So kann man zum Beispiel seine Praxiseröffnung bei Kollegen und Ärzten bekanntmachen, damit diese wissen, dass Sie bald Patienten aufnehmen können. Ich will nun im Folgenden einige Beispiele für Werbung aufzeigen und diskutieren.

Werbung zu Beginn der Praxis

Zunächst ein wichtiger Hinweis: Es ist sehr hilfreich, mit seiner Werbung schon vor dem eigentlichen Eröffnungstermin zu beginnen. Gut ist es, wenn Sie dann schon über eine Telefonnummer verfügen, auch wenn die Räume noch nicht bezogen oder fertig sind. Manchmal kann man die Telefonnummer recht frühzeitig einrichten lassen und sie gegebenenfalls zunächst bei sich zu Hause als Zweitanschluss einrichten. Dabei fällt zwar später eine Ummeldungsgebühr an, aber die ist verglichen mit anderen Werbekosten sehr gering. Wenn Sie privat über einen ISDN-Anschluss verfügen, können Sie sich auch eine weitere Rufnummer (MSN-Nummer) geben lassen, die Sie dann auf den neuen Anschluss ummelden (»portieren« lassen). Folgen Sie bei der Terminvergabe am besten den Regeln, die ich im Abschnitt zum »Füllen« der Praxis« (im Kapitel »Der Praxisalltag – Verwaltungsarbeit und ökonomische Planung«) beschreibe, damit Sie nicht gleich von allem überrollt werden. Im Übrigen empfiehlt es sich, den Telefonanschluss wirklich äußerst frühzeitig zu beantragen, da einige Telefonleitungsanbieter meiner Erfahrung nach bis zu drei Monate brauchen, um Ihnen einen Anschluss zu verlegen. Hier gilt also: Vorher nachfragen und besser ein paar Grundgebühren riskieren als zwei Monate ohne Anschluss dazustehen!

Kontakt zu Kollegen und Ärzten

Es ist wichtig ist, zu psychotherapeutischen Kollegen Kontakt aufzunehmen und am besten auch zu halten, um sich wechselseitig Patienten vermitteln zu können. Die Gründungsphase kennen alle Kollegen; sie wissen, dass Sie Patienten brauchen und vermitteln diese gerne auch weiter. Lassen Sie sich daher schon frühzeitig Visitenkarten drucken, die Sie den

Kollegen, aber auch den Ärzten, mit denen Sie zusammenarbeiten wollen, bereitstellen.

Der Kontakt zu niedergelassenen Ärzten, insbesondere Hausärzten, Neurologen, Psychiatern, aber auch Internisten kann sehr hilfreich sein. Es ist trotzdem mit einer gewissen Vorsicht vorzugehen. Manche Ärzte neigen dazu, »schwierige Patienten«, die ihnen schon lange Probleme bereiten, ungefiltert zu Ihnen zu senden – oft mit den Worten: »Gehen Sie doch mal zum Psychotherapeuten und lassen Sie prüfen, ob da nicht irgendetwas Psychisches vorliegt!« Dann haben Sie einen nach Argelander »geschickten« Patienten, der aber wenig Eigenmotivation hat. Machen Sie die Ärzte und Arzthelferinnen explizit darauf aufmerksam, dass Sie Ihre Praxis neu eröffnen. Damit signalisieren Sie (auch wieder unaufdringlich), dass Sie freie Therapieplätze haben. Den meisten Ärzten ist ja mittlerweile auch bewusst, dass wir nicht wie fachärztliche Kollegen funktionieren, bei denen man innerhalb kürzester Zeit einen Termin bekommt. Wenn Sie an einen (vielleicht etwas arroganten) Arzt geraten, der Ihnen sagt, dass er nur mit bestimmten Kollegen zusammenarbeitet, lassen Sie ihm trotzdem Ihre Visitenkarten da und fragen Sie ihn, ob er Ihnen die Namen der Kollegen nennen kann, da Sie doch die Zusammenarbeit suchen oder vielleicht einen Arbeitskreis gründen wollen. Dann können Sie diesen Kollegen, die vielleicht momentan keine freien Plätze haben, wiederum Ihre Visitenkarten hinterlassen.

Ich empfehle unbedingt, die Ärzte und Kollegen in der näheren Umgebung aufzusuchen und sich kurz vorzustellen. Das hat nicht immer sofortige Auswirkungen, manchmal aber eben sehr langfristige. Auch wenn es in der Gründungsphase sehr lästig sein kann, persönlich zu den Kollegen und Ärzten zu gehen, rate ich trotzdem dazu. Ihr Gegenüber hat dann einen persönlichen Eindruck von Ihnen und das ist – wie wir alle wissen – stets hilfreich. Machen Sie sich keine Sorgen: Ärzte fluchen oft über solche arbeitsalltagsunterbrechenden Dinge, in Wirklichkeit aber lieben viele von ihnen solche kurzen Pausen. Stellen Sie sich darauf ein, dass der Arzt ein bisschen mit Ihnen plaudern möchte und vielleicht die eine oder andere Fachfrage hat. Sie sollten also nicht einfach die Visitenkarten auf dem Tresen deponieren und sich davonmachen! Die eigenen Kollegen haben oft keine Zeit – verständlich. Und viele werden eher allergisch reagieren, wenn Sie Ihnen abends noch eine Verabredung aufoktroyieren wollen. Meine Empfehlung: Fragen Sie die Kollegen, ob man nicht einmal zusammen Mittagessen gehen kann.

Eine weitere Möglichkeit wertvolle Kontakte zu knüpfen ist es, zur Praxiseröffnung eine kleine Eröffnungsveranstaltung zu organisieren, zu der Sie auch die Kollegen einladen, die Sie vorher aufgesucht haben. Laden Sie hierzu auch noch einige andere Kollegen ein, die Sie vielleicht noch nicht persönlich angesprochen haben, die Ihnen wichtig sind oder die versprechen, Ihnen Patienten zuzusenden. Die Eröffnungsfeier sollte vielleicht eher bescheiden gehalten werden: Ein paar Kanapees, ein paar Gläschen Sekt und Orangensaft, stapelweise Visitenkarten und ihre Gesprächsbereitschaft reichen in der Regel aus. Empfehlenswert sind Samstagnachmittage (eher der frühe Nachmittag). Innerhalb der Woche haben die meisten Therapeuten keine Zeit und am Samstagmorgen wird eingekauft. (Am Samstagnachmittag werden normalerweise Antragsberichte geschrieben, aber so eine Praxiseröffnung ist natürlich ein willkommener »unaufschiebbarer« Grund, um den Antrag eine weitere Woche liegen zu lassen.)

Kontakt mit Kliniken

Wenn Krankenhäuser mit psychotherapeutischen oder psychosomatischen Abteilungen oder gar Rehakliniken bzw. psychotherapeutische und psychosomatische Kliniken in Ihrer Nähe liegen, suchen Sie unbedingt den Kontakt zu diesen Einrichtungen. Die Kliniken sind immer froh, Kollegen in der Umgebung zu wissen, an die sie die Patienten aus der stationären zur ambulanten Therapie weiterleiten können. Dabei handelt es sich in der Regel um »hervorragende« Patienten, da sie bereits wissen, was Psychotherapie ist, wie anstrengend, aber auch, wie hilfreich sie ist. So gelangen Sie also an hochmotivierte und bereits »antherapierte« Patienten.

Nun noch etwas Grundsätzliches zu den persönlichen Kontakten vor Praxiseröffnung: Viele Kollegen verschieben in der Anfangsphase die Kontaktaufnahme und verwenden Ihre Zeit lieber darauf, sich bei Ikea die »passenden Möbel« auszusuchen. Dies geschieht oft mit der offiziellen Argumentation, dass man sich um die Kontakte ja auch noch später kümmern könne. Ich kann davon nur abraten. Denn später werden Sie wahrscheinlich keine Zeit mehr dazu haben. Wofür brauche ich denn noch die Kontakte, wenn ich aufgrund meiner Auslastung keine Zeit mehr für kollegialen Austausch habe? Ein wichtiger Grund ist, dass Sie zu diesem Zeitpunkt mehr Patienten brauchen als Ihre Kollegen. Aus psychohygienischen, qualitätssichernden und berufsethischen Gründen müssen wir immer mehr Patienten haben, um eine Auswahl treffen zu können. Dabei geht es nicht darum, sogenannte Miz[2]- oder Yarvis[3]-Patienten zu bekommen. Es ist vielmehr wichtig, eine gute Mischung von Patienten zu haben, bei denen die Therapie gut läuft, und solchen, die schwer gestört sind und uns größere Anstrengung kosten.

Beratungsstellen

In vielen Orten gibt es Beratungsstellen für unterschiedliche Anlässe. Interessant sind für uns an dieser Stelle etwa kirchliche, städtische oder sonstige Beratungsstellen zu verschiedenen Lebensfragen, Eheberatung, Erziehungsberatung usw. Wenn Sie sich hier vorstellen und ein paar Kärtchen hinterlassen, wird es nicht zu Ihrem Schaden sein.

In größeren Städten mit Universitäten oder Fachhochschulen gibt es häufig psychotherapeutische Beratungsstellen für Studenten. Auch diese sind immer sehr dankbar, wenn sie Therapeuten kennen, die für ihre Klienten freie Plätze haben. Denn in der Regel wird dort entweder keine Therapie angeboten oder es steht nur ein geringes Kontingent zur Verfügung. Sie können sich hier in die Therapeutenliste eintragen lassen, was auch nichts kostet.

Kontakt zu Arbeitskreisen

In vielen Städten haben sich psychotherapeutische Arbeitskreise gegründet, manchmal regional übergreifende, manchmal nur auf einen Ortsteil bezogene. Versuchen Sie diese Arbeitskreise ausfindig zu machen, was über die Internetsuche relativ schnell geht. Fragen Sie die Kontaktperson, wann sich der Arbeitskreis das nächste Mal trifft und besuchen Sie dieses Treffen, um sich kurz vorzustellen – Visitenkarten nicht vergessen! An dieser Stelle noch eine kurze Anmerkung zu den Visitenkarten: Sie sollten diese natürlich immer diskret überreichen, also nicht so, wie die Drückerkolonnen Ihrer Tageszeitung, die Sie ungeniert in der Fußgängerzone belästigen. Werbung ist nichts Anrüchiges, wenn es darum geht, dass Sie auf sich aufmerksam machen wollen.

Die Teilnahme an einem Arbeitskreis kann aus verschiedenen Gründen auch längerfristig sinnvoll sein: zum einen für den kollegialen Austausch

2 Miz = motiviert, intelligent, zahlungsfähig.
3 Yarvis = young, attractive, verbal, intelligent, successful.

und als psychohygienische Maßnahme, zum anderen aber auch für das gegenseitige Zusenden von Patienten untereinander. Ein Hinweis wie »Ich mache eine neue Praxis auf. Wenn ihr Patientenüberschuss habt, wäre es nett, wenn ihr mir welche schicken könntet«, wird von den Kollegen niemals negativ bewertet.

Wenn es bei Ihnen vor Ort keinen Arbeitskreis gibt, gründen Sie einen! Das meine ich nicht scherzhaft, denn Kollegen werden dies in der Regel freudig begrüßen und gerne mitmachen. Denn manchmal suchen wir alle den Kontakt zu Kollegen, weil wir untereinander wissen, wie wir nach einem anstrengenden Tag miteinander umzugehen haben.

Werbung in der Tageszeitung

Gesetzlich sind uns drei angemessene Eröffnungsanzeigen in der Tageszeitung gestattet. Dies ist ein zweischneidiges Schwert und ich kann keine ausdrückliche Empfehlung dafür oder dagegen geben. Dafür spricht natürlich, dass durch solche Anzeigen eine Masse von Menschen von Ihrer Existenz als Psychotherapeut erfährt. Allerdings kann das auch dazu führen, dass eine Menge von Patienten, die bisher von anderen Kollegen stets abgewiesen wurden – ich nenne sie die »Karawane der ewig Suchenden« –, bei Ihnen auftaucht. So können Sie Ihre Praxis schnell mit 15 Borderlinern füllen – aber wie lange werden Sie das durchhalten? Abgesehen davon ist die Werbung in Tageszeitungen verhältnismäßig teuer. Hier müssen Sie selbst abwägen, ob sich das für Sie lohnt. Nach meiner Erfahrung reicht es aus, wenn Sie die Kollegen und Ärzte bzw. Kliniken informieren.

Informationsbörsen

Es gibt im Internet viele Informationsbörsen wie therapie.de oder weisse-liste.de. Hier haben Sie das Recht, sich kostenlos mit einem Grundeintrag anzumelden. Der Grundeintrag beinhaltet allerdings nur die Eckdaten Ihrer Praxis und Tätigkeit. Wenn Sie sich ausführlicher darstellen wollen, fallen Kosten an (in der Regel zwischen 60 und 100 Euro). Nach meiner Erfahrung reicht hier auch ein Grundeintrag aus.

Auch über Terminservicestellen der Kassenärztlichen Vereinigungen können Patienten freie Therapieplätze ausfindig machen. Die Nutzung dieses Service ist für Patienten wie für Therapeuten kostenfrei. In der Regel reicht eine kurze E-Mail mit der Beschreibung Ihrer Tätigkeit und der Anzahl der freien Plätze aus. Der Nachteil ist allerdings, dass bis zu dreißig Prozent der Patienten, die von den Terminservicestellen vermittelt werden, einfach nicht zum vereinbarten Ersttermin erscheinen.

Die Zentrale Informationsbörse Psychotherapie (ZIP) im Berufsverband Deutscher Psychologinnen und Psychologen ist eine bei Patienten gefragte Adresse, sodass es sich – gerade am Anfang – lohnen kann, sich für diesen kostenpflichtigen Dienst eintragen zu lassen (www.psychotherapiesuche.de). Ein ähnlicher, aber kostenloser Dienst ist die Psychotherapeutensuche der »grünen Seiten« (www.psychotherapeutensuche.de).

Werbung durch die eigene Homepage

Eine eigene Webseite ist für jüngere Kollegen häufig ein Muss. Ältere Kollegen stehen dem noch sehr skeptisch gegenüber. Ein Argument, das dafür spricht, ist, dass immer mehr Menschen ihre Informationen eher aus dem Internet beziehen als zum Beispiel über Telefonbücher wie die Gelben Seiten oder über Zeitschriften. Auch ich habe eine eigene Webseite, die allerdings nur über die angebotenen Behandlungsmethoden und den Ablauf des Antragsverfahrens informiert. Ich weise auf der Seite darauf hin, dass die Kontaktaufnahme nur persönlich möglich ist. Dies ist mir sehr wichtig, da ich deutlich machen will, dass Psychotherapie eine Form menschlicher Begegnung ist, die ich nicht ausgehöhlt oder verwässert wissen möchte. Wir treffen uns 50 Minuten persönlich und nicht in einem Chatraum. Wir sprechen real miteinander und nicht über WhatsApp oder E-Mail. Dabei ist es mir auch sehr wichtig, die Patienten am Telefon direkt kennenzulernen, um mich bereits nach diesem Gespräch zu entscheiden, ob ich mir eine Zusammenarbeit vorstellen kann (vgl. den Abschnitt »Telefonkontakt« im Kapitel »Die Auswahl der Patienten«).

Andere Werbemöglichkeiten

Es gibt noch viele andere Möglichkeiten zur Werbung, von denen einige seriös und andere unseriös sind; manche liegen auch in einer Grauzone. Zu den seriöseren Varianten zählt die Möglichkeit, Vorträge oder Kurse an der Volkshochschule abzuhalten. Sie könnten zum Beispiel, Vorträge zu psychischen Störungen und Behandlungsmöglichkeiten halten oder Kurse zu Autogenem Training und anderen Entspannungsmethoden anbieten. Seriös bleibt das Ganze, wenn Sie nicht explizit für Ihre Tätigkeit als Psychotherapeut werben, also zum Beispiel nur am Anfang des Kurses oder des Vortrages bei Ihrer Vorstellung kurz den Hinweis geben, dass Sie Psychotherapeut sind. Erfahrungsgemäß sorgt das bei entsprechender Sympathie und Kompetenzzuschreibung dadurch bereits für eine gute Reputation. Zu den weniger seriösen und unseriösen Angeboten zähle ich Selbsterfahrungskurse, die das Ziel verfolgen, bestimmte Ängste, Depressionen oder sonstige Schwierigkeiten im Leben »anzutherapieren«, um die Teilnehmer dann mit »geöffneten Wunden« nach Hause zu schicken – selbstverständlich mit der Option, dass sie das Begonnene jederzeit, natürlich bei Ihnen, fortsetzen können.

Zu Bedenken bleibt grundsätzlich die Frage, ob unter den gegebenen Umständen eine Therapie noch möglich ist, wenn Sie jemanden aus anderen Bezügen kennen. Dies hängt sicherlich davon ab, wie intensiv etwa der Kontakt während des Kurses oder das Gespräch im Anschluss an Ihren Vortrag war.

Der Praxisalltag – Verwaltungsarbeit und ökonomische Planung

In diesem Kapitel gehen wir einen Schritt weiter und stellen Überlegungen zum Praxisalltag an. Dieser wird sehr rasch eintreten und sollte vorab überlegt und geregelt sein, damit wir uns in erster Linie auf unsere Patienten einlassen können. Ein Kollege hat einmal etwas sehr Kluges gesagt: »Wir können entweder patientenorientiert oder verwaltungsorientiert arbeiten. Wir Psychotherapeuten versuchen, beides hinzubekommen – und daran zerbrechen wir!« Damit Sie keinesfalls daran zerbrechen, habe ich die folgenden Überlegungen und Empfehlungen zu Fragen der Verwaltungsarbeit im Praxisalltag und zur ökonomischen Planung geschrieben. Sie sollen Ihnen helfen, diese Arbeiten möglichst effektiv zu erledigen, um sich bestmöglich auf Ihre Patienten fokussieren zu können.

Die lästige Verwaltungsarbeit

Die oberste Maxime, unter die wir die folgenden Überlegungen stellen, ist, dass die Verwaltungsarbeit so effizient wie möglich zu erledigen ist. Diese Arbeit sollte uns möglichst wenig belasten und am sogenannten Pareto-Prinzip orientiert sein, also bei möglichst wenig Aufwand die maximal möglichen Ergebnisse erreichen (mehr zum Pareto-Prinzip im Kapitel »Der Antragsbericht – Wie man mit Erbsenzählen schneller Berichte schreiben kann«). Es hat schon einen Grund, warum wir nicht Verwaltungsbeamte, sondern Psychotherapeuten geworden sind! Die Akten und die Verwaltungsarbeit sind »lästiges Beiwerk«, das so wenig Zeit und Energie in Anspruch nehmen sollte, wie möglich, damit es uns nicht vom Wesentlichen der Arbeit ablenkt.

In der Praxis oder zu Hause?

Eine grundsätzliche Frage, die man sich in Hinblick auf die Verwaltungsarbeit stellen muss, ist, ob man diese in der Praxis oder lieber zu Hause erledigen möchte. Für beide Varianten gibt es Pros und Kontras. Wenn sie die Verwaltungsarbeit in der Praxis machen, haben Sie zu Hause Ihre Ruhe und es ist eine große Wohltat, wenn man dort einfach mal abschalten kann. Die Gefahr bei einem Büro in der eigenen Wohnung ist auch, dass Sie am Wochenende »mal eben« etwas schreiben oder erledigen, wozu Sie ansonsten in die Praxis fahren müssten, was Sie nur hierfür natürlich nicht tun.

Der Nachteil an der Erledigung von Verwaltungsarbeit in der Praxis ist, dass Sie permanent dem »Verwaltungskrempel« ausgeliefert sind. Mich persönlich lenkt das von der Arbeit mit den Patienten ab und ich habe mein Büro lieber zu Hause. Die Praxis ist für mich ein »Labor«, das ich freihalte von allen möglichen ablenkenden Einflüssen. Ich selbst habe in meiner Praxis nur einen Schreibtisch, an dem ich das Notwendigste erledigen kann, und ein portales Lesegerät für die Versichertenkarte. Was ist, wenn ich etwas ausdrucken muss? In der Regel ist das nicht ad hoc nötig. Wenn ich einen Therapieantrag aus dem Praxisverwaltungsprogramm oder ein ähnliches Formular ausdrucken muss, so reicht es in der Regel aus, wenn ich es am Abend oder Morgen vorher ausdrucke und in die Stunde mitbringe.

Das Schreiben der Stunden- bzw. Verlaufsprotokolle

In der psychotherapeutischen Praxis herrscht Dokumentationspflicht. Die Protokolle über abgehaltene Sitzungen müssen »nachvollziehbar« und zeitnah geschrieben werden, doch das bedeutet nicht, dass wir ellenlange Verbatim-Protokolle schreiben müssen. Es reicht, die Thematik, die bearbeitet wurde, kurz zu umreißen. Einzelne Interventionen müssen nicht beschrieben werden, sofern sie keine behandlungsbedeutsame Relevanz haben, wie etwa solche bei Suiziddrohungen. Hier empfiehlt es sich schon zur eigenen Absicherung ein sehr ausführliches Protokoll zu schreiben.

Handschriftliche Aufzeichnungen reichen (bisher noch) aus; sie müssen aber lesbar sein. Ich selbst verfasse die Protokolle unmittelbar nach der

Stunde: Ich schreibe sie nicht wirklich, sondern diktiere sie und lasse sie anschließend von einem medizinischen Schreibdienst verschriftlichen. Mit einem digitalen Diktiergerät kann ich die Dateien online über einen sicheren Server hochladen und erhalte ein paar Tage später meine Protokolle in Schriftform. Die Patientennamen chiffriere ich, um den Anforderungen der Schweigepflicht nachzukommen. Der medizinische Schreibdienst steht unter der gleichen Schweigepflicht wie ich.

Durch diese Methode nimmt das »Schreiben« nach den Sitzungen nur zwischen einer und drei Minuten Zeit in Anspruch und. Die Kosten für die Verschriftlichung liegen zwischen drei und fünf Euro pro Seite – in meinem Fall erfahrungsgemäß unter einem Euro pro Protokoll. Stöhnen Sie jetzt nicht, dass das viel Geld ist – Sie sparen viel Zeit und Kraft!

Ordnung halten als Grundvoraussetzung

Ordnung in der Praxis zu halten ist eine der wichtigsten, fundamentalen Voraussetzungen für den Betrieb einer Praxis bzw. für die gelungene Arbeit mit Patienten. Während die einen Kollegen unter Ordnung einen stiefmütterlich behandelten bzw. verwaisten Schreibtisch verstehen, gibt es andere, die ihre Akten penibel und ordentlich pflegen. Gemein ist beiden, dass sie nicht gerne Ordnung halten. Während der Erste seiner Abneigung oder Verachtung gegenüber Papierkram offen Ausdruck verleiht, verkehrt der Andere dies ins Gegenteil, damit von außen keiner bemerkt, wie wenig er von der »Verwaltung der Patienten« hält. Wir wollen hier keine Diskussion darüber führen, ob verwaltungs- oder patientenorientierter Umgang sinnvoller ist, und auch nicht darüber, wie man beides am besten miteinander verbinden oder einen Kompromiss bilden kann. Vielmehr geht es darum – im Sinne eines reifen Ich-Ideals – eine Haltung zu finden, die der Arbeit (also dem Realitätsprinzip der Behandlung) gerecht wird. Dabei gehört das Halten von Ordnung auch zum therapeutischen Rahmen – allerdings zu dem Teil, den der Patient nicht mitbeeinflusst, jedenfalls nicht bewusst. Unbewusst kann der Patient auch hier eingreifen, indem er zum Beispiel den Therapeuten in der Stunde derart irritiert, dass er den Konsiliarbericht versehentlich in eine andere Akte legt. Letzteres ist einer der größten »Verwaltungsgaus«, die man sich vorstellen kann.

Aktenpflege

Über Jahrzehnte hielt sich unter Psychotherapeuten ein ungeschriebenes Gesetz, nach dem Patientenakten in Hängeregistermappen angelegt werden müssen, die dann in einem stählernen Schrank alphabetisch zu ordnen sind. Im Laufe der Jahre habe ich ein neues pragmatisches System entwickelt, mit dem ich sehr gut zurechtkomme. Mit dem zunehmenden Druck der Kassen, unsere Abrechnungen mit dem Computer zu erstellen, bin ich dazu übergegangen, meine Akten überwiegend elektronisch zu führen. Meine Protokolle tippe ich in den PC und speichere sie in verschiedenen Ordnern ab. Natürlich nehme ich auch regelmäßig Datensicherungen vor und schütze meinen Laptop in mehrerer Hinsicht vor Zugriffen von außen (siehe das Kapitel »Datensicherheit und Sicherungskopien« in Teil III). Neben diesen virtuellen Akten pflege ich auch die Patientenakten in Papierform, in die zum Beispiel alle Briefe Dritter, also solche von der Krankenkasse oder die Korrespondenz mit dem Gutachter gehören, aber auch Mitteilungen, wie das jeweilige Gutachten des Gutachters oder die Bewilligung der Krankenkasse. Von meiner papiernen und digitalen Korrespondenz lege ich normalerweise nur eine virtuelle Datei ab; wenn ich allerdings einen Brief bekommen habe, den ich beantworte, lege ich einen Ausdruck meiner Antwort hinter das Original. Meine Patientendaten hefte ich nicht in einzelnen Schnellheftern ab, sondern habe sie in großen Aktenordnern mit Trennlaschen alphabetisch geordnet.

Bei der Aufnahme eines neuen Patienten nehme ich mir eine Klarsichtaktenhülle und lege darin zunächst, wenn der Patient noch nicht da gewesen ist, folgende Unterlagen ab: mein Deckblatt mit den Stammdaten des Patienten, meinen Laufzettel, Hinweise zur Therapie, die ich dem Patienten aushändigen werde (in doppelter Ausfertigung, damit ich, wenn ich mit ihm darüber spreche, auch ein Exemplar in der Hand habe) sowie ein Deckblatt mit den Kontaktdaten des Patienten. Interessiert sich ein Patient für eine Gruppe oder habe ich nach dem Telefonkontakt den Eindruck, dass er für eine Gruppe geeignet sein könnte, füge ich auch meine Merkblätter für Gruppen hinzu. Gleichzeitig lege ich auch, weil ich meine Privatabrechnung mit einem Privatabrechnungsunternehmen mache, auch die Freigabeerklärung für die Privatabrechnung dazu – auch bei Kassenpatienten, da es bei diesen für die Ausfallhonorare und Bereitstellungsgebühren relevant ist.

Sobald der Patient bei mir gewesen ist und wir uns beide für eine Therapie entschieden haben, mache ich mit ihm eine Stunde aus, in der wir alle technischen Dinge wie das Unterschreiben des Antragsformulars, meine Ferienregelung, die Rahmenbedingungen der Therapie und den Konsiliarbericht besprechen werden. Konsiliarbericht und Antragsformular drucke ich vor der Stunde aus und lege beides in die Klarsichthülle ebenso wie meine Praxispausen für das laufende Jahr. An oberster Stelle liegt immer mein Laufzettel, auf dem ich abhake, was ich mit dem Patienten bereits besprochen habe und was er mir bereits geliefert hat. So habe ich immer den Überblick, was noch zu tun ist und woran ich den Patienten erinnern muss. Dies ist besonders wichtig, wenn ich eine neue Gruppe aufmachen will und dann mit mindestens neun neuen Patienten konfrontiert bin – da verwechselt man ganz schnell Dinge oder vergisst, etwas anzufordern. Liefert mir der Patient seinen Konsiliarbericht und sein Lebenslauf, so wird er dazugelegt. Allerdings habe ich hier eine Besonderheit entwickelt: Ich lege eine sogenannte Aktenhülle – das heißt eine Klarsichthülle, die man auch abheften kann –, zu den anderen Unterlagen hinzu und bringe hier den Konsiliarbericht und den Lebenslauf unter – warum, wird gleich deutlich werden. Sobald ich den Antrag geschrieben habe und die Bewilligung eingetroffen ist, hefte ich diese Unterlagen in meinen Aktenordner unter dem entsprechenden Buchstaben ab. Die neue Akte beginnt mit dem Deckblatt, dahinter hefte ich meinen Laufzettel und dahinter die Kontaktdaten des Patienten, die ich mit ihm im Erstgespräch abgeglichen habe, denn nicht selten schleichen sich hier Fehler bei der telefonischen Kontaktaufnahme ein. Die Aktenhülle mit dem Konsiliarbericht und dem Lebenslauf wird ebenfalls abgeheftet. So habe ich jederzeit ohne größeren Aufwand Zugriff darauf – so muss ich zum Beispiel, wenn ich etwas im Lebenslauf nachlesen möchte, nicht lange suchen. Wenn ich zunächst einen Antrag für eine Kurzzeittherapie verfasse und erst nach einigen Monaten oder einem halben Jahr einen Umwandlungsantrag schreibe, habe ich sowohl den Konsiliarbericht als auch den Lebenslauf griffbereit. Wird ein Umwandlungs- oder Fortführungsantrag fällig, lege ich für den entsprechenden Patienten erneut eine Klarsichthülle an. Ich hole dann beim Umwandlungsantrag die Aktenhülle mit dem Konsiliarbericht und dem Lebenslauf hervor und drucke mir bereits das PTV 2- und PTV 1-Formular aus. Gleichzeitig lege ich einen großen Briefumschlag und den Umschlag für den Gutachter hinzu. Den fertigen Antrag und eine Kopie des Antragsberichts hefte ich wieder in der Akte ab.

Das Entsorgen der Altakten

Alle Patientenakten müssen Sie zehn Jahre lang aufbewahren, bei chronischen Störungen des Patienten 30 Jahre – und länger dürfen Sie diese auch nicht aufbewahren. Für viele Kollegen ist es eine lästige Arbeit, hier den Überblick zu behalten. Sie vergessen alte Patienten, haben deren Akten vielleicht in einen nicht mehr verwendeten Ablageschrank verbannt.

Ich habe eine simple Methode entwickelt: Beendet ein Patient seine Therapie bei mir, hefte ich seine Unterlagen in einen gesonderten Ordner mit Altakten. Diese sortiere ich nicht alphabetisch, sondern nach der Jahreszahl des Therapieendes. So lege ich zum Beispiel einen Ordner für 2015 an, in dem ich alle Patienten, die in diesem Jahr ihre Therapie beendet haben, ablege. So habe ich es leicht, mir nach zehn Jahren den ganzen Ordner zu nehmen und diesen unbesehen zu entsorgen bzw. entsorgen zu lassen – mehr dazu später. Damit fällt das lästige Suchen nach alten Fällen weg.

Nach Ablauf der genannten Zeitspannen müssen die Akten nun also sicher vernichtet werden. Was bedeutet sicher? Diesbezüglich hat – interessanterweise – die National Security Agency (NSA) in den USA folgende Sicherheitsstufen festgelegt:

- Sicherheitsstufe 1
  - empfohlen für allgemeines Schriftgut
  - bei Streifenschnitt: max. 12 mm Streifenbreite
  - bei Partikelschnitt: max. 1.000 mm^2 Partikelfläche

- Sicherheitsstufe 2
  - empfohlen für internes, nicht besonders vertrauliches Schriftgut
  - bei Streifenschnitt: max. 6 mm Streifenbreite
  - bei Partikelschnitt: max. 400 mm^2 Partikelfläche

- Sicherheitsstufe 3
  - empfohlen für vertrauliches Schriftgut
  - bei Streifenschnitt: max. 2 mm Streifenbreite
  - bei Partikelschnitt: max. 4 mm Breite auf max. 60 mm Partikellänge (240 mm^2 Partikelfläche)
  - aber: bei Kunststoffen (wie Kreditkarten oder Mikrofilm) max. 1 mm^2 Partikelfläche

- Sicherheitsstufe 4
    - empfohlen für geheim zu haltendes Schriftgut
    - Partikelschnitt: max. 2 mm Breite auf max. 15 mm Partikellänge (30 mm^2 Partikelfläche)
    - aber: bei Kunststoffen (wie Kreditkarten oder Mikrofilm) max. 0,5 mm^2 Partikelfläche

- Sicherheitsstufe 5
    - für maximale Sicherheitsanforderungen
    - Partikelschnitt: max. 0,8 mm Breite auf max. 15 mm Partikellänge (12 mm^2 Partikelfläche)
    - zerkleinerte grobe Asche, Suspension, Lösung oder Fasern
    - aber: bei Kunststoffen (wie Kreditkarten oder Mikrofilm) max. 0,2 mm^2 Partikelfläche

- Sicherheitsstufe 6 (ungenormt)
    - für geheimdienstliche Sicherheitsanforderungen
    - Cross Cut: max. 1,0 mm Breite auf max. 5,0 mm Partikellänge (5 mm^2 Partikelfläche)
    - zerkleinerte feine Asche, Suspension, Lösung oder Fasern

Ich denke, dass wir mit Stufe 4 auf der sicheren Seite sind. Gute Dienste leisten hier elektrische Aktenvernichter. Solche, die die Kriterien der Sicherheitsstufe 4 erfüllen, sind schon ab etwa 40 Euro erhältlich. Der Preisunterschied zu teuren Modellen ergibt sich nicht aus der Sicherheitsstufe, sondern aus der Menge der Seiten, die Sie gleichzeitig schreddern können. Günstige Modelle können sechs bis achten Seiten gleichzeitig zerkleinern. Für Modelle, die 20 oder mehr Seiten schaffen, muss man schnell einige hundert Euro investieren. Wer dann wieder einmal 20 Patientenakten mit je 50 Seiten vernichten muss, wird fluchen – auch wenn er ein Gerät besitzt, das 800 Euro gekostet hat.

Aber zum Glück gibt es noch eine Alternative: professionelle Aktenvernichtungsunternehmen, wie Reisswolf, die es in jeder größeren Stadt gibt. Sie sind relativ kostengünstig, wenn Sie die zu entsorgenden Papiere selbst dort abliefern. Ich habe beim letzten Mal 17,50 Euro für 100 Kilo Papierkram (ein voller Golf) bezahlt. Teuer wird es nur, wenn Sie den Abholservice in Anspruch nehmen. Früher habe ich die Aktendeckel und Aktenordner recycelt und alle Papiere aus den Ordnern herausgenommen.

Heute mache ich das nicht mehr. Das Mahlwerk des Aktenvernichtungsunternehmens macht auch aus den Ordnern »Kleinholz«. Die Belege über die zertifizierte Vernichtung sollten Sie unbedingt aufheben – für denn Fall, dass der Bundesdatenschutzbeauftragte einmal an der Tür klingelt.

Den Aktenvernichter im Büro benutze ich nur für einzelne Blätter, zum Beispiel für Brief- oder Antragsentwürfe. Da sind in der Regel nicht mehr als acht Seiten zu schreddern. Meine Empfehlung lautet also: Für den Alltagsbedarf, also für Papiere, die sofort entsorgt werden können, reicht ein günstiger Aktenvernichter der Sicherheitsstufe 4. Altakten bringen Sie am besten jährlich zum örtlichen Aktenvernichtungsunternehmen.

Die Abrechnung

Die Abrechnung der erbrachten Leistungen ist für viele Therapeuten sehr ambivalent besetzt. Sie kümmern sich nicht gerne darum – manifest, weil es natürlich eine Arbeit ist, an der unser Herzblut nicht hängt; latent ist darunter aber ein permanentes schlechtes Gewissen verborgen, für die Arbeit Geld zu nehmen. Im Übrigen arbeiten Patienten auch gerne mit unserem schlechten Gewissen, falls sie eines wahrnehmen. Da kann vor Ihnen ein Rechtsanwalt mit (vorgespielt) geknickter Miene sitzen, der selbst 360 Euro pro Stunde nimmt und zusammenzuckt, wenn Sie 160 Euro für eine Sitzung Paartherapie verlangen. Ich möchte in diesem Kapitel nicht auf die Vorzüge und Nachteile diverser Abrechnungsprogramme eingehen. Vielmehr möchte ich einige Empfehlungen geben, wie auch die Abrechnung effizient, wirtschaftlich und effektiv erledigt werden kann – und zwar in kürzester Zeit, ohne einzelne Stunden bei der Abrechnung zu vergessen (für weiterführende Tipps siehe auch das Kapitel »Sorgfalt und Effektivität bei der Abrechnung« in Teil II).

Zunächst zu der Frage, ob wir monatlich oder quartalsweise abrechnen sollten. Für die Kassenabrechnung ist die quartalsweise Abrechnung ja vorgeschrieben – dies betrifft lediglich Privatpatienten und Ausfallhonorare. Die quartalsweise Abrechnung bringt den Vorteil, dass man sich nur einmal im Quartal, also viermal pro Jahr, damit befassen muss. Der Nachteil ist, dass die Gelder dann auch später eingehen und das Konto vielleicht schon etwas überzogen ist. Monatliche Abrechnungen haben den Vorteil, dass die Zahlungen schneller eingehen und auch an die Patienten ein Signal gesendet wird, dass wir monatlich Geld brauchen. Bei quartalsweisen

Rechnungen könnte der Eindruck entstehen, dass wir auch nochmal drei Monate darauf warten können.

Eine weitere Frage ist, ob wir unsere Privatrechnungen mit dem PC erstellen oder handschriftlich. Wenn wir sie mit der Hand schreiben, können wir Vordruckblöcke mit automatischen Durchschriften verwenden und die einzelnen Exemplare mit unseren Praxisstempeln versehen. Wenn die so erstellten Rechnungen eine Diagnose aufführen, werden sie auch von den privaten Krankenkassen und Beihilfestellen anerkannt. Für das Finanzamt ist wichtig, dass Sie eine durchlaufende Nummerierung für alle Rechnungen verwenden und die entsprechende Rechnungsnummer auch in Ihrer Buchführung übernehmen, wenn die Rechnungen bezahlt wurden. Wesentlich einfacher ist das Schreiben von Rechnungen mit selbst gestalteten Vordrucken, auf denen Sie nur ankreuzen müssen, um welche Leistung es sich handelt (z. B. Psychotherapie, Supervision, Beratung, Paartherapie). Dann brauchen Sie nur noch die einzelnen Posten mit den entsprechenden Rechnungsdaten und den Ziffern sowie die Diagnose eintragen und unterschreiben.

Da Kassentherapeuten elektronisch abrechnen müssen und der Trend ohnehin mehr zum papierfreien Büro geht, werden viele Kollegen auch ihre Privatrechnungen mit dem Abrechnungsprogramm schreiben. Die Abrechnungsprogramme haben dafür auch entsprechende Module, die die Rechnungen automatisch durchnummerieren. Besonders praktisch ist, dass sich damit auch die Ausfallhonorarrechnungen für die Kassenpatienten oder etwa Rechnungen über das Honorar für Atteste und Bescheinigungen erstellen lassen. Weitere Hinweise zum Abrechnungsprogramm finden Sie in Teil III des Buchs.

Nun noch zu der Frage, ob monatlich oder quartalsweise abrechnen. Ich selbst bevorzuge die monatliche Abrechnung, auch wenn ich es nicht gerne mache und an den entsprechenden Tagen immer schlecht gelaunt bin – es entlastet mein Konto doch deutlich. Bei dieser Gelegenheit erfasse ich auch gleich die Kassenpatienten mit, dann ist die Arbeit bei der letzten Abrechnung im Quartal auch wesentlich einfacher und schneller gemacht. Eine andere Abrechnungsmethode ist die, die ich als »Meta-Methode« bezeichne und die von Kollegen auch gerne angewandt wird, nämlich die wöchentliche Abrechnung. Die Rechnungen werden zwar monatlich oder quartalsweise geschrieben, die Leistungen werden aber am Ende jeder Woche erfasst, sodass die Kassenabrechnung am Quartalsende auch schnell bewältigt ist. Vorteil dieser Methode ist es, dass Übermüdungsfehler, die bei der quartalsweisen Abrechnung leicht entstehen können, deutlich minimiert werden.

Die Wirtschaftsplanung: Ökonomische Aspekte einer psychotherapeutischen Praxis

Die therapeutische Einstellung zu Finanzen und Anerkennung

Viele Psychotherapeuten – wenn nicht die meisten bis auf eine kleine Minderheit – würden sich wünschen, in einem »geldfreien Raum« zu leben, in dem ökonomische Aspekte keine Rolle spielen. Dies entspringt psychodynamisch zum einen einer psychotherapeutischen Größenidee bzw. oft schon einem Größenwahn, allen Menschen eine entsprechende Nachbemutterung bzw. orale Nachversorgung zu gewähren. Ein weiterer Aspekt des »bedingungslosen Bemühens« ist die bereits benannte Aggressionshemmung der Psychotherapeuten und die damit verbundene Scheu vor Auseinandersetzungen und Konflikten. Auseinandersetzungen und Gezerre um das Finanzielle sind in Partnerschaftsbeziehungen bekanntlich ein großes Streitthema. Hier geht es um orale Versorgungsansprüche, von denen der Patient meint, dass sie ihm zustehen. Viele Therapeuten identifizieren sich dann sozusagen als Verkehrung ins Gegenteil mit der Anspruchshaltung des Patienten und agieren diese in Altruismus und Hilfsbereitschaft aus. Dabei entwickeln sie eine große Bereitschaft zum Verzicht, die in große Leidensbereitschaft mündet, wenn die Bereitschaft zum Verzicht überschritten ist oder gar an die Existenz und finanzielle Substanz des Therapeuten geht. Dann beginnen Therapeuten ungehalten zu werden und das bisher vermiedene Gezerre setzt dann doch – und das meist in stärkerer Form – ein. Ein weiterer Aspekt, der hier ins Spiel kommt, ist die Hemmung des Hungers nach Anerkennung, den Therapeuten sich ungern eingestehen. Weil die Therapeutenschaft sich selbst das Verbot auferlegt hat, vom Patienten Anerkennung zu erwarten, und auch in der Gesellschaft sehr kleinlaut ist, agieren viele Therapeuten ihr entsprechendes Bedürfnis etwa auf Kongressen der Fachverbände aus, bei Vorträgen, aber auch in der psychotherapeutischen Ausbildung.

Nun will ich auf ein paar Aspekte zu sprechen kommen, die vielleicht das ein oder andere therapeutische Über-Ich lockern können. Ist es verwerflich, Anerkennung für einen sehr anspruchsvollen Beruf zu erwarten – einen Beruf, in dessen Ausübung wir viel Geld, Zeit und Herzblut aufgewendet haben? Ich denke, beim näheren Hinsehen müsste die Antwort lauten: Nein! Gesellschaftliche Anerkennung eines Berufes – oder besser gesagt: der Arbeit eines Menschen – erfolgt auch über die Bereitschaft, diese in monetärer Form auszudrücken. Dementsprechend möchte ich Sie dazu ermutigen, zu diesem Recht auf monetäre Anerkennung zu stehen. Ich finde die 100 Euro pro Sitzung hier nicht ausreichend. In Anbetracht unserer Belastungsfähigkeit und der Bereitschaft der Therapeuten, sich derart einzubringen, halte ich das doppelte Honorar für angemessener! Schlussfolgernd will ich sagen: Trauen Sie sich lieber, dazu zu stehen, dass Sie ein gewisses Honorar einfordern, statt Ihre Leistung mithilfe des Patienten an sich selbst auszuagieren.

Eine nicht geringe Zahl von Therapeuten ist nicht auf das Gehalt aus der Praxis angewiesen. Dabei handelt es sich zum Beispiel um Therapeuten, die durch Ihren berufstätigen Lebenspartner bereits eine gesicherte finanzielle Grundlage haben und die Praxis eher aus intrinsischen Gründen heraus betreiben.

Wie lege ich ein angemessenes Gehalt fest?

Natürlich wird es wenig hilfreich sein, vom Patienten ab sofort 160 Euro pro Sitzung zu verlangen. Dies wäre ungesetzlich und muss nicht mit dem Patienten, sondern berufspolitisch mit den dafür verantwortlichen Gremien ausgefochten werden. Der Patient kann ja nichts dafür, dass wir nicht unserer Leistung entsprechend bezahlt werden – und dies ist auch noch ein Aspekt, warum wir uns real nicht trauen, zu dem, was uns zusteht, zu stehen. Also werden wir zunächst mit der Krux weiterleben müssen, dass wir quasi doppelte Stundenzahl erbringen müssen, um auf ein angemessenes Gehalt zu kommen. Geschickterweise geht man wie folgt vor:

1. Setzen Sie sich ein Gehalt, mit dem Sie gut leben können (nicht mit dem Sie leben müssen, sondern mit dem Sie einigermaßen zufrieden sind – siehe oben). Realistisch ist ein Nettogehalt von 2.500 bis 3.500 Euro pro Monat.
2. Berechnen Sie alle Kosten, die Sie haben – also Miete, Telefon, Büromaterial, aber auch Supervisionskosten, Fortbildungen, Kammerbeiträge und so weiter. Addieren Sie dann Ihre Versicherungsbeträge, wie Berufshaftpflichtversicherung, Altersvorsorge, Krankentagegeldversicherung, Berufsunfähigkeitsversicherung, Krankenversicherung (auch für Ihre Angehörigen!) hinzu (siehe das Kapitel »Versicherungen«). Seien Sie hier bitte ganz ehrlich zu sich selbst und rechnen Sie alles, was Sie in Bezug auf die Praxis brauchen, ein – auch Fahrtkosten, Kongresskosten und Ähnliches nicht vergessen!

3. Jetzt haben Sie einen monatlichen Bedarf, den Sie mit zwölf multiplizieren, woraus sich der erforderliche Jahresumsatz ergibt. Addieren Sie jetzt das von Ihnen gewünschte Nettogehalt hinzu, das Sie zunächst mal zwölf nehmen müssen. Rechnen Sie großzügig noch einmal acht bis zehn Prozent hinzu – für etwaige Krankheiten, Ausfälle und so weiter. Ausfälle können auch entstehen, wenn Sie einmal Stunden nicht vergeben können. Addieren Sie zu dieser Summe nochmals drei bis fünf Prozent für uneintreibbare Rechnungen oder nicht erstattete Beträge aus der gesetzlichen Krankenversicherung hinzu. Jetzt haben Sie Ihren tatsächlich benötigten Jahresumsatz.
4. Legen Sie Ihre jährliche Wochenarbeitszeit fest. Erfahrungsgemäß arbeiten Therapeuten zwischen 39 und 42 Wochen pro Jahr. Ziehen Sie hiervon noch eine Woche für einen grippalen Infekt ab, denn auch eine gute Krankentagegeldversicherung ist erst ab dem achten Krankheitstag erschwinglich.
5. Nehmen Sie nun den von Ihnen erwünschten Jahresnettobetrag und schauen Sie in einer Steuertabelle nach, wie hoch Ihre Jahressteuern sein werden. Zu dem in der Steuertabelle ermittelten Betrag rechnen Sie noch einmal neun Prozent Kirchensteuer[4] (wenn Sie Mitglied einer Religionsgemeinschaft sind) hinzu. Zum Gesamtbetrag addieren Sie einen Sicherheitsbetrag von zehn Prozent. Somit haben Sie die anfallenden Steuern berechnet.
6. Jetzt addieren Sie zum bisher errechneten Jahresumsatzbetrag noch die Steuern hinzu. Dann haben Sie Ihren tatsächlich erforderlichen Umsatzbetrag, der sehr hoch ausfallen wird, auch wenn Sie nur einen Teil davon später für sich ausgeben können.
7. Dividieren Sie jetzt den errechneten Jahresumsatzbetrag durch die Anzahl der geplanten Wochenstunden. So haben Sie Ihren erforderlichen Wochenumsatz errechnet.
8. Teilen Sie den erforderlichen Wochenumsatz durch 80 Euro und Sie bekommen die zu erbringenden Wochenarbeitsstunden. »Warum 80 Euro, wenn es doch eigentlich etwa 88 Euro pro Stunde sind, die die Krankenkassen bezahlen?«, werden Sie sich fragen. »Außerdem zahlen Privatpatienten doch etwa vier Euro mehr pro Stunde.« Dazu möchte ich Folgendes sagen: Zum einen sollten Sie den Privatpatientenanteil als marginal vernachlässigen, damit Sie sich nicht von

4 In Baden-Württemberg und Bayern acht Prozent.

Privatpatienten abhängig machen.[5] 80 Euro ist nach meiner Erfahrung der durchschnittliche Satz, der pro Stunde zu erzielen ist, da zum Beispiel die probatorischen Sitzungen oder die Zeit, die Sie für die Anamneseerhebung, den Antrag und Ähnliches benötigen, für einen deutlich geringeren durchschnittlichen Stundenlohn sorgen.

9. Rechnen Sie noch ein bis zwei Stunden pro Woche hinzu, um den Verlust aus dem Abrechnungstag zu kompensieren. Denn ich empfehle jedem Therapeuten, sich einen halben bis einen Tag pro Monat für die Abrechnung zu gönnen. Bei der Abrechnung müssen Sie nicht nur die Termine eintragen und die Privatrechnungen schreiben, sondern auch noch die Eingänge der Privatrechnungen überprüfen und gegebenenfalls Zahlungserinnerungen herausgeben.
10. Verteilen Sie jetzt die Wochenstundenzahlen auf die entsprechenden Tage. Es ist ganz gesund, wenn Sie sich einen halben freien Tag in der Woche gönnen. Verteilen Sie dann zum Beispiel die Stunden paritätisch auf die entsprechenden Tage.

Jetzt wird es für Sie vielleicht einigermaßen enttäuschend sein, wenn Sie feststellen, dass Sie zum Beispiel 33 Stunden pro Woche erbringen müssen und trotzdem nur 2.800 Euro netto herausbekommen. Bedenken Sie, dass Sie für jede Therapiesitzung noch etwa eine halbe Stunde an Verwaltungsarbeit hinzurechnen müssen. So ergibt sich bei einer wöchentlich angebotenen Therapiestundenzahl von 30 Stunden eine tatsächliche Wochenarbeitszeit von 45 Stunden. Bei den genannten Zahlen beschwindeln sich Therapeuten gerne selbst, indem sie zum Beispiel die Abrechnung oder die Anträge auf das Wochenende legen. Dies ist aber in psychohygienischer Hinsicht äußerst ungünstig und ich kann nur davon abraten.

Ein kleiner Tipp zum Schluss: Die aktuellen EBM-Ziffern, also die Ziffern, die Sie mit gesetzlich Versicherten abrechnen dürfen, und die Werte in Euro finden Sie bei der Kassenärztlichen Bundesvereinigung (KBV) über den Link https://www.kbv.de/tools/ebm/ – dort klicken Sie auf den Abschnitt »IV – Arztgruppenübergreifende spezielle Gebührenordnungspositionen« und Sie haben alle Gebührenziffern für Psychotherapeuten mit dem aktuellen Wert griffbereit!

5 Am besten, gesündesten und »saubersten« ist es, sich von keinem Patienten abhängig zu machen.

Kassenknuten

Die Teilnahme an der kassenärztlichen Versorgung ist für die meisten Kollegen ein erstrebenswertes Ziel. Sie sichert für die Patienten und Behandler nachhaltig und langfristig die Finanzierung von Psychotherapien. Dadurch ist die wirtschaftliche Existenz einer Praxis nahezu dauerhaft gesichert. Der Psychotherapeut ist wie in einem Angestelltenverhältnis – ja schon fast wie in einem Beamtenverhältnis, aus dem er nicht gekündigt werden kann – es sei denn, er macht sich schwerer Verfehlungen schuldig. Dieses System bringt aber auch diverse Nachteile mit sich, die ich im Folgenden kurz erläutern will. Neben den vielen Bedingungen und Restriktionen, die das Kassenrecht, vertreten durch die Psychotherapie-Richtlinie bzw. die Psychotherapie-Vereinbarung, mit sich bringt, verändert es auch das Verhältnis des Patienten zu uns und unser Verhältnis zum Patienten. In reinen Privatpraxen, wie sie früher existierten oder heute noch in Form von Kostenerstattungspraxen bestehen, aber auch bei den »echten« Privatpatienten gibt es nur ein direktes Verhältnis zwischen Patient und Behandler. Zwar sind die Wenigsten »echte« Selbstzahler, weil immer noch eine Versicherung oder Beihilfestelle im Hintergrund steht, die der Patient in Anspruch nehmen wird, um zumindest einen Teil des investierten Geldes zurückerstattet zu bekommen; es entsteht aber kein Dreiecksverhältnis, wie es bei den Kassenpatienten zustande kommt. Zwar sind wir hier auch noch durch Antragsberichte, die von den Beihilfestellen und von den Privatversicherungen verlangt werden (die sich meistens an den Vorgaben der gesetzlichen Krankenkassen orientieren), eingebunden. Aber: »Verantwortlich« für die Honorierung, also das Bezahlen des Geldes, ist einzig und allein der Patient. Der Therapeut wird sein Bestes geben, damit der Patient sein Geld zurückbekommt, aber er bleibt nicht daran gebunden. Bei den gesetzlichen Krankenkassen muss sich der Therapeut bei der Versicherung, vertreten durch die Kassenärztliche Vereinigung, sein Geld »abholen«. Hier kommt psychodynamisch betrachtet ein Dritter ins Spiel, der allerdings nicht unmittelbar am therapeutischen Geschehen beteiligt ist. Mittelbar bleibt dieser Dritte aber eingebunden und entscheidet darüber, ob der Therapeut Geld bekommt oder nicht. Und da die wenigsten Therapeuten umsonst behandeln (auch solche gibt es), entscheidet dieser Dritte auch darüber, ob der Patient überhaupt eine Therapie in Anspruch nehmen kann. Personalisiert wird dies in der Gestalt des Gutachters, der in den Augen der Behandler die Therapie »bewilligt«. Tatsächlich befürwortet er sie nur, für die

Bewilligung ist die Krankenversicherung des Patienten verantwortlich. Der Dritte im Bunde wird ambivalent besetzt: Er hat die Macht über das psychische Fortkommen des Patienten und bestimmt zugleich über das Einkommen des Therapeuten. Damit wird der Dritte unwissentlich und unwillentlich in nahezu sämtliche Konflikte, die uns die Operationalisierte Psychodynamische Diagnostik (OPD) beschert hat, hineingezogen. Es handelt sich dabei sowohl um einen Autonomie-Abhängigkeits-Konflikt als auch um einen Versorgungs-Autarkie-Konflikt, was bei Patient wie Behandler zu einem Selbstwertkonflikt und manchmal auch zu einem Identitätskonflikt führen kann. Streng genommen muss man sagen, dass Patient und Behandler den Dritten in den eigenen Konflikt hinein bringen. Das hohe Maß an Abhängigkeit voneinander bewirkt üblicherweise sofort ein Bestreben nach Unabhängigkeit, die allerdings real nicht erzielt werden kann, da der Patient entweder nicht über das Geld verfügt, um sich real unabhängig zu machen, oder nicht darüber verfügen will, weil er eine Anspruchshaltung hat oder einfach nur geizig ist. Dann können das Kassensystem wie das Gutachtersystem oder der Gutachter selbst schnell in die Rolle des bösen Dritten geraten, eines Dritten, der vielleicht sogar »sadistisch« die Ohnmacht des Patienten ausnutzt, zumindest aber nach scheinbar eigenem Gutdünken über psychische Gesundheit und ökonomische Sicherheit des Behandlers verfügen kann. Da kommt es schnell zu einer Spaltung zwischen Gut und Böse und nicht selten zu einer Verbündung von Patient und Therapeut. Oft kommen die Gutachter-Kollegen (ja, es sind Kollegen!) schlechter weg als das Kassensystem selbst. Denn die Macht und die bürokratische Akribie des Kassensystems kann leicht der Bürokratie der Praxis zugeschrieben werden. Doch »der Sachbearbeiter kann ja nicht anders«, die Mitarbeiter der Kassenärztlichen Vereinigung müssen sich auch an Regeln halten. Und diese Regeln gibt es: das Sozialgesetzbuch und die Psychotherapie-Richtlinie. Gesetze sind geschaffen worden, um Willkür abzuschaffen, was bekanntlich nicht gelungen ist, aber sie ist zumindest reduziert worden und durch weitere Instanzen auch der öffentlichen Kontrolle zugänglich. Für das Gutachterverfahren scheint es für viele Kollegen außer den vorgeschriebenen Vordrucken keine allgemeingültigen Regeln, keine Gesetze zu geben, nach denen die Gutachter entscheiden. Sie entziehen sich in den Augen der Kollegen auch weitestgehend der Kontrolle durch die Öffentlichkeit und Möglichkeiten der Nachprüfung. Auch die Option des Obergutachtens ist vielen Kollegen äußerst suspekt, weil sie vermuten, dass die Obergutachter, die ebenfalls »normale« Gutachter sind, miteinander, aber auch mit dem System identifiziert sind und sich gegenseitig wohl kaum Schaden zufügen werden – nach dem Motto: »Eine Krähe hackt der anderen kein Auge aus.« Es soll an dieser Stelle nicht diskutiert werden, was davon wahr ist und was nicht – mir geht es hier um die psychodynamischen Aspekte des Kassensystems. Über das Gutachterverfahren habe ich in meinem Buch *Der Antrag auf psychodynamische Psychotherapie* (2018a) bereits vieles geschrieben. Manchmal entstehen auch zwischen Patient und Therapeut »geschwisterliche Verbrüderungstendenzen«, die in eine Komplizenschaft münden können. Hierbei handelt es sich um eine Grauzone, die rechtlich schwer erfasst werden kann. Das »Schwindeln« in den Antragsberichten ist nur ein Beispiel dafür. Ein anderes ist der häufige Versuch von Patienten, das Anfallen eines Ausfallhonorars, das sie selbst verursacht haben, dem »bösen Dritten« zuzuschreiben. Ein Psychotherapeut, der sich auf so etwas einlässt, macht sich nicht nur erpressbar, sondern torpediert auch die notwendige Reifung des Patienten, indem er sein infantiles System verstärkt und fixiert und gleichzeitig das archaische Über-Ich aufrechterhält, das hier ausgetrickst wird, statt es durch ein reifes Ich-Ideal zu ersetzen. Ein reifes Ich-Ideal würde bedeuten, den Schuldbegriff des archaischen Über-Ichs durch den der Verantwortung zu ersetzen. Denn der Patient, der nicht zum Termin erscheint, hat den Ausfall zu verantworten. Ich weiß, dass jetzt viele sagen werden, dass ich hier oft Unrecht habe. Denn wenn der Patient krank wird oder in einen Verkehrsstau gerät oder einen plötzlichen dienstlichen Termin wahrnehmen muss, hat er dies ja auch nicht zu verantworten. Ich kann darauf nur antworten: Wir aber auch nicht.[6] Auch dies ist ein wichtiger Aspekt psychotherapeutischer Nachreifung: das Akzeptieren des Schicksals, das Hinnehmen, dass es keinen Schuldigen gibt oder der Schuldige nicht belangt werden kann, weil man zum Beispiel in einem Abhängigkeitsverhältnis zu ihm steht. Ziel muss es sein, eine reife Triangulierung zu erreichen, in der die Kasse und die Gutachter natürlich in einer Machtposition sind, wobei aber erkannt werden kann, dass Willkür nicht das Ziel des Ganzen ist – auch wenn es manchmal so scheint und vielleicht auch in dem einen oder anderen Fall zutrifft.

6 Allerdings möchte ich das Beispiel eines meiner Patienten aufführen, der aufgrund einer der vielen Bundesbahnstreiks nicht zur Therapie kommen konnte. Ihm ist es tatsächlich gelungen, die Wut, die er zunächst auf mich hatte, auf den tatsächlich Verantwortlichen zu verschieben. Kurz: Er hat sich das Geld von der Bundesbahn zurückgeholt! Eine so reife Haltung sollten die Patienten auch in dem Dreiecksverhältnis entwickeln.

In solchen Fällen kann man sich wehren und außerdem ist zu bedenken, dass nicht jede Ablehnung eines Therapieantrags ungerechtfertigt ist. Manchmal kann es ein »Therapieerfolg« sein, wenn der Patient erkennt, dass die Therapie ihm nicht oder nicht mehr helfen kann, oder wenn er zunächst etwas anderes in Angriff nehmen muss, zum Beispiel einen Alkoholentzug, bevor eine ambulante Therapie überhaupt erst Sinn macht. Letztlich entlastet der Dritte dann auch den Therapeuten, der in einem solchen Fall entweder mit einem heilungseifrigen Größenwahn den notwendigen Klinikaufenthalt »ersetzen« will und daran scheitern wird oder aber von vornherein in die resignative Position gerät und damit in das Suchtsystem des Patienten hineingezogen wird. In letzterem Fall ist es nicht der Dritte, der Macht über den Therapeuten hat, sondern der Patient.

Das »Füllen« der Praxis

Wenn jemand ein Geschäft oder ein Dienstleistungsunternehmen (und betriebswirtschaftlich betrachtet fallen wir unter die »Dienstleister«) eröffnet, wird er üblicherweise versuchen, so schnell wie möglich die erforderliche Menge an Kunden zu bekommen, damit der Betrieb nicht nur aus der Verlustzone herauskommt, sondern auch in die Gewinnzone kommt und der Unternehmer vielleicht nicht nur seinen Lebensunterhalt damit verdient, sondern auch ein angenehmes Leben führen kann. Betriebswirtschaftlich betrachtet würde diese Überlegung auch auf unseren Bereich zutreffen. Wenn Sie also mit der Praxis beginnen und bereits nach zwei Wochen 30 Patienten haben, können Sie bereits gut leben. Aus der Verlustzone werden Sie schon nach 12 bis 15 Patienten herauskommen. Aber führen wir uns vor Augen, was dies praktisch bedeutet. Um es vorwegzunehmen: Selbst wenn Sie in den ersten Wochen oder Monaten noch ständig 30 oder 20 Stunden freie Vakanzen haben, ist es nicht empfehlenswert und auch nicht schaffbar, diese mit neuen Patienten zu füllen. Ein paar Gründe hierfür: Angenommen, Sie führen in einer Woche 15 Erstgespräche. Wie können Sie die einzelnen Patienten noch auseinanderhalten? Und ich spreche hier nicht vom Namen, sondern von den Fakten: Sie werden auf einmal mit sehr vielen aktuell belastenden Faktoren, Lebensumständen, aber auch Lebensgeschichten konfrontiert. Teilweise sind sich die Geschichten auch sehr ähnlich, sodass es ganz schnell zu Verwechslungen kommen kann. Mag man Ihnen das auch persönlich entschuldigen, so werden Sie trotzdem kaum in der Lage sein, eine einigermaßen vernünftige Arbeit leisten zu können. Denn Sie müssen auch eine plausible, störungsspezifische Therapieplanung machen. Empfehlenswert, sowohl für die eigene psychische Gesundheit wie für die Qualität der Arbeit, ist es, die Praxis langsam aufzubauen und zunächst nur mit drei bis vier Patienten zu beginnen. Sobald Sie diese »auf den Weg gebracht haben«, nehmen Sie Schritt für Schritt weitere Patienten an, bis das erwünschte Maximum erreicht ist. Es ist allerdings empfehlenswert, immer einige Stunden offenzuhalten – nicht für »Notfallpatienten« oder Patienten, die »dringend« eine Therapie brauchen, sondern als Puffer und Überhang für unvorhersehbare Dinge, zum Beispiel, wenn ein Patient unvermittelt in eine Krise gerät und ein zusätzliches Gespräch braucht oder noch Abklärungen für den Antrag notwendig sind.

Auch für solche Angelegenheiten ist es natürlich notwendig, dass Sie die Patienten auseinanderhalten können. Wie soll das bei 30 Lebensläufen gleichzeitig funktionieren? Und fragen Sie sich auch, ob es bei 20 oder zehn gehen könnte! In diesem Sinne Rate ich eher zum moderaten Vorgehen, zu einer soliden Vorarbeit. Einer meiner Supervisoren, Irvin Yalom, hat die Erfahrung gemacht, dass eine gründliche Therapievorbereitung den Therapiefortschritt und -erfolg deutlich verbessert. Auch ich habe das so erlebt. Deshalb ist es sehr sinnvoll, sich gerade in der Anfangszeit genügend Zeit für die Vorbereitung jeder einzelnen Therapie zu lassen, denn Sie haben noch nicht die Routine in der Arbeit mit Patienten in einer Praxis.

Zu Beginn werden Sie sicherlich auch – trotz fundierter Erfahrung oder jahrelanger Kliniktätigkeit – noch die Unterstützung, also Supervision, von Kollegen benötigen, die Ihnen beim Aufbau helfen. Hier gibt es drei Arten der Unterstützung:

- die Fallsupervision, die Ihnen helfen soll, mit den Schwierigkeiten, die sich aus der Arbeit mit Patienten ergeben, besser zu bewältigen
- die Supervision von Anträgen (»Antragsvision«, wie es eine Kollegin einmal genannt hat): Auch wenn Sie in Ihrer Ausbildung bereits viele Anträge geschrieben haben, so sind Sie noch nicht erfahren genug, um dies ökonomisch und effizient bzw. flüssig und selbstsicher zu bewältigen.
- Supervision zur Unterstützung in der Gründungsphase einer Praxis: Suchen Sie die Hilfe erfahrener Kollegen, die schon längere Zeit in eigener Praxis tätig sind und die Sie unterstützen können, Ihnen Schwierigkeiten nennen, Fallen aufspüren und Ihnen aus dem eigenen Erfahrungsschatz helfen, Fehler, die sie vielleicht selbst begangen haben, zu

vermeiden. Diese Methode bzw. dieses Ansinnen ist noch relativ neu, doch es hat sich gezeigt, dass es sich hierbei um eine sinnvolle Investition handelt, die Zeit und Kraft spart und einen auch selbst stärkt. Bedenken Sie immer, dass Sie jetzt vollkommen auf sich gestellt sind!

Der Antragsbericht – Wie man mit Erbsenzählen schneller Berichte schreiben kann

Der Schweizer Nationalökonom Vilfredo Pareto (1849–1932) machte in den 1920er Jahren eine hochinteressante Entdeckung: Eher zufällig bemerkte er ein wesentliches Prinzip in der Natur, das er später erfolgreich auf die nationale Ökonomie, aber auch auf die Mikroökonomie, also die innerhalb von Unternehmen, anwenden konnte.

Pareto war leidenschaftlicher Erbsenzüchter. Als Nationalökonom und vermutlich auch ein bisschen zaghafter Mensch war er es gewohnt, seine Erbsen zu zählen und den Ertrag der Sträucher zu bemessen. Dabei stellte er fest, dass 20 Prozent seiner Erbsensträucher 80 Prozent seines Ertrags an Erbsen einbrachten. Die restlichen 80 Prozent der Erbsen stammten von den übrigen 20 Prozent der Sträucher. Daraus schloss er, dass er auch 20 Prozent seiner Arbeitszeit im Garten für 80 Prozent des Ertrages und somit 80 Prozent seiner Arbeitszeit im Garten für die restlichen 20 Prozent der Ernte erbrachte – für den Ökonomen ein völlig inakzeptables Verhältnis. Pareto war fasziniert und schockiert zugleich und fragte sich, ob diese Gesetze eventuell auch in der Marktwirtschaft gelten würden. So stellte er fest, dass 20 Prozent der italienischen Familien 80 Prozent des Vermögens Italiens besitzen. Das gab ihm zu denken und er entwarf das sogenannte Pareto-Prinzip oder auch 80-20-Prinzip ein. Dieses besagt: Ich kann in 20 Prozent meiner Zeit ein achtzigprozentiges Ergebnis erzielen und um dieses Ergebnis hundertprozentig zu machen, die restlichen 80 Prozent meiner Zeit und Energie investieren. Um mein Ergebnis also um ein Fünftel zu verbessern, muss ich das Vierfache meiner Energie verwenden. Stellen Sie sich das einmal beim Sparen vor: Sie haben eine Aktie, die 80 Prozent ihrer Aktiengewinne ausmacht (sofern man mit Aktien heute noch Gewinne machen kann) und vier weitere Aktien, die 20 Prozent ihres Gewinnes erbringen. Nehmen wir an, jede dieser Aktien ist 1.000 Euro wert. Aktie 1 bringt eine Dividende von 80 Euro, die Aktien 2 bis 5 bringen ihnen einen Ertrag von jeweils fünf Euro ein. Ich glaube, ich muss sie nicht weiter überzeugen – lassen wir einmal Begriffe wie Risikostreuung weg, da es ja hier nur um die Veranschaulichung eines Prinzips geht –, dass es sinnvoller wäre, wenn sie die restlichen 4.000 Euro auch in Aktie 1 investieren würden, denn ihr Gesamtertrag würde nicht 100 Euro sondern 400 Euro betragen. Natürlich könnten Sie mit den restlichen 4.000 Euro auch etwas anderes machen, zum Beispiel eine Reise unternehmen oder sich ein Motorrad kaufen, aber eine weitere Investition in die Aktien 2 bis 5 wäre wohl wenig sinnvoll.

Dieses Prinzip wenden Sie nun also auf das Schreiben von Antragsberichten an. Hier ist meine Erfahrung, dass Kollegen 20 Prozent der Zeit bzw. Energie brauchen, um den Antrag 80-prozentig fertigzustellen – das heißt in meinem Verständnis so weit, dass er vom Gutachter akzeptiert würde. Sie verwenden aber noch viermal mehr dieser anfänglich investierten Zeit und Energie, um den Bericht hundertprozentig zu vollenden, und sind dadurch verständlicherweise frustriert. Aber fragen wir uns: Arbeiten nicht auch die Gutachter eventuell ähnlich? Wird ein Gutachter, dem von den Kassen rechnerisch eine halbe Stunde Zeit gegeben wird, um einen Antragsbericht ökonomisch zu beurteilen und das Gutachten zu schreiben, Ihren Bericht pedantisch durchlesen? Wohl kaum. Wie lange braucht man eigentlich, um einen Antragsbericht durchzulesen? Wenn wir von einem dreiseitigen Schreiben ausgehen, so braucht ein Gutachter bei relativ langsamem Lesen drei Minuten pro Seite (wenn er sich keine Notizen dazu macht). Das nochmalige Durchlesen und das Nachdenken darüber kann kaum in Zeit geschätzt werden; es ist zu individuell, als dass man eine Formel angeben könnte. Danach muss der Gutachter eine Entscheidung treffen, diese begründen und anschließend noch die entsprechenden Formulare ausfüllen und abschicken. Ich glaube nicht, dass es einem Gutachter, selbst bei schnellstem und effizientestem Arbeiten, gelingt, diese Arbeit in einer halben Stunde zu verrichten. Dementsprechend wird er wohl kaum Stunden seiner Lebenszeit darauf verwenden, sich gründlichst Gedanken darüber zu machen. Das ist meiner Ansicht nach ein unbewusster Wunsch oder eine unbewusste Wunschvorstellung vieler Kollegen, die hier von einem Supervisionsgedanken ausgehen, den der Gutachter jedoch nicht hat und auch nicht haben darf. Er soll nur eine ökonomische Entscheidung treffen, sich also mit der Frage befassen, ob das vorgeschlagene Behandlungskonzept bei diesem Patienten sinnvoll erscheint und entsprechend Erfolg versprechend ist. Sie sollten darüber nachdenken, wie Sie in Zukunft ihre Anträge schreiben. Ich will Ihnen damit keine Anleitung zu nachlässigem Arbeiten geben, auch wenn viele Kollegen die Idee haben, es müsste doch einen »Trick« oder mehrere davon geben, wie man seinen Antrag ohne viel Mühe und Gehirnschmalz fertigstellt. Ich meine damit nur, dass Sie sich auf das Wesentliche konzentrieren sollten – und das ist ein Verständnis der Zusammenhänge der Symptomatik des Patienten, also des primären Krankheitsgewinnes (Vermeidung der Konflikte) und des sekundären Krankheitsgewinnes (Zuwendungen und Boni), die der Patient durch seine Symptomatik erhält. Gleichzeitig müssen Sie begründen, wie Sie vorgehen wollen und warum es bei diesem Patienten Erfolg versprechend ist bzw. auch, welche Schwierigkeiten auf Sie zukommen. Nach Erledigung dieser Arbeit haben Sie die 20 Prozent Ihrer Energie eingesetzt, die ein 80-prozentiges Ergebnis ausmachen. Alle weitere Energie können Sie nun darauf verwenden, die biografische Beschreibung perfekt zu machen oder wohlklingende Fachbegriffe aus Büchern in den Antrag »einzustreuen«. Doch wozu das Ganze? Ein Antragsbericht ist für den Gutachter bestimmt. Er muss schlüssig, stringent und wahr sein – und natürlich auch so geschrieben, dass der Gutachter guten Gewissens Ja zu ihrem Antrag sagen kann – mehr nicht![7]

Fallstricke: Datenschutz und ordnungsgemäße Buchführung

Nun möchte ich noch auf zwei relativ neue Themen aufmerksam machen, die bei der Organisation des Praxisalltags relevant sind. Es handelt sich um zwei Fallstricke, die im Zweifel viel Geld kosten: die Datenschutzgrundverordnung und die Grundsätze ordnungsgemäßer Buchführung. Beides kann, wenn man es ignoriert, sehr teuer werden.

Strenger als erwartet: die Datenschutzgrundverordnung

Datenschutz – die Sicherheit der Daten unserer Patienten und unser Verantwortungsbewusstsein im Umgang mit diesen – ist eine Grundvoraussetzung unserer Arbeit, eine Grundfeste unseres Berufsethos. Deshalb müsste

7 Hinweise und einen »Lehrgang« im Antragsschreiben finden Sie in meinem Buch *Der Antrag auf psychodynamische Psychotherapie*, das vor Kurzem in dritter Auflage erschienen ist (Adler, 2018a).

eigentlich kein Wort darüber verloren werden – alles Wichtige dazu haben Sie schon während Ihrer Ausbildung gelernt, haben es intuitiv auch ohne Unterweisung richtig gemacht. Leider ist seit dem 25.5.2018 alles etwas komplizierter geworden. Denn seit diesem Datum gilt die sogenannte Datenschutzgrundverordnung, kurz DGSVO. Diese schreibt nicht nur den Datenschutz sehr genau vor, sondern verlangt auch Dokumentationen von Ihnen. Sie müssen, egal wie ethisch integer Sie sind, verschiedene Formulare ausfüllen und diese vorlegen, falls der oder die Datenschutzbeauftragte Sie einmal kontrolliert. Das kann passieren, wenn Ihnen eine Verstoß gegen den Datenschutz vorgeworfen wird. Folgende Verzeichnisse müssen Sie dann vorlegen:

1. das Verzeichnis der Verarbeitungstätigkeiten
2. das Verzeichnis technischer und organisatorischer Maßnahmen

Zum Anlegen dieser zwei Verzeichnisse sind Sie verpflichtet – und zwar unabhängig davon, ob Sie eine Kassenzulassung haben oder eine reine Privatpraxis betreiben. Darüber hinaus ist es noch empfehlenswert, eine Datenschutzrichtlinie anzulegen.

Von Privatpatienten, Selbstzahlern, Supervisionskandidaten, aber auch von Seminarteilnehmern (falls Sie eigene Seminare abhalten) benötigen Sie eine Einwilligungserklärung zur Datenspeicherung. Kassenpatienten müssen diese nicht unterschreiben – hier sind Sie nur verpflichtet, ein Aufklärungsmerkblatt auszuhändigen oder im Wartebereich aufzuhängen. Von Angestellten benötigen Sie diese Einwilligungserklärung ebenfalls.

Wenn Sie eine Abrechnungssoftware oder ein Praxisverwaltungsprogramm benutzen, müssen Sie mit dem Unternehmen einen sogenannten Auftragsverarbeitungsvertrag abschließen. Das gilt auch, wenn Sie ein Unternehmen mit der Pflege und Instandhaltung Ihrer EDV-Anlage beauftragen – selbst wenn es ein Ein-Personen-Unternehmen ist.

Erfüllen Sie die Datenschutzanforderungen nicht, können recht hohe Strafen anfallen: Bis zu vier Prozent des Jahresumsatzes können von den Datenschutzbeauftragten als Buße auferlegt werden. Bei einem Umsatz von 90.000 Euro wären das schon 3.600 Euro.

Sie können alle notwendigen Formulare im Internet herunterladen und an den Bedarf Ihrer Praxis anpassen. Weil das Aufsuchen und Ausfüllen solcher Formulare umständlich und zeitaufwändig ist, habe ich für das Kollegennetzwerk Psychotherapie – eine Interessenvertretung für alle Psychotherapeuten mit derzeit 10.700 Mitgliedern – ein Komplettpaket für die

Datenschutzgrundverordnung erstellt, in dem alle notwendigen Formulare bereits an die Gegebenheiten einer psychotherapeutischen Praxis angepasst sind. Außerdem finden Sie darin auch eine Anleitung zum Ausfüllen und zusätzliche Anleitungsvideos, die helfen sollen, das Ganze schnell zu bewerkstelligen. Das Paket können Sie über folgenden Link bestellen: http://datenschutzpaket.kollegennetzwerk-psychotherapie.de

Falsche Dokumentation bei der Buchführung

Sie werden vielleicht sagen: »Buchführung? Mache ich doch gar nicht. Darum kümmert sich ja mein Steuerberater.« Falsch – und im Zweifel sehr teuer! Denn für das Finanzamt beginnt die »Buchführung« schon beim Erfassen von Therapiestunden, und beinhaltet außerdem das Schreiben der Rechnungen, das Einnehmen der Gelder, das Bezahlen eigener Rechnungen, das Sammeln der Belege und das Übergeben dieser an den Steuerberater. Wird in all diesen Punkten nicht ordnungsgemäß dokumentiert, geht das Finanzamt davon aus, dass wir mogeln, also zum Beispiel Schwarzgelder einnehmen, wobei das in unserem Bereich fast undenkbar ist: Versuchen Sie einmal Ihre Kassenärztliche Vereinigung davon zu überzeugen, Ihnen ein Quartal mal »im Köfferchen auf dem Rücksitz Ihres Autos in der Tiefgarage der KV« zu übergeben. Schreiben Sie Selbstzahlern keine Rechnung, machen Sie sich unseriös.

Diskutieren ist hier allerdings zwecklos, denn das Finanzamt hat ein sehr mächtiges Sanktionierungsinstrument in der Hand, wenn es Zweifel an Ihrer ordnungsgemäßen Buchführung – so nennt sich das Ganze – hat. Das Finanzamt kann Ihnen 10 Prozent auf Ihrem Umsatz (nicht auf den Gewinn!) aufschlagen – und das für drei Jahre. Ein Beispiel: Ihr Umsatz beträgt 90.000 Euro im Jahr und Ihre Kosten liegen bei 35.000 Euro. Damit müssen Sie 55.000 Euro versteuern. Wenn Sie verheiratet sind, zahlen Sie etwa 9.700 Euro an Steuern. Fallen Sie bei der Prüfung der ordnungsgemäßen Buchführung auf, schlägt das Finanzamt jeweils 9.000 Euro für drei Jahre auf Ihren Umsatz auf. Die Folge: Jetzt zahlen Sie 12.700 Euro und für zwei weitere Jahre noch zweimal 3.000 Euro dazu. Die Schludrigkeit kostet Sie in diesem Beispiel 9.000 Euro.

Wie können Sie dem entgehen? Sie müssen eine Dokumentation erstellen, mit der Sie die »Grundsätze zur ordnungsmäßigen Führung und Aufbewahrung von Büchern, Aufzeichnungen und Unterlagen in elektronischer Form sowie zum Datenzugriff«, kurz GodB, nachweisen. Diese müssen Sie *sofort* vorlegen können, wenn ein Steuerprüfer dies verlangt. Auch hierzu können Sie entsprechende Vordrucke im Internet finden. Einen Vordruck dazu, der bereits an die Gegebenheiten einer psychotherapeutischen Praxis angepasst ist, finden Sie auch in dem oben genannten Komplettpaket zur Datenschutzgrundverordnung, das Sie beim Kollegennetzwerk Psychotherapie bestellen können.

Patientendaten online stellen: Die Telematik-Infrastruktur

Wenn Sie dies für einen Witz halten, so irren Sie sich. Ab dem 1.7.2019 sollen alle Praxen an die Telematik-Infrastruktur angeschlossen sein. Das bedeutet, alle Praxen müssen sich an einem Server anschließen lassen. Das soll Ärzten und Patienten viel Arbeit nehmen. Die Idee einer elektronischen Patientenakte klingt zunächst sinnvoll. Profitieren werden die Pharmaunternehmen und die Werbeindustrie, die schon ihr Interesse an den sognannten Big Data angezeigt haben. Denn sie sollen sich an diesen Daten bedienen können.

Abgesehen davon: Wer will schon seine ganzen Gesundheitsdaten, seine Krankengeschichte auf einem Server stehen haben? Auch viele Therapeuten wollen dies von ihren Patienten nicht. Und es ist in der Psychotherapie auch nicht sinnvoll, sondern eher kontraproduktiv Daten aus einer Psychotherapie auf einen externen Server zu stellen. In einer Umfrage des Kollegennetzwerkes Psychotherapie haben sich 93 Prozent der Psychotherapeuten gegen einen Anschluss an die Telematik-Infrastruktur ausgesprochen. Wer es nicht tut oder tun will, kommt mit einer glimpflichen Strafe von einem Prozent Honorarabzug davon – und spart sich eine Cyber-Risk-Versicherung, jede Menge Ärger, lange Telefonate mit Hotlines usw.

Eine genaue Diskussion mit allen Vor- und Nachteilen und allen Risiken zur Telematik und zur elektronischen Gesundheitskarte habe ich in einem Buch zum Thema bearbeitet (vgl. Adler, 2018b).

Organisatorische Aspekte der Arbeit mit den Patienten

Im folgenden Kapitel möchte ich beschreiben, wie man seine Praxis in Hinblick auf die konkrete Arbeit mit den Patienten organisieren kann und eventuell sogar sollte, um effektiv arbeiten zu können. Das richtige Organisieren des Praxisbetriebs und das Aufrechterhalten unseres Systems gehören zu den unausgesprochenen Rahmenbedingungen, von denen der Patient unmittelbar nichts mitbekommt, die er aber dennoch spürt: Sowohl eine gut organisierte wie eine schlecht organisierte Praxis wirken sich unmittelbar auf die Psychotherapie aus. Eine schlechte Verwaltungsorganisation oder eine schlechte ökonomische Organisation (es gibt Kollegen, die bis zu zwei Jahre keine Honorare mehr berechnet haben, weil sie es nicht geschafft haben, die Antragsberichte zu schreiben) wirken sich ebenso negativ auf die Patienten und die Behandlungserfolge aus wie ein falsch organisierter Alltag und mangelhafte Selbstfürsorge und Psychohygiene des Therapeuten. Dem altruistischen Abwehrgedanken, dem Patienten helfen zu wollen, kann ich nur drastisch widersprechen und davon abraten. Hier empfehle ich, über die Haltung, die die »Ärzte ohne Grenzen« einnehmen, einmal nachzudenken: Sie arbeiten nur so viel, dass sie einer bestimmten Menge von Patienten täglich helfen können, und machen dann konsequent Feierabend. Merke: Ein müder Arzt kann niemanden wirklich helfen!

Es wird im Folgenden zunächst um die Einteilung der Arbeitszeit und um die daran angepasste »Einteilung der Patienten« gehen; anschließend gebe ich Hinweise zum Vorgehen bei der Auswahl von Patienten, zu Aspekten des Erstkontaktes bzw. der Terminvergabe und zur Schaffung angemessener Rahmenbedingungen. Im darauf folgenden Kapitel gehe ich näher auf den Alltag der Arbeit mit den Patienten ein und gebe Ratschläge zum Umgang mit Schwierigkeiten, die in diesem Kontext häufig auftreten.

Die Planung von Arbeitszeit und Urlaub

Jahresarbeitszeit (»Nettowochen«)

Zunächst erscheint es wichtig, dass wir uns darüber Gedanken machen, wie viel wir im Jahr arbeiten wollen. Dass wir angemessene Urlaubszeiten und ausreichend Entspannung brauchen, dürfte jedem klar sein. Wenn Therapeuten den Patienten zwar helfen wollen, indem sie ihnen zu mehr Selbstfürsorge raten, die eigene aber stiefkindartig vernachlässigen, vermitteln sie ihnen eine Doppelbotschaft: Auf der bewussten Ebene betonen sie, dass Selbstfürsorge wichtig ist, auf der unbewussten aber, dass man sie ruhig vernachlässigen kann. Unsere Überlegungen hinsichtlich der Anzahl an Wochen, in denen wir arbeiten wollen, sollten wir dementsprechend nicht von der Patientenseite aus betrachten – also nach der Frage: »Wie lange kann ich meine Patienten allein lassen?« –, sondern aus unserer eigenen Perspektive: Wie viel Arbeitszeit tut uns gut und wann brauchen wir Entspannung?

Zäumen wir das Pferd einmal von hinten auf: Wie viele Fortbildungen und Kongresse werden Sie besuchen? Daraus ergibt sich die Anzahl der Tage, an denen Sie die Praxis schließen müssen. Die Anzahl dieser Tage geteilt durch fünf ergibt die Anzahl der Wochen, an denen die Praxis geschlossen ist. Rechnen Sie hier ruhig großzügig: Wenn Sie zwei Kongresse à zwei Tage besuchen, runden Sie dies auf eine Woche auf. Fügen Sie außerdem ungefähr eine Woche »Grippe« hinzu. Zählen Sie dann die Feiertage zusammen und haben Sie dabei ein Augenmerk auf die »Brückentage«, also etwa bei Feiertagen, die auf einen Donnerstag fallen. Meine Empfehlung: Kalkulieren Sie die Brückentage, also die Freitage, als freie Tage ein. Wenn Sie das nicht tun, werden Sie vermutlich nach einiger Zeit feststellen, dass Sie diese Tage gerne für ein verlängertes Wochenende genutzt hätten – und Sie werden merken, dass auch ihre Patienten das gerne tun. Warum also nicht gleich davon ausgehen, dass Sie an diesen Tagen nicht arbeiten werden? Es ist ja auch schön, einmal ein paar Tage mit der Familie zu verbringen (ich habe bewusst nicht geschrieben: »am Schreibtisch zu verbringen«). Zählen Sie zu den Feiertagen auch die Karnevalstage hinzu, egal ob Sie Karnevalsfan oder -flüchter sind. Die Patienten werden es verstehen bzw. Karnevalsjecken werden sehr böse werden, wenn Sie an Weiberfastnacht oder Rosenmontag Stunden haben. Wenn wir ganz ehrlich und korrekt rechnen, kommen durch einzelne Feiertage oder Krankheitstage zwei weitere Wochen hinzu. Dann sind wir bei meiner Kalkulation schon bei vier Wochen, in denen die Praxis geschlossen ist.

Viele Therapeuten neigen dazu, ihren Erholungsbedarf herunterzuspielen und glauben, dass das altruistische Element des Helfens die anstrengende Arbeit schon ausgleichen wird. Verharmlost werden dabei auch die wahre Belastung und der Kraftaufwand, den die psychotherapeutische Tätigkeit mit sich bringt. Daraus resultiert häufig, dass Therapeuten ihren Erholungsbedarf bzw. die dafür nötige Zeit zu gering einschätzen und sich dabei manchmal – aus falscher, vermeintlicher Solidarität mit den Patienten – an der Arbeitsrealität eines »normalen Berufs« orientieren, also von sechs Wochen Urlaub ausgehen. Unsere psychisch sehr anstrengende und belastende Arbeit bedarf regelmäßiger Pausen und wir haben einen erhöhten Erholungsbedarf. Da reicht ein dreiwöchiger Sommerurlaub nicht aus, um Lebensqualität und Arbeitsfähigkeit (nein, ich habe mich in der Reihenfolge nicht vertan!) aufrechtzuerhalten. Nehmen Sie sich jetzt die sechs Wochen, die ein »normaler Arbeitnehmer« in der Regel hat; wenn Sie besonders nett zu sich sein wollen, was ich empfehle, und wenn Sie sich besonders gut leiden können, was ich Ihnen wünsche, machen Sie acht Wochen daraus. Dann ist die Praxis an zehn bzw. zwölf Wochen pro Jahr geschlossen. Daraus ergibt sich eine »Nettoarbeitswochenstundenzahl« von 40 bis 42 Wochen.

Wochenarbeitszeit

Die Berechnung der Wochenarbeitszeit hatte ich unter ökonomischen Aspekten bereits im Kapitel »Die Wirtschaftsplanung – Ökonomische Aspekte einer psychotherapeutischen Praxis« besprochen. Hier geht es um den psychoökonomischen Aspekt der Wochenarbeitszeit. Auch ich will es nicht schönreden oder herunterspielen: Hier wird sich vermutlich der erste große Konflikt ergeben: ein Konflikt zwischen Ihren ökonomischen Bedürfnissen und den psychoökonomischen Realitäten. Haben Sie errechnet, dass Sie aus ökonomischen Gründen 40 Therapiesitzungen pro Woche anbieten müssen, so werden Sie entweder schon jetzt oder spätestens nach einiger Zeit merken, dass dies zu viel ist. Rechnen Sie pro Sitzung immer eine halbe Stunde an Verwaltungsarbeit hinzu. Wer acht Stunden Therapien am Tag anbietet, muss mit vier Stunden Verwaltungsarbeit rechnen, wozu auch Supervision, Intervision, Fortbildung und das Konsultieren von Fachliteratur zählen. Meiner Ansicht nach sollte diese Verwaltungsarbeit nicht am Wochenende oder in den »Urlauben« gemacht werden, zumal sich Formalitäten wie Anträge und Abrechnungen nicht beliebig aufschieben lassen. Aber vernachlässigen wir diese ökonomischen Aspekte zunächst und betrachten lieber unsere Belastbarkeit. Sehen wir die Belastbarkeit einmal als ein Kontinuum zwischen maximaler Belastung und Überlastung auf der rechten Seite und maximaler Arbeitszufriedenheit und Lebensqualität auf der linken Seite an. Natürlich möchten wir alle am liebsten ganz links auf der Skala stehen; die Realität ist, dass die meisten Therapeuten rechts – und das nicht selten im roten Bereich – zu finden sind. Sie können aber durch Ihre Planung Maßnahmen ergreifen, um das von vornherein zu vermeiden.

Bedenken Sie bei der Berechnung Ihrer Wochenarbeitszeit, dass Sie diese nicht beliebig »herunterschrauben« können, da Sie auch eine Verantwortung für die Patienten haben. Natürlich muss diese zurücktreten, wenn gesundheitliche Aspekte uns dazu zwingen. Viele Therapeuten sind in der Lage, bis zu neun oder gar zehn Stunden Therapie pro Tag anzubieten. Aus eigener Erfahrung kann ich sagen, dass die maximale Belastbarkeit bei sechs Stunden Therapie pro Tag liegt. Besser sind fünf Sitzungen pro Tag, optimal – und das ist meine zugegebenermaßen schwer erfüllbare Wunschzahl – wären drei Sitzungen pro Tag – aber hier wird es aus ökonomischer Perspektive problematisch. Planen Sie außerdem ein, dass Sie Anträge schreiben müssen. Diese sollten nicht am Wochenende oder im Urlaub, sondern während der Arbeitswoche verfasst werden. Ich selbst plane gewisse Stunden für das Schreiben von Anträgen ein. Hier müssen Sie die Zeit einschätzen, die Sie für einen Antrag brauchen – mehr als zwei Stunden finde ich persönlich zu viel. Diese Stunden werden für den Antrag freigehalten und kein Patient bekommt sie – auch nicht im Notfall! Im Übrigen: Ich zwinge mich nicht dazu, meine Anträge zu schreiben, ich schreibe sie einfach – weil es eine Notwendigkeit ist und der Realität unseres Arbeitsalltages nun einmal entspricht.

Während der psychotherapeutischen Ausbildung sind wir alle gezwungen, Anleihen an unsere Gesundheit und unsere Lebensqualität zu machen. Die Tatsache, dass dies »gelingt«, sollte uns nicht dazu verführen, dies als ständiges Mittel anzusehen und am besten auch nicht dazu, darauf als Option in »schwierigen Zeiten« zurückzugreifen. Denn Anleihen, das wissen wir von den Banken, müssen eines Tages zurückgezahlt werden und der Körper, unsere Psyche, aber auch unser Lebensgefühl wird es zurückfordern (alle drei Instanzen haben erfahrungsgemäß nur einen geringen Zinssatz). Zahlen wir es nicht zurück und nehmen immer weiter Anleihen, so werden sie uns eines Tages in den »Konkurs«, also in den Burn-out treiben, worauf ich im Kapitel »Gesund bleiben – Psychohygiene in der Praxis« näher eingehen werde.

Bei dem Gedanken, »nur« fünf Stunden täglich, also 25 Stunden pro Woche zu arbeiten, könnte bei dem ein oder anderen Therapeuten eine Verarmungsangst aufkommen. Doch dahinter stecken oft eher Überlastung und der Wunsch, mit dem Beruf aufzuhören, dies aber nicht aus eigener Kraft zu können, sodass sie das Problem lieber anderen Instanzen wie Banken oder dem Finanzamt zuschreiben. Sie können die verbleibende Zeit auch für andere Dinge nutzen, die Geld einbringen. Irgendwann werden Sie genügend Erfahrung haben, um zum Beispiel Supervisionen anbieten, selbst eine Lehrtätigkeit an einem Institut übernehmen oder auf Kongressen mitarbeiten zu können. Mehr zu Zusatzverdienstmöglichkeiten und einer ökonomischen Verbesserung der Situation als Therapeut werde ich in Teil II zur »Praxisoptimierung« beschreiben. Meine Empfehlung: Richten Sie Ihre Therapieangebotszeit pro Woche zwischen 25 und 30 Stunden ein. Ich versichere Ihnen: Sie werden nicht verhungern!

Sinnvolle Stundenaufteilung

Dieses Kapitel möchte ich mit einer Mahnung beginnen. Manche Therapeuten neigen – häufig nach längerer Berufstätigkeit – dazu, ihre fest eingerichtete Wochenarbeitszeit auf weniger Tage zu verteilen. So kann man 25 Therapiestunden auch leicht auf vier Tage à sechs Stunden oder zwei Tage à acht und einen à neun Stunden »zusammenpacken«. Das Verführungspotenzial ist enorm groß. Gerade nach der Konsolidierungsphase der Praxis und Berufstätigkeit, wenn die ersten Ermüdungserscheinungen auftreten und der Therapeut beginnt, sich überlastet zu fühlen, ist dies ein häufiges eingesetztes Mittel oder gar eine Notbremse. Hierzu möchte ich einiges zu bedenken geben. Der Zugewinn an Entspannung und Freizeit, der sich durch ein oder zwei freie Tage ergibt, wird durch die Belastungserhöhung an den anderen Tagen aufgezehrt oder gar ganz zunichtegemacht. Überlegen Sie dann lieber, ob Sie Ihre Therapien reduzieren und, wenn Sie Ihren Lebensstandard halten wollen, lieber einer anderen Tätigkeit wie zum Beispiel Supervisionen oder Unterricht in einem Institut nachgehen wollen statt sich an weniger Tagen mehr aufzuhalsen. Besser ist eine »paritätische Aufteilung«, deren Grenze sich an Ihrer maximalen Belastbarkeit bzw. an der Wunschstundenzahl orientiert.

Verteilung der Stunden im Tagesablauf

Kommen wir nun zu der Frage, wie Sie ihre Stunden im Tagesverlauf einteilen sollten. Auch hier möchte ich mit einer Warnung beginnen, die nahezu identisch mit der Warnung aus dem letzten Kapitel ist: Manche Therapeuten neigen dazu, ihre fünf oder sechs Stunden pro Tag an einem Stück abzuarbeiten, um den Rest des Tages frei zu haben. So mag ein Kollege schon um 7.30 Uhr morgens beginnen und zwischen jeder Stunde nur fünf Minuten Pause machen, um mittags nach Hause gehen zu können. Mancher Therapeut plant auch gar keine Pausen zwischen den Stunden ein. Manchmal habe ich den Verdacht, dass solche Kollegen ihre Arbeit oder ihre Patienten oder gar beides hassen. Wenn wir darauf achten, dass wir nicht nur während des Jahres verteilt Entspannungs- bzw. Auszeiten haben, sondern auch im Tagesablauf, so werden wir unsere Gesundheit und unsere Arbeits- und Lebenszufriedenheit besser aufrechterhalten können. Ich habe dafür mehrere Modelle entwickelt, die ich Ihnen kurz vorstellen möchte. Die genaue Einteilung der Stunden müssen Sie natürlich an Ihre persönlichen Bedürfnissen anpassen. Gehen wir zunächst von sechs Stunden pro Tag aus, so ergeben sich mehrere Möglichkeiten:

- das 2+2+2-Modell
- das 4+2-Modell
- das 3+3-Modell

	Montag	Dienstag	Mittwoch	Donnerstag	Freitag
8:00					
9:00					
11:30					
12:30					
15:00					
16:00					

Abbildung 1: 2+2+2-Modell

	Montag	Dienstag	Mittwoch	Donnerstag	Freitag
9:00					
10:00					
11:15					
12:15					
15:00					
16:00					

Abbildung 2: 4+2-Modell

	Montag	Dienstag	Mittwoch	Donnerstag	Freitag
9:00					
10:00					
11:15					
14:00					
15:00					
16:15					

Abbildung 3: 3+3-Modell

Bei dem 2+2+2-Modell teilen Sie drei Blöcke à zwei Therapiestunden in den Tag ein. Zwischen den Therapieblöcken sollte eine größere Pause liegen, die deutlich länger ist als die üblichen Zehn-Minuten-Pausen. Dies sorgt für mehr Distanzierung und das Auftanken zwischen den Stunden, indem wir dann »egoistischen« Bedürfnissen nachgehen können. Für die Pausen zwischen zwei Blöcken sollten Sie die üblichen Zehn-Minuten-Pause um mindestens um 15 Minuten verlängern. Ihr Zeitplan sähe dann zum Beispiel folgendermaßen aus: erste Therapiesitzung um 9.00 Uhr, zweite Therapiesitzung um 10.00 Uhr, dritte Therapiesitzung um 11.30 Uhr, vierte Therapiesitzung um 12.30 Uhr, gefolgt von einer längeren Mittagspause.

Dann geht es um 15:00 Uhr und um 16:00 Uhr weiter. Manche Therapeuten scheuen sich, den Patienten solche »krummen Zeiten« zu nennen, und ich versichere Ihnen, die Patienten werden häufig fragen: »Warum 10.15 Uhr?« Noch häufiger wird diese Frage bei »noch krummeren« Zeiten wie 10.20 Uhr oder 11.35 Uhr kommen. Sagen Sie den Patienten einfach, dass Sie Ihre Zeit so eingeplant haben und es nicht anders geht. Sehen Sie es außerdem als gute Möglichkeit für den Patienten, das Aushalten von Spannungen und Ambiguitäten zu üben!

Sie können zwischen den Blöcken auch längere Pause einlegen, zum Beispiel eine Stunde oder zwei Stunden, sodass sich etwa folgender Zeitplan ergibt: erster Block um 9.00 Uhr, von 11.00 bis 12.00 Uhr Pause, zweiter Block von 12.00 bis 14.00 Uhr, von 14.00 bis 15.00 Uhr Pause, dritter Block von 15.00 bis 17.00 Uhr. Hier ist jede erdenkliche, aber vor allem für Sie sinnvolle Einteilung möglich. Wenn Sie am Abend Stunden anbieten, zum Beispiel einen Block von 17.00 bis 19.00 Uhr, bietet sich eine längere Pause am Nachmittag an, und es kann sehr gesund sein, mal eine Runde Squash spielen zu gehen oder einen Waldspaziergang zu machen – aber bitte keinen Antrag schreiben! Wie bereits erwähnt, rechne ich das Antragsschreiben bereits in die Stundenplanung ein.

Das 3+3-Modell geht von zwei Blöcken à drei Stunden aus. Auch hier empfehle ich, nach der zweiten Stunde eine längere Pause (25 Minuten) einzulegen, auch wenn Sie argumentieren könnten, dass Sie nach der dritten Stunde ja eine längere Pause haben.

Urlaubsplanung

Einige Hinweise zur Urlaubsplanung hatte ich ja schon bei meinen Hinweisen zur Einteilung der Jahresarbeitszeit gegeben. Hier geht es nun um verschiedene weiterführende Fragen: zum einen darum, was wir in unserem Urlaub machen, zum anderen um die Frage, wie wir den Patienten den Urlaub mitteilen bzw. wie wir diesen gegenüber generell damit umgehen.

Zunächst wieder eine Warnung: Viele Therapeuten neigen dazu, die liegen gebliebene Verwaltungsarbeit im »Urlaub« zu erledigen. Die »Hardcore-Version« – und die ist gar nicht so selten – ist es, sich Arbeit mit an den Urlaubsort zu nehmen, quasi einen »Arbeitsurlaub« einzulegen. Das ist meiner Ansicht nach das Schlimmste, was man sich antun kann – egal welchen Beruf man ausübt. Wir würden sicherlich jedem

Patienten davon abraten (so wie wir Patienten von vielen Dingen abraten, deren wir uns selbst schuldig machen: z. B. Wochenendarbeit, Berichte-Triathlon, mangelnde Selbstfürsorge). Ich selbst muss zugeben, dass ich einmal einen Antrag mit in den Koffer gepackt habe, nach dem Motto: »Stell dich nicht so an, das ist doch nur ein kleiner Antrag und den kannst du doch mal eben nebenbei schreiben!« Um es kurz zu machen: Ich habe den Antrag nicht geschrieben – er sorgte während des gesamten Urlaubs nur dafür, dass ich schlechte Laune hatte.

Doch auch von der »Light-Variante« möchte ich eher abraten. Besser ist es, seine Verwaltungsarbeit so zu organisieren, dass sie effizient und stets zeitnah erfolgt und wir im Urlaub wirklich frei haben. Nutzen Sie Ihren Urlaub, um Versäumtes nachzuholen, um sich »naiv« und unbedarft wieder Menschen zu nähern oder kreativen Interessen nachzugehen, die Sie in der Zeit mit den Patienten vernachlässigt haben. Ich persönlich gehöre eher zu den »Rauschtätern der letzten Stunde«, also zu den Menschen, die am letzten Tag vor dem Urlaub so viel leisten wie andere in zwei Wochen, denn ich liebe leere Schreibtische und einen leeren Kopf, bevor ich davonziehe.

Nun kommt eine wichtige – oft leidlich vorgeschobene, aber berechtigte – Frage auf: Wie teilen wir den Patienten unseren Urlaub mit und was machen die Patienten während dieser Zeit? So fragen wir uns zum Beispiel manchmal, wie sie diese Zeit überstehen werden.

Zunächst ein paar Worte dazu, zu welchem Zeitpunkt Sie sich für einen Urlaub entscheiden. Hier gibt es zwei Modelle:

- freie Urlaubszeitregelung für freie Therapeuten: den Urlaub recht spontan dann nehmen, wenn man ihn möchte und vielleicht auch nötig hat
- die Zwangsvariante: Urlaubsplanung im Voraus

So sehr ich ein Befürworter der Spontanität bin – gerade für Therapeuten, die sie in ihrem Arbeitsalltag unterdrücken müssen –, so sehr neige ich dazu, von der ersten Variante abzuraten. Ich will hier nicht nur die Fairness gegenüber den Patienten in den Vordergrund stellen, von denen wir erwarten, dass sie ihren Urlaub in unseren Praxispausen nehmen, sondern auch einen psychodynamischen Übertragungsaspekt berücksichtigen.

Beginnen wir mit Letzterem: Wenn Sie Ihren Urlaub recht spontan nehmen, werden die Patienten dies auch tun wollen. Sie können sich dabei zwar auf die Rahmenbedingungen der Therapie berufen, werden aber möglicherweise lange Diskussionen darüber führen. Natürlich können Sie dies auch psychodynamisch nutzen, indem Sie den Ärger und die Enttäuschungswut bearbeiten, doch abgesehen davon kann ein überraschender Urlaub für manchen Patienten auch kritisch werden. Daher neige ich dazu, jedem zu raten, seinen Urlaub im Voraus zu planen – wer schulpflichtige Kinder hat, wird dies ohnehin tun müssen. Dadurch haben die Patienten von Anfang an Klarheit darüber, wann die Therapie ausfällt und können eigene Urlaube entsprechend einplanen und, wenn die Urlaubsplanung rechtzeitig feststeht, schon früh und günstig buchen. Ich selbst beginne meine Urlaubsplanung für das kommende Jahr recht frühzeitig, meist schon nach den Sommerferien. Ich lasse mir dafür sehr viel Zeit und probiere verschiedene Modelle aus, bis ich die für mich optimale Regelung gefunden habe. Schon im Herbst gebe ich meine Urlaubszeiten für das nächste Jahr an meine Patienten weiter. Ich drucke den Plan aus und verteile ihn, schreibe mir auf, wem ich ihn schon ausgehändigt habe. Rechnen Sie damit, dass den Patienten im Laufe des kommenden Jahres mehrfach Ihre Urlaubsplanung abhanden kommt. Es ist daher günstig, dafür zu sorgen, dass Sie ausreichend Urlaubspläne griffbereit zur Verfügung haben. Ist es empfehlenswert, meine Urlaubsplanung auf meine Webseite zu stellen? Ja, unbedingt, denn auch Einbrecher möchten gerne langfristig planen!

Kommen wir zu der Frage, wie wir unseren besonders kranken Patienten helfen, die Urlaubszeit zu überbrücken. Nach meiner Erfahrung betrifft dies, wenn Sie die Auswahl nach den oben genannten Aspekten getroffen haben, zumeist nur wenige Patienten. Es gibt also nur wenige, um die Sie sich wirklich Sorgen machen müssen. Bei diesen Patienten empfiehlt es sich, rechtzeitig noch einmal auf Ihre Abwesenheit hinzuweisen und zu fragen, was der Gedanke daran bei dem Patienten auslöst. Was »rechtzeitig« ist, muss im Einzelfall entschieden werden. Für manchen reicht es aus, wenn man darauf hinweist, dass nächste Woche die letzte Stunde vor der Pause ist, andere sollte man zwei oder drei Wochen vorher informieren. Ich frage bewusst nicht: »Wie werden Sie meinen Urlaub überstehen?« Dies kann in mehrerlei Hinsicht falsch verstanden werden: Zum einen kann der Patient daraus hören, dass ich es ihm nicht zutraue, allein zurechtzukommen, zum anderen kann er daraus hören, dass ich mich selbst für sehr wichtig und für ihn unverzichtbar halte. Beides soll vermieden werden, daher eine offene Frage. Wir müssen dann selbst entscheiden und am besten mit dem Patienten besprechen, wie er zum Beispiel mit einer Krise während unseres Urlaubs umgehen wird. Gegebenenfalls kann es sinnvoll sein, einen Kollegen, den wir natürlich vorher darüber informiert haben, zu benennen, an den er sich im Notfall wenden kann. Diese Option ist mir lieber als zu empfehlen, sich an die Ambulanz einer psychiatrischen Klinik zu wenden, und ich habe mit der Kollegenempfehlung gute Erfahrungen gemacht. Nur einmal in mehr als 20 Jahren hat ein Patient diese Gesprächsmöglichkeit gesucht. Die anderen haben diese Adresse wie eine Bedarfsmedikation in der Brieftasche aufbewahrt. Sie wird zum steuernden Objekt, das ihnen über die Zeit hinweghelfen kann.

Natürlich werden Sie sich darauf einstellen müssen, nach dem Urlaub einiges an mehr oder weniger explizit geäußerter Kritik abzubekommen. Gerade Patienten, die sich schon sehr an Sie gebunden haben und gerne mit Ihnen zusammenarbeiten, werden verärgert reagieren – unabhängig von der Schwere ihrer Störung. Und es kann natürlich auch Neid aufkommen, wenn sich jemand zum Beispiel keine Urlaube leisten kann oder davon ausgeht, dass der Therapeut ja mehrfach im Jahr »Luxusurlaube« macht – so die Fantasie der Patienten. Psychodynamisch gesehen ist aber das Schwierigste für den Patienten, dass er plötzlich mit dem trennenden Element, das er in der regressiven Übertragung zum Therapeuten ausblenden konnte, konfrontiert wird: »Der Therapeut ist ein anderer als ich und er fährt nicht mit mir weg!« Plötzlich ist der Patient wieder allein und auf sich gestellt. Da kann der Therapeut schon mal leicht in die Rolle des »Egoisten« geraten, der nur an sich denkt und nicht an die »notleidenden« Patienten.

Sollen wir unseren Patienten eigentlich mitteilen, wohin wir fahren? Dies wird eine häufige, scheinbar »beiläufige« Frage sein: »Wohin geht's denn?« Natürlich können wir uns hierbei mit der Gegenfragetechnik »retten«: »Was glauben Sie?« Aber ich versichere Ihnen, der Patient wird nicht locker lassen. Was steckt psychodynamisch dahinter? Wenn ich schon nicht real mit dem Therapeuten mitkommen darf, so möchte ich doch wenigstens in meiner Fantasie mit ihm nach Griechenland, Spanien oder Indonesien reisen dürfen! Und eine unbewusste Fantasie kann man natürlich entsprechend deuten, zum Beispiel mit der Frage: »Was würde es für Sie verändern, wenn ich Ihnen mitteile, wohin ich fahre?« Trotzdem wird selbst nach einer solchen Entgegnung noch eine geringe Anzahl von Patienten beharrlich bleiben und weiterbohren. Manche Therapeuten neigen dann dazu, zu sagen: »Was soll's? Er wird mir bestimmt nicht an den Urlaubsort hinterherfahren!« Von Letzterem habe ich auch noch nie gehört und ich glaube auch nicht, dass Sie in dieser Hinsicht eine realistische Befürchtung haben müssen – aber bedenken Sie, dass Sie damit wieder einen Teil der Übertragung verwässern und der Illusion, dass der

Patient eines Tages vielleicht doch eine reale Beziehung zu Ihnen haben kann, neuen Nährstoff liefern. Antworten Sie lieber mit Humor: »Wissen Sie, das werde ich jetzt ganz mutig für mich behalten!« – und mit einem Augenzwinkern: »Auch ein Therapeut muss seine Geheimnisse haben!« Am Rande bemerkt: Ich finde Humor ein wichtiges Element in der Psychotherapie, um dem Patienten zu helfen, schwere und unüberwindbare Realitäten anzunehmen, zu akzeptieren. Wenn der Patient eines Tages über seine Schwächen und Fehler, die er nur schwer oder gar nicht verändern kann, lachen kann, dann ist er ein integrierter Mensch.

Patientenaufteilung nach Art der Störung und Zeitpunkt

»Üblicherweise« teilen Therapeuten den Patienten Stunden zu, wenn sie Zeiten haben. Zu Beginn einer Praxis werden Sie noch viel Freiraum haben und nicht selten neigen wir dazu, den Patienten dann ganz viele Zeiten anzubieten, sodass zunächst nahezu jeder Patient Wunschtermine bekommen kann. »Warum auch nicht?«, werden sich viele Therapeuten fragen. Es ist doch egal, welche Stunde ich dem Patienten gebe, wenn ich genügend Möglichkeiten habe! Dem muss ich entschieden widersprechen. Denn bei der Idee, dass jeder Patient gleich ist, handelt es sich um eine Illusion oder Abwehrposition. Wenn wir unsere Augen nicht davor verschließen, werden wir feststellen, dass Patienten unterschiedlich viel Energie von uns einfordern – und das hat auch Auswirkungen auf unsere Arbeits- und Lebenszufriedenheit. Die Praxiswoche montagmorgens mit einem schwer strukturell gestörten Borderline-Patienten oder mit einer sehr depressiven Patientin zu beginnen, scheint mir überlegenswert. Auch die Reihenfolge der Patienten im Tages- und Wochenablauf sollte sich nicht beliebig ergeben, sondern nach Ihren eigenen Bedürfnissen. Im Übrigen empfiehlt es sich – Näheres werde ich aber im Kapitel »Die Auswahl der Patienten« beschreiben – auf die »richtige Mischung« zu achten und nicht zu viele schwer gestörte Patienten oder Patienten mit schlechter Prognose anzunehmen. Solche Stunden »zählen doppelt«, was unsere Belastung betrifft. Verteilen Sie die Patienten so, wie es für Sie optimal ist, nicht wie es für die Patienten optimal ist. Ohnehin werden wir die zeitlich optimale Stunde oder die optimale Therapie in den Augen der Patienten nahezu nie erreichen. Bekanntlich wäre diese nach 19.00 Uhr, außer freitags! Bedenken Sie bei der Auswahl immer, dass die Übertragung doch sehr belastend ist, insbesondere, wenn die Patienten projektive Identifizierung »anwenden«. Wie Sie im Einzelnen vorgehen, hängt natürlich von Ihren eigenen Bedürfnissen ab. Für den einen kann ein eher hysterischer Patient am Morgen wie ein Energieschub wirken, der andere legt die Stunde mit ihm lieber auf den Nachmittag, um noch einmal aus dem Tief herauszukommen. Auch zum Ende des Tages kann ein schwer depressiver oder strukturell gestörter Patient »mit in den Feierabend kommen«, ein depressiver Patient kann uns herunterziehen, ein hysterischer Patient uns vielleicht noch einmal so richtig beschwingen.

Vielleicht denkt jetzt so mancher schlecht über diese Ausführungen und fragt sich, ob wir die Patienten damit nicht ausnutzen. Diese Frage brauchen wir gar nicht mit Ja oder Nein zu beantworten, denn die Belastung, die Erschöpfung und den Kraftverlust haben ja nicht wir zu verantworten, sondern sie liegen in der Natur unserer Arbeit und variieren je nach Patient. Daher halte ich es für ein äußerst pragmatisches Mittel, sich die Patienten dementsprechend einzuteilen.

Die Auswahl der Patienten

Im folgenden Kapitel werde ich einige Hinweise zum Auswahlverfahren geben. Es geht hier nicht nur um technische Hinweise, wie man dieses Verfahren technisch organisiert, sondern eher darum, nach welchen Kriterien man seine Patienten auswählt. Zur Auswahl der Patienten gehört vor allem die Bereitschaft des Therapeuten, nicht nur Ja, sondern auch Nein sagen zu können. Letzteres fällt Therapeuten häufig sehr schwer, insbesondere dann, wenn die Patienten bereits einige Probestunden in Anspruch genommen haben und Hoffnungen auf eine mögliche Behandlung hegen. Verschiedene Faktoren wie das Zugewandtsein des Therapeuten und sein Interesse für die Schwierigkeiten des Patienten signalisieren ihm häufig, dass er quasi bereits aufgenommen ist. Umso schockierender und überraschender kommt dann eine eventuelle Mitteilung, dass wir mit dem Patienten nicht arbeiten wollen bzw. oft nicht *können*. Manchmal können wir uns damit »retten«, dass wir ein anderes Behandlungsverfahren als das, was wir anbieten, für den Patienten für geeigneter halten. Aber oft ist dies nur eine Notlösung, wenn nicht gar eine Notlüge. Besser ist es natürlich, offen damit umzugehen, wenn wir einen Patienten nicht behandeln wollen und natürlich ist es für den Patienten fairer und einfacher, wenn wir ihn recht früh »wegschicken«, damit die Hoffnungen nicht zu groß und die

Schwierigkeit, sich einen weiteren Therapeuten zu suchen, nicht zu sehr gesteigert wird. Daher werde ich aufzeigen, wie man Patienten bereits im Telefonkontakt »vorsortieren« kann, um zu verhindern, dass überhaupt zu große Erwartungen entstehen oder wir die anfangs vorhandenen Hoffnungen steigern.

Für die Auswahl der Patienten gelten drei grundsätzliche Kriterien:

- Ist der Patient überhaupt für eine ambulante Psychotherapie geeignet?
- Ist der Patient für eine der Therapiemethoden, die wir anbieten, geeignet?
- Können wir uns vorstellen, mit diesem Patienten zu arbeiten?

Auswahl des Patienten für eine ambulante Psychotherapie

Hier spielen Kriterien wie die Größe des Leidensdrucks und die Art der Leidenssymptome, aber auch deren Auslöser eine wichtige Rolle. Ist der Leidensdruck des Patienten zu groß, können wir ihn nicht »guten Gewissens« den Lücken, also Pausen zwischen den Stunden, überlassen, ist eine stationäre Therapie eher das Mittel der Wahl. Ebenso verhält es sich bei vielen psychiatrischen Störungen, bei denen entweder eine stationäre Therapie oder eine psychiatrische Behandlung eher angezeigt sind. Ist der Leidensdruck zu gering, können wir ebenfalls nicht mit dem Patienten arbeiten, zum Beispiel, wenn der Patient von einem Hausarzt geschickt wird, sich aber sehr halbherzig anmeldet und keine klaren Vorstellungen davon hat, was er in einer Therapie erreichen will. Aber auch die Art des Auslösers spielt eine Rolle: So ist nicht jedes gravierende Lebensereignis Grund für eine Psychotherapie, sondern nur langfristige Symptome, die eine übliche Verarbeitung nicht zulassen, sind ein Kriterium für die Angemessenheit einer Therapie. Jemand, der gerade seinen Arbeitsplatz verloren hat, dessen Partner sich von ihm getrennt hat oder von dem kürzlich eine wichtige Bezugsperson gestorben ist, braucht nicht unbedingt und auch nicht sofort eine Psychotherapie. Kann derjenige den Verlust aber nach längerer Zeit, zum Beispiel nach einem halben Jahr, immer noch nicht überwinden, lohnt es sich, darüber nachzudenken.

Ferner sind Suchterkrankungen eine Kontraindikation. Hier ist zunächst eine Entzugsbehandlung erforderlich. Schwierig wird es bei Cannabisabhängigkeit, da es hierzu keine standardisierte stationäre Entzugsbehandlung gibt.

Die Frage, ob wir mit dem Patienten arbeiten können

Natürlich könnten wir uns diese Frage bereits nach Abklärung der ersten beiden Kriterien stellen. Häufig bedarf es aber einiger Zeit, um dies sicher festzustellen – und diese Zeit können wir nutzen, um die ersten beiden Kriterien zu prüfen. Meine Empfehlung ist, unsere Gegenübertragungsreaktionen bei der Auswahl den Vorzug zu geben. Das mag für manchen ungerecht erscheinen, weil der Patient ja auch keinerlei Einwirkungsmöglichkeit hat. Viele Therapeuten nehmen Patienten trotz Widerwillen mit der Rationalisierung an, der Patient sei schließlich krank und könne sich ändern. Das ist prinzipiell richtig, aber wir müssen bedenken, dass wir den Patienten eine lange Zeit »aushalten« müssen, bevor sich etwas Grundlegendes ändert. Wenn es gleich zu Beginn eine starke Aversion gibt, ist abzuwägen, ob wir diesen Patienten überhaupt annehmen sollten. Manchmal übergeht man solche Dinge und lädt den Interessenten doch zum Erstgespräch ein. Hier empfehle ich, nach dem Erstgespräch für beide Seiten eine Bedenkpause einzuräumen, in der beide unabhängig voneinander eine Entscheidung treffen können. Dann können Sie das Ganze noch einmal in Ruhe überdenken und sich später entscheiden. Zu Beginn Ihrer Tätigkeit werden Sie häufig Schwierigkeiten haben, sich in solchen Situationen zu entscheiden, zumal Ihnen auch noch die Erfahrung in der Behandlung ohne Supervision fehlt. Im Laufe der Zeit werden Sie aber hier sicherer werden und sich bei so mancher Behandlung hinterher sagen: »Hätte ich diesen Patienten doch besser nicht genommen!« In derartigen Fällen ist es für beide Seiten besser, direkt zu Beginn Klarheit zu schaffen und den Patienten nicht zu aufzunehmen. Das ist letztlich auch für diesen der bessere Weg. Er hat dann die Möglichkeit, sich nach einem anderen Therapeuten umzuschauen. Und noch eine Mahnung aus meiner eigenen Praxiserfahrung: Gegen die eigene Überzeugung begonnene Behandlungen rächen sich in der Regel.

Wenn ein »abgebrochener Patient« zu uns kommt

Ein anderer Umstand ergibt sich, wenn ein Patient eine Therapie bei einem Kollegen abgebrochen hat. Hier sollten wir kritisch prüfen, warum der Patient diese Therapie vorzeitig beendet hat. Und wir sollten versuchen, die Hintergründe gleich, wie ich es oben beschrieben habe, vor dem Hintergrund seiner Psychopathologie, Lebensgeschichte und Konfliktdynamik zu betrachten. Wir dürfen nicht kollegialer Rivalität oder auch der Schulenrivalität erliegen, sondern müssen einen klaren Kopf behalten. Denn die

Dynamik, die sich mit dem anderen Therapeuten abgespielt hat, kann und wird sich aller Voraussicht nach auch bei uns installieren.

Der Koryphäenkiller

Der Begriff »Koryphäenkiller« stammt von dem Schweizer Psychiater Dieter Beck. Der Name ist Programm: Diese Patienten verschleißen einen Spezialisten nach dem anderen, bleiben offiziell leidend und noch mehr geschädigt als vorher, dabei vergrößern sie inoffiziell und für uns kaum bemerkbar ihren narzisstischen Triumph immer mehr, indem sie gescheiterte Koryphäen an Quantität und Qualität sammeln. Jede neue Koryphäe wird fast unmerklich dazu verführt, beruflichen Stolz zu entwickeln, der sich schnell in ein unerfüllbares Größenselbst steigert, diesem Patienten doch helfen zu können. Mir ist ein solcher Patient einmal begegnet, der im Erstgespräch gleich mitteilte, dass er bereits 82 Therapeuten hinter sich habe, die ihm alle nicht helfen konnten. Am Ende des Erstgesprächs sagte er: »Ich glaube, Sie können mir auch nicht helfen«, und ich verabschiedete ihn mit dem Wort »83«.

Was ist mit den übrig gebliebenen Stunden?

Die Krankenkassen machen es den Therapeuten leicht: Übrig gebliebene Stunden können »umgeschrieben« werden. Dies entspricht allerdings nicht ganz der Psychotherapie-Richtlinie, denn jede genehmigte Therapie wird speziell auf dem Hintergrund des im Antragsbericht beschriebenen Therapiekonzeptes genehmigt. Jeder Therapeut ist angehalten, einen neuen Antragsbericht zu schreiben. Allerdings habe ich auch noch nie gehört, dass ein Gutachter einem Kollegen Steine in den Weg gelegt hat, wenn dieser dann einen Fortführungsantrag geschrieben hat. Ich will nur darauf hinweisen, dass man sich hier in einer Grauzone bewegt. Eine Empfehlung kann ich hier nicht geben, außer sich bei der Krankenkasse rückzuversichern. Wenn die Krankenkasse etwas genehmigt, hat man nichts zu befürchten.

Telefonkontakt

Viele Therapeuten geben sofort Termine und wollen alle Fragen im Erstkontakt klären. Es ist verständlich, dass wir nicht gerne umsonst arbeiten, aber wenn wir Termine ungeprüft am Telefon vergeben, stecken wir schnell in der Falle, aus der wir dann nur noch schwer hinauskommen. Wie es dennoch geht, zeige ich weiter unten. Trotzdem empfehle ich, den Patienten auch »unentgeltlich« am Telefon genau zu explorieren. Häufig stelle ich dabei fest, dass jemand eigentlich einen Verhaltenstherapeuten sucht oder ein massives Alkoholproblem hat, sodass ich ihn ohnehin nicht ambulant behandeln könnte und auch nicht dürfte.

Wenn ein Patient anruft, bitte ich ihn zunächst, mir in ein, zwei Sätzen kurz zu schildern, worum es bei ihm geht, um festzustellen, ob ich ihm helfen kann. Letzteres finde ich wichtig, um mir gleich die Freiheit offenzuhalten, ihn als Patienten abzulehnen. Dann frage ich auch noch, wie er auf mich gekommen ist, also ob er mich im Internet gefunden hat oder ob er von einem mir bekannten Kollegen überwiesen wurde, dem ich vertrauen kann. Allerdings achte ich noch mehr und sehr aufmerksam auf meine Gegenübertragungsreaktionen. Manchmal kann ich Aversionen sehr schnell festmachen, zum Beispiel wenn der Patient sehr anspruchsvoll ist und mir direkt am Telefon sagt, dass er aber nur abends nach 19 Uhr kann, außer freitags (da will er schließlich etwas anderes machen). Ähnlich verhält es sich, wenn jemand eindringlich nach meinen Qualifikationen fragt, zum Beispiel, ob ich Spezialist für Essstörungen oder Borderline-Störungen bin. Natürlich kommt es hierbei darauf an, ob das Informationsbedürfnis des Patienten ehrlich und ernsthaft klingt oder ob eher der Gedanke dahintersteckt, dass der Beste unter den Besten gerade gut genug für ihn sei. »Das Zünglein an der Waage« bleibt aber meine Gegenübertragungsreaktion, also ob ich den Patienten eher sympathisch oder massiv unsympathisch finde, ob es mir vor dem Erstgespräch graut oder ob sich mir gar sadistische Gedanken aufdrängen, ihm erst in einem halben Jahr einen Erstgesprächstermin zu geben. Ich sage in diesen Fällen, dass ich keinen Platz frei habe. Ganz wahr ist diese Aussage meistens nicht. Ich müsste streng genommen sagen: »Ich habe keinen Platz für Sie frei«, aber ich will den Patienten ja nicht brüskieren.

Wichtig ist, dass Sie schon beim Telefonkontakt zentrale Informationen aufnehmen und den Patienten auch über die Gepflogenheiten einer psychotherapeutischen Praxis aufklären. Nehmen Sie alle Daten auf: Name und Vorname, Adresse, Telefonnummer(n), Geburtsdatum, Symptomatik (in ein bis zwei Sätzen), Anmeldedatum und Erstgesprächsdatum. Warum alle Daten am Telefon abfragen und nicht nur Name und Geburtsdatum? Erstens schafft es mehr Verbindlichkeit, zweitens spart es beim Erstkontakt Zeit. Und Drittens: Wohin wollen Sie eine Rechnung für ein Ausfallhonorar senden, wenn der Patient nicht kommt?

Klären Sie den Patienten genau darüber auf, bis wann er absagen kann – ich nenne immer den exakten Tag mit Datum – und welche Folgen eine verspätete Absage oder ein Nichterscheinen haben. Fragen Sie ihn, ob er schon einmal bei einem Psychotherapeuten war, und erklären Sie die Unterschiede unsrer Praxis zu einer Arztpraxis: Wenn Sie kein Wartezimmer haben, kann der Patient nicht früher kommen; die Sitzung dauert 50 Minuten; wenn der Patient zu spät kommt, können wir die Sitzung nicht verlängern.

An dieser Stelle erweist sich die Aufklärung des Patienten oft als weiterer Filter: Manche sehen diese Regeln nicht ein. Sie erwarten zum Beispiel, gespeist aus oralen Versorgungsansprüchen, eine altruistische Haltung des Therapeuten. Narzisstische Patienten sind empört, dass Sie das ausgerechnet mit ihnen machen. Sie sparen sich also viel Ärger, wenn Sie solche Patienten gar nicht erst zum Erstgespräch einladen, denn das ist erst der Anfang.

Ist es nicht zu hart, eine Absage schon am Telefon zu erteilen? Ich finde, es ist eher fair. Es schafft Klarheit – auch über unsere Haltung, mit der wir dem Patienten begegnen. Psychotherapie ist eben keine Wellness-Veranstaltung.

Wenn andere einen Termin ausmachen

Wenn andere einen Termin für einen Patienten ausmachen, besteht immer die Gefahr, dass der Terminvereinbarer kein Mandat oder kein ausreichendes Mandat dazu hat. Die andere Gefahr ist, dass der Patient nicht ausreichend für eine Therapie motiviert ist.

Bei Kindern ist das natürlich keine Frage, bei Jugendlichen schon. Erscheint der Jugendliche dann zu dem von einem Dritten vereinbarten Termin nicht, ist die Frage: Wer zahlt das Ausfallhonorar? Am besten ist es daher, dem »Therapie-Makler« keinen Termin zu geben, sondern darum zu bitten, dass der potenzielle Patient selbst anruft. Wenn es gar nicht anders geht, sollten Sie einfordern, dass der Patient den angesetzten Termin zumindest telefonisch bestätigt, und hierfür eine Frist setzen. Erfolgt die Bestätigung nicht, können Sie den Termin anderweitig vergeben. Außerdem sollten Sie den »Makler« in die Pflicht nehmen und ihm schon vorab mitteilen, dass er für das Ausfallhonorar haftet, wenn sein »Mandant« nicht erscheint.

Erstkontakte, Therapievorbereitung und Terminvergabe

Das geschulte Auge des (erfahrenen) Behandlers merkt in den ersten fünf Minuten, unter welchen Konflikten der Patient leidet und wie es um seine psychische Struktur beschaffen ist. Die Erstinszenierung, wie ich sie nenne, gibt hier wichtige Hinweise, die wir hauptsächlich durch ein aufmerksames Zuhören auf unsere Gegenübertragungsreaktionen identifizieren können. Sind wir uns am Ende der Stunde unsicher, ob wir den entsprechenden Patienten aufnehmen wollen oder nicht, sollten wir uns eine Bedenkfrist erbitten.

Diagnostik

Sieht man einmal von der Diagnostik ab, die automatisch in den Erstgesprächen mitläuft, so kann man sagen, dass die Diagnostik im klassischen Sinne in der Psychotherapie aus der Mode gekommen ist – wenn sie überhaupt einmal in Mode war. Eine Zeitlang wurden Testverfahren wie der TAT (Thematischer Apperzeptionstest) oder andere projektive Verfahren wie der Rorschachtest oder der Picture-Frustration-Test angewendet. In der Verhaltenstherapie, aber auch in der tiefenpsychologisch orientierten bzw. analytischen Kindertherapie sind Testverfahren immer noch an der Tagesordnung – aus der analytischen bzw. tiefenpsychologisch fundierten Erwachsenentherapie sind sie nahezu gänzlich verschwunden. Häufig hat das klinisch geschulte Auge einen Blick dafür, welche zentralen Konflikte bei Patienten vorhanden sind und findet dies rascher heraus, als wenn dafür noch Testverfahren bemüht werden. Abgesehen davon kann auch ein sogenanntes objektives Testverfahren den Blick des Therapeuten trüben, ähnlich wie es das Durchlesen eines Klinikberichtes vor den Erstgesprächen bewirken kann. Wie Sie mit Testdiagnostik noch einen Zusatzverdienst erwirtschaften können, beschreibe ich im Kapitel »Erhöhung der Umsätze im psychotherapeutischen Kerngeschäft« in Teil II des Buchs.

Therapievorbereitung

Je besser Sie eine Therapie vorbereiten, desto reibungsloser verläuft sie erfahrungsgemäß auch. Mit Therapievorbereitung meine ich hier nicht die

Vorbereitung auf die kommende Therapiestunde eines Patienten, sondern folgende Punkte:

- Planung der Psychotherapie hinsichtlich des sinnvollen Therapieangebotes nebst aller erforderlichen Vorbereitungen, also Informationen für den Patienten und Absprachen, die notwendig sind, um die Therapie zu gewährleisten (siehe das Kapitel »Rahmenbedingungen der Therapie«)
- Planung der Stunden bezogen auf das Therapieintervall, den Tag und die Uhrzeit
- Planung der eventuell notwendigen Anträge und Antragsberichte, die sinnvollerweise bereits jetzt in den Kalender eingetragen werden – unabhängig davon, ob es dann tatsächlich erforderlich sein wird oder nicht: Lieber einen Termin zum Schreiben des Berichts streichen als zeitlich unter Druck geraten!
- Informationen an den Patienten über die Chancen und Risiken einer Behandlung mit allen möglichen und wahrscheinlichen Begleiterscheinungen wie Rückfälle oder Widerstände gegen Veränderung, die auftreten können

»Ich kann am besten nach 17:00 Uhr« – Die Vergabe von Terminen

Der Wunsch des Patienten, einen Termin zu erhalten, der optimal in seinen Zeitplan passt, ist verständlich, doch in der Regel werden wir ihn nicht oder nicht sofort erfüllen können. Hier gelten aus Gründen des Realitätsprinzips drei Regeln:

1. Schenken Sie den Patienten »reinen Wein ein«: Wecken Sie keine falschen Hoffnungen, auch nicht auf die Gefahr hin, dass dieser Patient nicht bei Ihnen blieben will. Sie können zum Beispiel sagen: »Ich kann Ihnen im Moment keinen Termin zu dieser Uhrzeit anbieten, Ihnen aber eventuell einen späteren Termin geben, sobald einer frei wird.« Unsere Praxis ist kein Nagel- oder Massagestudio: Die Termine, die wir vergeben, sind über einen unbestimmbaren längeren Zeitraum festgelegt – da kann mach auch nichts »einschieben«.
2. Aus Gründen der eigenen seelischen Gesundheit sollten Sie keine Termine »oben drauflegen« (abends) oder »unten drunterlegen« (am frühen Morgen). Arbeiten Sie so lange, wie Sie sich wohlfühlen und wie Sie Kraft haben. Arbeiten Sie ab dem Zeitpunkt, an dem

Sie sich fit fühlen und Lust haben, zu arbeiten. Legen Sie schwierige Patienten auf Stunden, an denen Sie mit ihnen am besten arbeiten können. Alles andere ist »Verrat« am Patienten und am eigenen Selbst – und hilft niemandem weiter.

3. Lassen Sie sich nicht auf das Tauschen von Terminen mit anderen Patienten ein! Dies würde nicht nur viel Aufwand erfordern, sondern Sie auch in die Peinlichkeit bringen, andere Patienten dazu zu bewegen, ihren Termin freizugeben. Patienten trauen sich oft nicht, hier Nein zu sagen. Wenn es doch einmal sein *muss*, dann setzen Sie den Patienten nicht unter Druck, stellen Sie keine Suggestivfrage, sondern lassen ihm die Möglichkeit, Ihre Anfrage abzulehnen. Häufig sagen nämlich gerade solche Patienten schnell zu, die eigentlich Nein-Sagen lernen müssten. Und: Es kommt leider sehr häufig vor, dass die Patienten, für die man sich beim Umtauschen von Terminen zwei Beine ausgerissen hat, plötzlich wieder einen Änderungswunsch haben.

Aus eigener Erfahrung weiß ich, dass Patienten meist Ihre anderen Verpflichtungen und Termine verschieben, wenn es Ihnen schlecht geht und/oder die Therapie ihnen wichtig ist. Meist sind es sehr »narzisstische Termine«, auf die Patienten dann verzichten (z. B. Salsa-Kurs, Batikmalen). Fragen Sie sich einmal, wie sie zum Patienten stehen werden, wenn Sie alles gegeben haben, um einen bestimmten Termin möglich zu machen, und der Patient Ihnen dann erzählt, dass Sie Freitag Abend um 21 Uhr noch arbeiten müssen, damit er vorher seinen Kurs im »Unterwasser-Töpfern« nicht verpasst!

»Wegschicken« – darf man das?

Bei dieser Frage, die wir schon im Kapitel zum Telefonkontakt angeschnitten haben, handelt es sich um ein schwieriges Thema, das auf der »inoffiziellen Unbeliebtheitsskala« bei Therapeuten vermutlich den zweiten Platz gleich hinter dem Thema »Ausfallhonorar« einnimmt.

Zunächst eine provokante Entwarnung: Sie dürfen nicht nur, sie *müssen*! Warum »müssen«, warum so hart? Stellen Sie sich einmal folgende Frage aus Sicht des Patienten: Würden Sie (gerne) zu einem Therapeuten gehen, der nicht gerne mit Ihnen arbeiten will? Bestimmt nicht. Patienten unterschätzen oft die Bedeutung dessen, indem sie die besondere Form der therapeutischen Beziehung und die Notwendigkeit der wechselseitigen Sympathie als Basis des Vertrauens wegrationalisieren oder verleugnen – oft aus Angst, dann keinen Therapeuten zu finden oder einfach aus Unkenntnis und der Übertragung aus anderen (medizinischen) Dienstleistungsverhältnissen. Muss mir mein Hals-Nasen-Ohren-Arzt sympathisch sein und ich ihm? Hier spielt das Verhältnis eine eher untergeordnete Rolle. Zum einen begegnen wir diesem Arzt nur sehr selten, zum anderen schaut er sich »nur« unser Ohr an.[8]

Wir können denjenigen am besten helfen, mit denen wir am liebsten arbeiten – und im Umkehrschluss mit denen am wenigsten, mit denen wir uns nicht wohlfühlen, und überhaupt nicht mit denen, die uns völlig unsympathisch sind. Diese einfache Erkenntnis löst das therapeutische Dilemma aber noch nicht, denn eine »Absage« nie etwas Angenehmes, weder für den Empfänger noch für den Überbringer. Außerdem kommt schnell das schlechte Gewissen auf: Was wird mit dem Patienten passieren, wenn ich ihn nicht nehme? Wird er überhaupt einen Therapeuten finden? Der (faule) Kompromiss, den Therapeuten häufig treffen, ist das »Wegloben«: »Gehen Sie am besten zum Psychoanalytiker. Sie hatten eine schwere Kindheit und die kann dort am besten aufgearbeitet werden.« Mit einem Bonbon: »Da können Sie auch bis zu dreimal pro Woche hingehen und es werden bis zu 300 Stunden bezahlt.« Und manchmal, um die Heuchelei auf die Spitze zu treiben: »Ich darf das *leider* nicht.«

Ist es nicht unsere Pflicht, dem Patienten das anzubieten, was er unserer Meinung nach wirklich braucht? Und sich lieber der unangenehmen Situation zu stellen, dem Patienten mitzuteilen, dass wir ihn nicht nehmen – korrekt sogar: nicht nehmen können oder dürfen (wobei wir das nicht in diesem Wortlaut sagen sollten)? Wie können wir das Dilemma lösen, ohne den Patienten zu brüskieren?

Zunächst die Frage: Wann wird es einem klar, dass wir einen Patienten nicht nehmen sollten? Meine Antwort: nach einer Minute – wenn Sie sich trauen hinzusehen. Schon am Telefon können Sie oft spüren, ob ein Patient Ihnen unangenehm ist, oder direkt im Erstgespräch. Hören Sie auf solche

8 Man muss allerdings sagen, dass das in der Realität immer weniger zutrifft und auch solche Ärzte sich mittlerweile stärker für seelisch-körperliche Zusammenhänge interessieren. Mein HNO-Arzt hat mich einmal gefragt, ob meine Ohren vielleicht schmerzen, weil diese zu viel gehört haben. Da habe ich nicht schlecht gestaunt und er hatte – das ist besonders ärgerlich – auch noch recht damit!

Impulse und nehmen Sie diese ernst. Eine Aversion muss ja nicht gleich bedeuten, dass Sie dem Patienten nach fünf Minuten mitteilen, dass Sie ihn nicht aufnehmen wollen. Behalten Sie den Impuls aber im Bewusstsein oder im Vorbewusstsein, denn sonst setzt ein Gewöhnungseffekt das Urteilsvermögen im Laufe der Probesitzungen außer Kraft. Treffen Sie die Entscheidung dann »im stillen Kämmerlein«, also nicht mit dem Patienten gemeinsam oder in Ihrer Intervisionsgruppe. Die Entscheidung treffen Sie selbst: Das letzte Zünglein an der Waage ist ihr Unbewusstes, Ihre Intuition, also Ihr »Bauchgefühl«.

Einige Kollegen sagen schlicht: »Ich kann Ihnen nicht weiterhelfen.« Das finde ich persönlich ganz gelungen. Weiter unten will ich eine etwas elegantere und authentischere Haltung darlegen. Zunächst möchte ich jedoch diese erste Methode diskutieren. Warum nicht »helfen« statt »weiterhelfen«? Weil »helfen« die altruistisch-aufopfernde Versorgungshaltung des Therapeuten signalisieren und die oral-bedürftigen und bequemen Seiten des Patienten ansprechen würde. Hier spielt natürlich auch ein gewisser Verzicht auf »Größenideen« (Omnipotenz) beim Therapeuten eine Rolle. Meine Empfehlung: Je schneller Sie solche Vorstellungen oder Fantasien über Bord werfen, desto besser.

Was tun, wenn der Patient nach den »Gründen« fragt? Patienten wollen Gründe hören, das ist zunächst menschlich, aber sie wollen die Gründe auch erfahren, um dagegen argumentieren, sie umstimmen zu können – und manche auch, um Rache üben zu können, zum Beispiel indem sie sich bei der Psychotherapeutenkammer oder der Krankenkasse beschweren. Dazu sollten Sie keinen »Stoff« liefern. Begründen Sie Ihre Absage an den Patienten also nicht mit seinen Widerständen oder Ähnlichem, sondern sagen Sie einfach, es liege an Ihrem Bauchgefühl und das könnten Sie nicht genau begründen. Sie geben eine »Ohnmachtserklärung« ab, indem Sie sagen, Sie *können* dem Patienten nicht weiterhelfen.

Was tun, wenn der Patient enttäuscht ist? Er wird es sein, das versichere ich Ihnen. Und auch das ist ganz menschlich. Die Fähigkeit, eigene Enttäuschungen und die anderer aushalten zu können, ist eigentlich eine Grundvoraussetzung, die wir erwerben müssen. Viele wollen das in einer immer bequemer werdenden Welt nicht mehr – mit ein Grund, weshalb es vielen Eltern so schwer fällt, ihren Kindern Grenzen zu setzen. Doch der Patient und Sie müssen diese Enttäuschung aushalten.

Darf ich nach den fünf Probesitzungen noch absagen? Das ist sicherlich nicht günstig und zugegebenermaßen sehr spät – aber besser spät als nie!

Hierzu noch ein genereller Hinweis: Sie sollten den Patienten zu Beginn der Probesitzungen darüber informieren, welchen Sinn und welche Funktion diese Sitzungen haben, und deutlich mitteilen, dass dies noch nicht die Therapie ist und dass am Ende der Probesitzungen eine Behandlungsvereinbarung getroffen wird. Letzteres können Sie etwa so formulieren: »Ich werde dann wissen, ob ich Sie behandeln kann und Ihnen einen Behandlungsvorschlag machen.«

Nun zu der etwas eleganteren Lösung der Absage an Patienten. Im Erstgespräch kann man Folgendes sagen: »Wir müssen beide prüfen, ob wir ein Team bilden können, das gemeinsam den unbewussten Motor, die Wurzel Ihres Problems verstehen und auflösen kann.« Und: »Wir werden das beide getrennt voneinander entscheiden. Wenn es nicht geht, werde ich Ihnen einen Vorschlag machen, wer und welche Therapie eventuell besser zu Ihnen passen würde.« Wenn wir feststellen, dass wir nicht mit dem Patienten zusammenarbeiten können, können wir dies so formulieren: »Ich glaube nicht, dass Sie von der Art, wie ich arbeite, profitieren können.« Übersetzt: »Ich glaube nicht, dass Sie mit mir glücklich werden.« Es geht darum, dem Patienten schonend zu vermitteln, dass wir nicht mit ihm arbeiten können – das spürt er ohnehin latent. Es ist letztlich auch für den Patienten besser, wenn er einen Therapeuten findet, bei dem Passung optimal ist.

Rahmenbedingungen der Therapie

Wie chaotisch und letztlich vergebens therapeutische Arbeit sein kann, haben alle schon einmal erfahren, die keine klaren Rahmenbedingungen festgesetzt oder zu Beginn der Therapie »vergessen« bzw. vermieden haben, diese dem Patienten mitzuteilen. Sobald der Patient in die Übertragung gerät und infantil wird, sind alle zwischenmenschlichen Benimmregeln über den Haufen geworfen. Patienten stecken uns Therapeuten in die »Elternschuhe«. Entweder verlangen sie dann von uns etwas oder sie »müpfen auf«. Meist trifft beides zu – und dann ist es für das Setzen oder Ändern der Rahmenbedingungen zu spät.

Rahmenbedingungen schaffen klare Verhältnisse zwischen Ihnen und dem Patienten. Hierin besteht für viele Therapeuten schon die erste Hürde: Sie haben Hemmungen, weil sie entweder Angst haben, dass der Patient die Rahmenbedingungen nicht akzeptiert und die Therapie nicht zustande kommt oder weil sie den Patienten nicht desillusionieren bzw. »enttäuschen« wollen. Aber der Patient wird noch viele Enttäuschungen in der Behandlung aushalten müssen, zum Beispiel, dass der Therapeut seine Probleme nicht lösen kann und nicht lösen wird, dass Therapie keine Wellness-Veranstaltung ist.

Die Fragen, die wir uns stellen müssen, sind eher: Welche Rahmenbedingungen sind wichtig? Wie teile ich sie dem Patienten mit? Wie schaffe ich die notwendige Compliance, damit der Patient diese Mitteilung nicht als willkürliche Machtausübung ansieht, sondern als das Klarmachen von Grenzen, in denen sich beide sicher bewegen können?

Die folgenden Rahmenbedingungen sollten besprochen werden:

1. Termine und Dauer der Termine, Pausen der Therapie (Praxisferien)
2. Zuverlässigkeit: Bis wann kann eine Absage erfolgen und was passiert, wenn die Absage nicht oder zu spät erfolgt?
3. »Kündigung« der Therapie durch den Patienten: Es ist eine Übereinkunft darüber zu treffen, was der Patient tun sollte, wenn er sich missverstanden fühlt und die Therapie abbrechen will. Außerdem ist zu klären, wann und in welcher Form er die Therapie beenden sollte, zum Beispiel: keine Absage per E-Mail, sondern besser persönlich. Wie viele Sitzungen sollten zum Abschluss einer Behandlung gehören, damit die Behandlung nicht abrupt erfolgt?
4. Schweigepflicht: Was wird wem mitgeteilt? Zu erwähnen ist hier etwa, dass der Krankenkasse die Termine der Sitzungen und die Diagnose mitgeteilt werden, dem Gutachter die Lebensgeschichte und andere persönliche Angaben.
5. Kontakt zum Therapeuten: Außerhalb der Therapiesitzungen sollten keine persönlichen Kontakte zwischen Patient und Therapeut erfolgen, auch nicht nach Beendigung der Therapie.
6. besondere Bedingungen, die speziell auf den Patienten ausgelegt sind (z. B. ärztliche Mitbehandlung, wenn erforderliche, Suizid-»Vertrag« etc.)

Sollten wir uns mündlich oder schriftlich bzw. in einem Vertrag auf die Rahmenbedingungen einigen? Ich persönlich tendiere dazu, die Bedingungen mündlich zu besprechen, nachdem ich ein Merkblatt ausgehändigt habe. Ich frage genau nach, ob der Patient alles verstanden hat und ob er noch Fragen dazu hat. Wenn er welche hat, beantworte ich sie. Dabei mache ich dem Patienten oft klar, dass es sich um eine Arbeitsbeziehung handelt, die beidseitige Zuverlässigkeit verlangt. Dann frage ich ihn, ob er bereit ist unter diesen Bedingungen mit mir zu arbeiten. Ich lasse diese Vereinbarung bewusst nicht unterschreiben, weil dies in meinen Augen ein Misstrauen in die Behandlung bringt, was ich vermeiden möchte. Allerdings dokumentiere ich die Inhalte der Sitzung, in der dies alles besprochen wurde, sehr genau.

Schwierigkeiten im Alltag mit den Patienten

Im folgenden Kapitel werde ich über den Alltag in der Praxis schreiben. Ich gehe hier davon aus, dass sich Ihre Praxis jetzt etabliert hat, gut läuft und Sie die Startschwierigkeiten überwunden haben. Dennoch gibt es immer wieder einige typische Situationen im Therapiealltag, die Schwierigkeiten bereiten, und ich halte es für notwendig, dass wir die auftauchenden Fallstricke einmal genauer beleuchten. Ich behandle an dieser Stelle einige allgemeine Schwierigkeiten mit Patienten und problematische Situationen in der Therapie, die belastend sein können, und zeige mögliche Auswege auf. Außerdem gebe ich in diesem Zusammenhang einige Tipps zur Psychohygiene für Therapeuten.

Absagen – ein lästiges und leidiges Thema

Absagen von Patienten und das leidige Thema Ausfallhonorar! Lieber würde die Mehrzahl der Therapeuten einem Krokodil die Weisheitszähne ziehen (ohne Betäubung!) als sich mit den Patienten um das Ausfallhonorar zu streiten. Viele schließen im Vorhinein »wasserdichte« Verträge ab, um sich im Fall einer Auseinandersetzung hinter dem Papier verstecken zu können. Andere verzichten ganz darauf oder haben »Soft-Regelungen«, akzeptieren die Terminabsage zum Beispiel noch 24 Stunden vor der Sitzung; in einem Fall hörte ich sogar, dass es dem Kollegen ausreicht, wenn man noch am selben Morgen absagt. Bevor ich Empfehlungen zum Umgang mit Absagen in verschiedenen Situationen gebe, zunächst einige Hinweise zu rechtlichen Aspekten des Ausfallhonorars:

Das Ausfallhonorar – Die Stellung der Psychotherapeutenkammern und der Gerichte

Das Thema Ausfallhonorar, um das sich Therapeuten so gerne drücken, hat auch bei den Psychotherapeutenkammern und Gerichten Gehör gefunden. Es beschäftigt sowohl die Juristen der Psychotherapeutenkammern als auch die Richter an vielen Gerichten. Leider herrscht hier eine besonders psychotherapeutenfeindliche und patientenfreundliche Haltung. So geht zum Beispiel die Psychotherapeutenkammer Nordrhein-Westfalen davon aus, dass eine ausreichende Absagefrist vorliegt, wenn die Absage zwei Werktage vor dem Termin erfolgt ist. Wenn wir nur den wirtschaftlichen Faktor für den Psychotherapeuten betrachten – und ich kann es nur immer wieder sagen, ich verdiene mein Geld mit diesem Beruf –, so weiß jeder Kollege, dass es unmöglich ist, diesen Termin in der kurzen Zeit neu zu belegen. Sagt ein Patient Termine über einen längeren Zeitraum ab, so ist dies bei niederfrequenten Therapien meist kein größerer wirtschaftlicher Verlust, sieht man vom ersten abgesagten Termin in dieser Reihe einmal ab, bei höherfrequenten analytischen Behandlungen hingegen schon. Wenn mir ein Patient drei Wochen analytische Psychotherapie bei einer Frequenz von drei Wochenstunden absagt, so sind dies neun Stunden, die ich kaum mit anderen Patienten belegen kann. (Andere Arbeiten werden ja bekanntlich gar nicht oder schlechter bezahlt). Ich glaube, ich muss nicht erwähnen, dass es wenig Sinn macht, in dieser Zeit einem Patienten einen »dreiwöchigen Analyseplatz« anzubieten oder etwa neun Erstgespräche zu führen – vor allem, wenn man keinen Platz frei hat. Aber lassen wir einmal das den Psychotherapeuten lästige Thema des Geldes außen vor und betrachten Absagen nun unter dem psychodynamischen Gesichtspunkt.

Nicht Umfallen bei Ausfällen – Meine Empfehlungen zum Ausfallhonorar

Das Ausfallhonorar ist weder eine »Strafe« für den Patienten noch »ungerecht«. Vielmehr handelt es sich bei diesem Aspekt der Behandlungsvereinbarung um einen Teil des Realitätsprinzips. Das Realitätsprinzip darf in einer Therapie nicht »ausgeschaltet« werden, Psychotherapie ist keine »Erholungsoase aus den Unbillen des Lebens«. Dass der Psychotherapeut nicht nur von etwas leben muss, sondern auch seine Zeit, das einzige Gut, das er »verkaufen« kann, ökonomisch planen muss, bedarf keiner Erörterung.

Hinter den Wünschen oder gar Forderungen der Patienten, die bei verspäteten oder nicht erfolgten Absagen anfallenden Kosten von uns erlassen zu bekommen, stecken meist infantile Versorgungsgedanken: Psychotherapeuten sind »nette Menschen« oder gar »gute Mütter« oder fast wie ein »guter Freund« – und diesem Bild würde der dem Realitätsprinzip verpflichtete Therapeut (der ja auch seine Praxismiete weiter bezahlen muss, wenn er krank oder im Urlaub ist) widersprechen. Das ist nicht nur nicht »schlecht«, das ist gut so! Jede Liebesbeziehung endet in einer »oralen Enttäuschung«: Die Mutter hat plötzlich eigene Bedürfnisse, für den Partner bin ich nicht der einzige wichtige Mensch auf der Welt und der Therapeut verdient sein Geld durch die Arbeit mit mir. Den letzteren Aspekt kann man gerade im »Psychotherapie-Schlaraffenland« Deutschland, das in seiner gesetzlich gesicherten psychotherapeutischen Gratisversorgung weltweit einzigartig ist, gut verdrängen. Denn der Patient zahlt ja »mit Karte«. Wenn der Therapeut jetzt plötzlich »Bares« haben will, nur weil ich die Stunde vergessen habe, werde ich als Patient damit konfrontiert, dass der Therapeut sein Geld durch die Sitzungen mit mir verdient.

Das Ausfallhonorar auch bei schweren Erkrankungen oder Unfällen zu berechnen, ist nicht hart oder gar gemein. Es ist ein Teil des Realitätsprinzips. Warum zahlen es nicht einfach die Krankenkassen? Weil auch sie das Realitätsprinzip vertreten, obwohl es den Versicherungen leichter fallen würde als uns, auf das Geld zu verzichten.

Neben den wirtschaftlichen Einbußen erbringt der Verzicht auf das Ausfallhonorar (ebenso wie ein Teilverzicht, also eine Reduzierung) andere, nicht ungefährliche Implikationen mit sich. Wie fühlt sich ein Therapeut, dessen Patient immer wieder absagt, weil er zum Beispiel lieber in den Biergarten gehen will? Kann ich mit diesem Patienten noch arbeiten? Oder werden mein Frust und mein Ärger auf ihn irgendwann so groß sein, dass ich ihn nicht mehr ernst nehmen kann, ihm vielleicht nicht mehr zuhören will, ihn »hart konfrontiere« oder gar zynisch werde?

Ich nehme immer das volle Honorar, das bekommen hätte, wenn der Patient erschienen wäre, als Ausfallhonorar. Ich ziehe auch nicht, wie es eine Psychotherapeutenkammer verlangt, den Betrag ab, den ich für einen Antragsbericht bekommen hätte (den ich in der Zeit von 50 Minuten ja hätte schreiben können). Bitte bedenken Sie: Durch das Fehlen ist ein Schaden entstanden. Hier Großzügigkeit walten zu lassen, höhlt das Realitätsprinzip aus und fördert die Fixierung infantiler Versorgungswünsche oder (unberechtigter!) Ansprüche darauf. Am Anfang meiner Praxiszeit war ich noch großzügiger, habe das ein oder andere Ausfallhonorar erlassen. Die Folge: Die Anzahl der Ausfälle nahm immer weiter zu. Seitdem ich klar (nicht streng!) bin, kommen die Patienten zuverlässiger und regelmäßiger, nehmen damit auch die Therapie ernster. Es bleibt der Ärger der Patienten. Den sollten wir aushalten wie Eltern den Ärger ihrer Kinder auszuhalten haben, wenn sie ihnen etwas versagen. Ich vergleiche über den Therapeuten verärgerte Patienten mit Kindern? Ja – und zwar ganz bewusst: Erwachsene zahlen den Schaden, den sie angerichtet haben und ärgern sich über sich selbst und nicht über den Therapeuten! Das gilt auch bei Krankheiten oder Unfällen. Sonst müssen Sie irgendwann darüber diskutieren, wann von einem Unfall die Rede sein kann – erst wenn die Feuerwehr jemanden aus dem Autowrack schneidet oder schon wenn mir ein heißer Teebeutel auf den Fuß gefallen ist?

Das System des Ausfallhonorars erläutere ich den Patienten während der probatorischen Sitzungen. Ich frage zunächst, wie sie sich die Finanzierung der Therapie vorgestellt haben. Die meisten antworten, dass sie ihre Krankenkasse bemühen möchten. Daraufhin erkläre ich, dass die Krankenversicherung oder Beihilfe nicht alle Kosten für eine Psychotherapie erstattet. Das löst natürlich zunächst Erstaunen und die Frage aus, welche Teile nicht bezahlt werden. Dann erkläre ich den Patienten genau meine Regelung zu den Ausfallhonoraren und den Bereitstellungsgebühren. Ein Ausfallhonorar wird dann berechnet, wenn der Patient ohne Ankündigung zur vereinbarte Sitzung nicht erscheint, weil er zum Beispiel den Termin vergessen hat. Unter Bereitstellungsgebühren verstehe ich die Honorare für Sitzungen, die nach einer nicht fristgerechten Absage anfallen, wenn ich die Stunde nicht anderweitig besetzen kann. Gruppensitzungen können bei mir nicht abgesagt werden, da ich diese Sitzungen nicht anderweitig vergeben kann. Ich sage den Patienten: »Planen Sie einige Ausfallsitzungen während Ihrer gesamten Therapie ein. Sie können diese Sitzungen gegebenenfalls auch als außergewöhnliche Belastung bei Ihrer Steuererklärung geltend machen. Aber: Sie haben es weitestgehend selbst in der Hand, wie oft Sie fehlen. Es gibt auch Patienten, die niemals ein Ausfallhonorar oder eine Bereitstellungsgebühr bezahlen müssen.«

Abschließend eine kleine Anekdote: Lokführerstreik – ein Patient ruft mich vom Bahngleis an, um mir mitzuteilen, dass er heute nicht kommen kann. Höhere Gewalt, er kann nichts dafür. Ich aber auch nicht! Ich schlage ihm später, als es zum Thema in der Sitzung wird, vor, die Rechnung bei der Deutschen Bahn einzureichen. Das hat er getan – mit Erfolg: Die Bahn hat die Kosten erstattet und er hat den Ärger auf den tatsächlich »Schuldigen« gerichtet.

Umgang mit längeren Ausfällen

Gewissensbisse stellen sich bei Therapeuten oft ein, wenn Patienten über einen längeren Zeitraum abwesend sind, und hier scheinen sie besonders großzügig zu sein. Sicherlich fällt es schwer, einem Patienten, der längerfristig krank ist, die Sitzungen in Rechnung zu stellen. Auf die Krankheitsfälle werde ich im nächsten Absatz genauer eingehen. Anders verhält es sich jedoch bei plötzlich eingelegten »Urlaubsfällen« des Patienten. Hier bin ich konsequent, denn es handelt sich um etwas, was der Patient zum einen vollkommen in der eigenen Hand hat und zum anderen sind meine Praxispausen so »großzügig«, dass es nicht schwerfällt, den eigenen Urlaub in diese Phasen zu legen. Viele Patienten wollen Geld sparen, indem sie außerhalb der Hauptferienzeiten fahren. Dann müssen sie aber den Preis der Ausfallhonorare hinzurechnen, wenn sie auch außerhalb meiner Praxispausen verreisen. Natürlich versuche ich, die Stunden immer, so gut es möglich ist, weiterzugeben, kann aber dafür keine Garantie übernehmen.

Umgang mit Krankheitsfällen von Patienten

Schwere Krankheiten lösen erfahrungsgemäß unser Mitgefühl aus und hindern uns, eine »harte, väterliche Linie« im Umgang mit den Ausfallhonoraren zu vertreten. Hier sollten wir so schnell wie möglich dafür sorgen, dass der Platz anderweitig belegt wird. Wir können zum Beispiel in dieser Zeit neue Erstgespräche führen, Kriseninterventionen oder bei Kinder- und Jugendlichentherapien Elterngespräche einlegen. Schließt sich an einen Krankenhausaufenthalt noch eine Reha-Maßnahme an, so bleibt uns oft nichts anderes übrig, als den Therapieplatz weiterzugeben.

Ausfall bei Gruppentherapien

Ein besonders heikles Thema ist das Ausfallhonorar bei Gruppentherapien. Hier habe ich die klare Regelung, dass alle Stunden – egal, ob oder wann sie abgesagt wurden – bezahlt werden müssen. Der einfache Grund für diese strikte Regel ist, dass ich keine Möglichkeit habe, einen Platz in einer einzelnen Gruppenstunde anderweitig zu vergeben.

Ausfallhonorar bei Kindern und Jugendlichen

Schwierig ist die Ausfallhonorarregelung für viele Kinder- und Jugendlichenpsychotherapeuten. Kinder sind häufig krank und Jugendliche viel mit anderen Dingen beschäftigt und vergessen schonmal einen Termin. Hier kann nicht immer mit der gleichen Konsequenz wie bei anderen Patienten vorgegangen werden. Häufig »retten« sich Kinder- und Jugendlichentherapeuten, indem sie ein »symbolisches« Ausfallhonorar verlangen, zum Beispiel fünf Euro, ein Stück Kuchen oder eine Blume. Allerdings darf das nicht dazu verführen, die Angelegenheit zu locker zu nehmen. Denn manchmal stecken auch unbewusste Botschaften der Eltern dahinter, getriggert durch Ambivalenzen von ihnen der Therapie gegenüber. Auch eine Kinder- oder Jugendlichentherapie ist eine ernste Sache und muss von allen Beteiligten entsprechend ernst genommen werden. Hier haben viele Therapeuten die Regelung, dass sie nach mehreren Ausfällen, zum Beispiel zwei oder drei hintereinander, die Therapie automatisch beenden, ohne dass es einer Mahnung oder Ähnlichem bedarf. Natürlich können wir hier nicht so hart sein, wenn ein Kind längere Zeit krank ist, aber Eltern sind erwachsene Menschen, sodass wir im Kontakt mit Ihnen die gleichen Regelungen anwenden können wie bei den Psychotherapien mit Erwachsenen.

40 Grad im Schatten – Absagen des Therapeuten

Was passiert, wenn wir als Therapeuten von uns aus Stunden ausfallen lassen? Ich meine natürlich nicht Ausfallstunden, die wir lange im Voraus angekündigt haben, zum Beispiel für Besuche von Fortbildungen oder Kongressen oder wegen privater Angelegenheiten, die zeitlich gebunden sind, sondern Absagen wegen eigener Krankheit oder ganz unvorhersehbaren Ereignissen wie schwere Krankheit oder Tod und Beerdigung eines Angehörigen. Wir haben hier in der Regel nicht genügend Vorlaufzeit und können uns nicht an die von uns selbst gesetzten Maßstäbe, die wir dem Patienten für die Absage einer Stunde abverlangen, einhalten. Meist wissen wir erst einen Tag oder nur wenige Stunden im Voraus, dass wir so krank sind, dass wir nicht arbeiten können und dem Patienten auch nichts Gutes tun würden, wenn wir es trotzdem versuchen würden. Generell gilt hier natürlich: Selbstfürsorge geht vor Fremdfürsorge. Denn ein Therapeut, der nicht für sich selbst gut sorgt, kann einem Patienten nicht glaubwürdig vermitteln, dass er besser für sich sorgen solle. Hier würde mein eigenes Unbewusstes dem Patienten schnell mitteilen, dass dies bei mir nur »fromme Worte« sind, an die ich mich selbst nicht halte – und damit verfehlt die ganze Intervention ihre Wirkung. Aber wie gehen wir nun damit um, wenn wir einmal nicht können? Natürlich holen wir, sobald es möglich ist, die Stunde nach. Im Krankheitsfall geht dies häufig nicht. Wir können dem Patienten dann nur sagen, dass die Stunde sozusagen am Ende der Therapie »nachgelegt« wird, weil sie im Kontingent ja erhalten bleibt. Denn manchmal ist es nicht möglich, bei einem einzigen Krankheitstag alle sechs oder acht Stunden mit den verschiedenen Patienten in den Rest der Woche zu verteilen, wenn die verbleibenden Tage ebenso voll sind.

Vielleicht merken Sie bereits, dass ich auf etwas anderes hinauswill. Die Patienten ärgern sich natürlich darüber, dass sie ihre Stunde nicht bekommen, aber noch mehr darüber, dass hier mit zweierlei Maß gemessen wird. Und genau über dieses Vorgehen entsteht auch häufig bei den Therapeuten ein schlechtes Gewissen, denn sie wollen das vermeiden. Sie möchten gerecht mit dem Patienten umgehen. Natürlich zahlen wir dem Patienten kein Ausfallhonorar, denn ihm ist kein Ausfall entstanden. Ich sehe dies auch so, wenn der Patient, weil ich ihn nicht mehr rechtzeitig erreicht habe, umsonst angereist ist. Dies fällt meiner Ansicht nach in seinen Risikobereich. Um die einen der Kollegen zu entlasten, werde ich riskieren, dass ich vom anderen Teil der Kollegen derbe Kritik ernte, wenn ich sage: Wir messen mit zweierlei Maß, wir sind nicht gleichberechtigt und auch nicht auf Augenhöhe! Es ist ein Machtgefälle vorhanden, es handelt sich nicht um eine Alltagsbeziehung. Und gerade an diesen Punkten, wenn die Ungleichheit, die scheinbare Ungerechtigkeit deutlich wird, wird der Patient damit konfrontiert, dass es keine Alltagsbeziehung ist. Natürlich ist es eine menschliche Beziehung, aber eben auch eine wirtschaftliche mit klar festgesetzten Regeln. Ich sage bereits vorher, wenn ich das Ausfallhonorar bespreche, dass es sein kann, dass auch ich einmal nicht kann. In dem Fall besteht natürlich kein Anspruch des Patienten. Vergleichen Sie es mit einem Theater- oder Konzertbesuch: Wenn das Konzert wegen Erkrankung des Sängers ausfallen muss, bekommt man entweder einen Nachholtermin oder sein Geld zurück. So funktioniert es auch bei uns; nur, dass die »Rückzahlung« dadurch erfolgt, dass wir weder der Kasse noch dem Privatpatienten für diese Stunde das Honorar berechnen, das uns sonst zustehen würde.

Die Erreichbarkeit des Therapeuten

Sollen wir unsere Mobilfunknummer nennen?

Viele Kollegen geben heutzutage ihre Mobilrufnummer an ihre Patienten weiter. Manche haben keine Festnetznummer mehr und nur noch eine mobile Nummer auf ihrem Praxisschild stehen. Auch wenn dieses Vorgehen sicherlich vieles vereinfacht, möchte ich zu bedenken geben, dass es auch zu neuen Schwierigkeiten und Nebenübertragungsschienen, etwa über WhatsApp, führen kann. Der Patient kann das Gefühl entwickeln, sein Therapeut sei »allzeit bereit«, habe kein eigenes Privatleben mehr. Mobiltelefone verbinden die meisten mit Privatsphäre. Wenn Sie den Patienten eine Mobilnummer geben wollen, ist eine Alternative, sich ein Diensthandy zuzulegen, das in der Praxis bleibt und auch nur dort verwendet wird. Darauf weisen Sie die Patienten natürlich auch hin. Wer nicht klar zwischen privatem Handy und Praxishandy trennt, riskiert, dass es auch die Patienten tun: Sie rufen außerhalb der Dienstzeiten an, testen, wie durchlässig oder wackelig die Grenzen des Therapeuten sind und wie sie erweitert werden können.

Ein weiteres Risiko ist, dass Patienten SMS schicken können, sodass auch auf diese Weise die Stunden »erweitert« werden. Auch Absagen können so einfacher erledigt werden. Ich weiß, dass es heute »üblich« ist, Beziehungen per SMS – oder gibt es sogar schon eine App dafür? – zu beenden, aber wollen wir dieses konfliktscheue Verhalten, diese Auseinandersetzungsangst der Patienten noch fördern? Abgesehen davon gibt es ein ungeschriebenes Gesetz, das besagt, dass eine SMS sofort beantwortet werden muss und das Nichtreagieren des Gegenübers als Ablehnung zu werten ist. Der Begriff »sofort« wird dabei oft zwischen zwei und drei Minuten definiert, also ungefähr die Zeit, die ein Säugling ertragen kann, auf Mamas Brust zu warten.

Vor allem aber besteht die Gefahr, dass Sie beim Patienten die Illusion schaffen, dass es einen offiziellen Teil ihrer Beziehung gibt, der sich in der Therapiesitzung in der Praxis abspielt, und einen latenten, »heimlichen«, der sich über SMS oder WhatsApp abspielt. So erlauben sie sich selbst vielleicht kaum noch Privatsphäre. Haben Sie einmal darüber nachgedacht, dass Patienten auch zu »Stalkern« werden könnten?

Während der Sitzung ans Telefon gehen?

Diese Frage möchte ich aus zwei Gesichtspunkten betrachten: Zum einen: Sollen wir als Therapeuten während einer Sitzung ans Telefon gehen, wenn es klingelt? In Zeiten der Anrufbeantworter erübrigt sich diese Frage meiner Ansicht nach. Wir sind dem aktuell anwesenden Patienten zu unserer völligen Aufmerksamkeit verpflichtet und können Störungen nicht dulden – also ein klares Nein. Dies gilt natürlich auch für unser Mobiltelefon, mit einer Ausnahme: Wenn wir Patienten gestatten, uns mobil jederzeit anzurufen, müssen wir auch während der Stunden ans Telefon gehen. Aus diesem Grund sollten wir auch die Zeiten begrenzen, in denen wir bereit wären, Anrufe anzunehmen, also zum Beispiel nur nach Beendigung der Praxiszeiten, nicht aber am Wochenende oder im Urlaub.

Was aber tun, wenn der Patient angerufen wird? Natürlich ist es seine Zeit und er kann – theoretisch – damit machen, was er möchte. Es stört aber nicht nur den Verlauf der Therapie, sondern auch mich als Therapeuten, wenn der Patient während der Sitzung ans Telefon geht. Den meisten Patienten wäre ein Klingeln in der Therapie ohnehin peinlich und viele schalten das Mobiltelefon deshalb schon vorher aus. Werden sie dennoch hörbar angerufen, haben sie häufig nur vergessen auf stumm zu schalten. Manche Patienten lassen das Telefon jedoch auch angeschaltet. Handelt es sich um eine Mutter, die Kinder in einem Alter hat, in dem man sie schonmal eineinhalb Stunden allein, aber noch nicht ganz ohne Verbindung lassen kann, so müssen Sie dies tolerieren und haben bei Anrufen auch häufig noch eine Menge »Stoff« zum Thema Abgrenzung und Einfordern eigener Freiheiten und Freiräume – beachten Sie die Gründe, warum die Kinder anrufen! Andere Patienten wiederum achten nicht darauf, Ihren Klingelton abzustellen, um im Falle eines Anrufs ihre eigene »Wichtigkeit« Ihnen gegenüber zu unterstreichen. Hier haben Sie es also mit narzisstischen Patienten zu tun, die Ihnen zeigen wollen, wie unentbehrlich sie sind, welche wichtigen Fähigkeiten sie haben und vielleicht auch, wie unwichtig daran gemessen die Therapie ist.

Im Zweifel, also wenn es Sie stört, sollten Sie den Patienten fragen, ob es nicht möglich wäre, das Telefon auszuschalten oder ihn gar explizit bitten, es auszuschalten. Wenn er dann aber mit vehementem Narzissmus darauf besteht, dass er aufgrund seiner »überproportionalen Wichtigkeit« erreichbar bleiben muss, nehmen Sie es hin, wie Sie es bei Narzissten immer machen würden, gelassen, ohne darauf zu reagieren.

Hierzu noch ein kleiner Gedanke, den einmal ein Geschäftsmann an mich weitergegeben hat, der während eines Termins gar kein Mobiltelefon dabei hatte. Auf meine Frage, warum er es als Geschäftsführer nicht bei sich hat, antwortete er: »Nur Laufburschen müssen stets und ständig erreichbar sein!« Noch eine kleine Randüberlegung zum »Mobilfunkterror« allgemein: Die ständige Erreichbarkeit verkürzt Entscheidungszeiten, die früher aufgrund der schlechteren Erreichbarkeit natürlich vorhanden waren, drastisch. Wer sich Bedenkzeit ausbedungen hatte, konnte früher zum Beispiel ein Wochenende dazwischenschieben, an dem er sicher sein konnte nicht erreichbar zu sein. Heute gibt es keine Wochenenden oder Feiertage in diesem Sinne mehr, wenn wir zulassen, dass andere uns permanent kontaktieren und nachfragen können.

Von der Bindungs- zur Verbindungstheorie: Kann ich Ihren WhatsApp-Account haben?

Der Wunsch des Patienten, über WhatsApp mit dem Therapeuten in Verbindung zu stehen, stellt einen noch stärkeren Grenzüberschreitungsversuch dar, als die Mobilnummer des Therapeuten zu erfahren. Verbunden ist damit der Wunsch nach permanenter Verbindung, die aus der Reaktionsbildung der scheinbaren Not des Patienten heraus das Kontrollbedürfnis des Patienten verschleiern soll. Um es – vielleicht etwas apodiktisch – kurz zu machen: Ich halte gar nichts davon, einem Patienten – egal, welches Störungsbild er aufweist oder in welcher persönlichen aktuellen Not er ist – die Möglichkeit zu geben, über einen sogenannten Messenger-Dienst wie WhatsApp oder Telegram mit dem Therapeuten zu kommunizieren. Die hierhinter steckenden infantilen Wünsche nach ständiger Verbindung und der Möglichkeit der Kontrolle dürfen nicht agiert werden, sondern müssen korrigiert werden. Das heißt, der Patient muss hier nachreifen und der Forderung des Realitätsprinzips, auf solche infantilen Bindungen zu verzichten, nachkommen. Wir können es nur entsprechend deuten, müssen den Patienten aber hier neurotisch frustrieren. Wir lassen auch keine »wichtige Gründe« gelten, warum es doch notwendig oder sinnvoll sein kann, unseren WhatsApp-Account weiterzugeben. Um es auch wieder kurz zu fassen: Es gibt keinen so wichtigen Grund, der einen permanenten Kontakt notwendig machen würde, quasi ein Monitoring des Patienten rund um die Uhr. Ambulante Psychotherapie ist eben ein eingeschränktes Mittel, das dem Patienten, aber auch dem Therapeuten, größtmögliche Freiräume lässt – zur eigenen Entfaltung und Entwicklung einerseits und zur therapeutischen Arbeit andererseits. Wer »mehr Kontakt und Verbindung braucht«, muss eine stationäre Therapie machen.

Aller Anfang ist schwer – aller Ende oft noch schwerer: Über das Beenden von Stunden

»Der Patient hat die Stunde wieder überzogen!« So lautet eine häufige Klage von Kollegen – doch hat er das wirklich getan? Nein! Denn der Therapeut hat die Aufgabe, dafür zu sorgen, die Stunde zu beenden.

Vielen fällt das schwer. Manchmal ist der Patient gerade »in Fahrt gekommen«, hat etwas Wichtiges erkannt. Dann fällt es oft schwer, einen klaren Schnitt zu machen. Zum einen haben viele in ihrer Ausbildung keine Techniken erlernt, dies wirksam zu tun. Zum anderen wird oft vergessen, dass es nicht immer die wichtigen Erkenntnisse des Patienten sind, die gegen Ende der Stunde auftauchen, sondern häufig vor allem der Trennungsunwille des Patienten. Hier zum einen die Frage an uns selbst: Wollen wir heute tatsächlich noch etwas (freiwillig?) geben oder wissen wir einfach nicht, wie wir den Patienten »loswerden« können? Hier sollte man an die klaren Rahmenbedingungen der Therapie denken, die als Teil der therapeutischen Wirkfaktoren auch die Realität des Lebens abbilden und damit auch ein Repräsentant des Realitätsprinzips in der Therapie sind. Alles ist begrenzt, Zeit und Geld und letztlich auch das Leben. Und wir müssen dies alles einteilen und lernen Prioritäten zu setzen. Denken Sie auch daran, dass ein Patient, der lernt, dass der Therapeut in der Lage ist, für sich zu sorgen und (freundlich) Grenzen setzen kann, dem Patienten hilft, die eigene Selbstfürsorge zu aktivieren. Haben wir ein schlechtes Gewissen dem Patienten gegenüber, lernt er nur, dass es »gut« zu sein scheint, ein schlechtes Gewissen zu haben. Die »Kunst« dabei ist, die Grenze nicht egoistisch zu setzen, sondern als eine Art von Verpflichtung der eigenen Person und Gesundheit gegenüber ohne den anderen dabei zu brüskieren.

Hinweise zum Umgang mit Urlaubszeiten des Therapeuten

Die Urlaubszeiten des Therapeuten stellen immer eine große Anforderung an die Therapie dar. Sie sind eine Erschütterung, ebenso wie Unterbrechung des therapeutischen Prozesses. Krisen gibt es hier meist nicht zu Beginn der Therapie, sondern in späteren Zeiten. Bearbeiten Sie das Ganze richtig, wird die Verzweiflung und Wut des Patienten sich in Enttäuschung und später in Vertrauen in die eigene Selbsthilfefähigkeit umwandeln. Die Urlaubstrennung wird häufig als Aggression vom Therapeuten gegenüber dem Patienten wahrgenommen, ja sogar als Egoismus des Therapeuten – was natürlich eine projektive Umkehrung des Patientenegoismus ist. Natürlich weiß ich, wie schwer es für manche Patienten ist, auszuhalten, dass wir ihm für einige Zeit nicht zur Verfügung stehen. Damit der Patient damit besser umgehen kann, gebe ich meine Urlaubszeiten, die ich im Übrigen nicht Urlaub, sondern Praxispausen nenne, rechtzeitig bekannt. Wenn ich für ein ganzes Jahr planen kann, bekommen die Patienten vor Ende des vorigen Jahres die Regelung. Manchmal kann ich die Planung nur für ein halbes Jahr machen oder Auszeiten für bestimmte Tage des Jahres nur grob einschätzen. Ich schreibe dann zum Beispiel »Herbstpause voraussichtlich von … bis …«. Die klare Benennung der Praxispausen soll dem Patienten auch helfen, seinen eigenen Urlaub zu planen.

In der Regel halten Therapeuten Ihre Praxis zwischen neun und zwölf Wochen pro Jahr geschlossen. Die meisten fahren für die Hälfte dieser Zeit tatsächlich in Urlaub, die andere Hälfte der Zeit arbeiten sie Verwaltungssachen ab, insbesondere die unbeliebten Therapieanträge. Eine kleine Empfehlung für den eigenen Urlaub: Nehmen Sie keine Anträge – auch wenn sie noch so dringend sind – in den Urlaub mit! Ich versichere Ihnen: Die Anträge werden genauso mies wie Ihre Stimmung. Ich selbst entwickle in den letzten Tagen vor meinem Urlaub ein aggressives, dynamisches Potenzial, »bekämpfe« den übervollen Schreibtisch und erfreue mich am Triumph des Sieges, wenn ich ihn leergeschafft habe. So kann ich meinen Urlaub besser genießen und muss ständig nicht mit der Hälfte meines Gehirns an das lauernde Grauen auf dem Schreibtisch zu Hause denken. Ich nehme auch keine Fachliteratur (nach dem Motto: »Das Buch wollte ich doch schon immer lesen!«) mit auf die Reise, denn Urlaub ist Urlaub. Hier mache ich Dinge, zu denen ich sonst nicht komme – wohlgemerkt Dinge, die nichts mit der Praxis zu tun haben. Ich bin zu dieser Zeit wirklich »völliger Egoist« und lasse die Patienten im Stich.

Gesund bleiben – Psychohygiene in der Praxis

Psychotherapeuten haben einen sehr belastenden Beruf – auch wenn dies in der Bevölkerung häufig nicht gesehen wird oder nicht gesehen werden will, das heißt verdrängt wird. 50 Minuten lang müssen wir uns nur auf einen Menschen konzentrieren, müssen unsere Gefühle (Gegenübertragung) unter Kontrolle haben, über psychodynamische, verhaltenstherapeutische oder andere schulenspezifische Konzepte nachdenken, nach Interventionen (oft) ringen. Auch das Schreiben von Antragsberichten, Aktenführung, Buchhaltung, Abrechnung und Supervision sind anstrengend. Kräftezehrend ist die Übertragung und die Arbeit mit den Widerständen der Patienten – traumatische Erfahrungen bekommen wir ungefiltert ab. Psychotherapeuten haben daher nach meinem Dafürhalten ein besonderes psychohygienisches Schutzbedürfnis, weshalb wir auch Patienten »wegschicken« dürfen – und müssen: um uns selbst und damit auch andere Patienten zu schützen.

In diesem Kapitel werde ich einige Überlegungen dazu ausführen, welche Methoden sinnvoll sein können, um unsere Arbeitsfähigkeit zu erhalten.

Auf Grenzen achten und mit anderen verbinden

Um gesund zu bleiben, ist es zunächst wichtig, die eigenen Grenzen zu beachten, also zum Beispiel: keine zusätzliche Stunden aufpacken, wenn man erschöpft ist, die Patienten nach dem Grad der Anstrengung »richtig« verteilen (keine drei Borderline-Patienten hintereinander oder keine schwer depressiven Patienten am Montagmorgen). Wer gerade mit einer eigenen Praxis anfängt, wird seine Grenzen oft nicht kennen, auch wenn er vorher in der Ausbildung schon in Praxen gearbeitet hat. Bedenken Sie: Nach der Approbation stehen Sie allein da und auch allein für alles gerade. Das ist eine ganz neue Erfahrung.

Der zweite Schutzfaktor ist sich mit anderen Kollegen zusammenzuschließen. Das kann in verschiedener Form geschehen und schützt auf jeden Fall vor einer Folie à deux mit dem Patieten, einer gefürchteten Abwehrform, und davor, im Laufe des Berufslebens selbst sozialphobisch oder sozioallergisch zu werden oder gar zum Misanthropen zu mutieren. Denn meist verstehen Menschen aus anderen Berufsgruppen nicht, was an unserer Arbeit so belastend ist. Interkollegialität stützt und schützt uns hier.

Intervision und andere örtliche kollegiale Zusammenschlüsse

Intervisions- und Supervisionsgruppen leisten nicht nur einen Beitrag zur eigenen therapeutischen Entwicklung, sondern bieten auch einen ersten psychohygienischen Schutz. Ich empfehle immer wieder, sich auch andere örtliche interkollegiale Gruppen zu suchen oder zu bilden, zum Beispiel eine Psychohygiene-Gruppe – vielleicht nach dem Motto: »Wir diskutieren nicht über Fälle, sondern lieber über Wasserfälle!« – das heißt, man wandert zusammen, fotografiert oder musiziert miteinander. Auch wechselseitig füreinander zu kochen ist ein Erlebnis mit ebenso psychohygienischem Hintergrund wie zusammen zu wandern oder Kanu zu fahren. Glauben Sie mir, es macht einen Riesenspaß und ist körperlich wie psychisch sehr gesund!

Kollegennetzwerke

Wenn sich Menschen zu größeren überregionalen Gruppen zusammenschließen, ist das eine wunderbare gegenseitige Unterstützung.

Für Psychotherapeuten ist es zudem einen wertvolle Hilfe im Berufsalltag. Zwar gibt es Berufsverbände, doch hier fehlt der Gedanke der Vernetzung und der gegenseitigen Unterstützung. Aus dieser Idee heraus haben wir 2017 das Kollegennetzwerk Psychotherapie (Psychotherapeuten-Netzwerk) gegründet.[9] Es handelt sich dabei um eine kollegiale Interessenvertretung für alle Psychotherapeuten, die auf dem Prinzip der Gegenseitigkeit beruht. Im wöchentlichen Newsletter können Fragen gestellt und Wünsche an andere Kollegen gerichtet werden. Außerdem organisieren wir vieles – Hilfen für den Berufsalltag, Exkursionen und Fortbildungen – und erstellen technische Anleitungen und Formulare, etwa zum Datenschutz. Im Mai 2019 wurde aus dem Kollegennetzwerk Psychotherapie ein eigener Berufsverband, der die Interessen psychotherapeutisch Tätiger vertritt.

Überregionale Aktivitäten und Kongresse

Kongresse sind ein toller Begegnungsort. Man lernt nicht nur etwas für den Beruf, man trifft auch interessante Kollegen – und es macht eine große

9 Mehr Informationen finden Sie auf der Webseite www.kollegennetzwerk-psychotherapie.de.

Freude, gemeinsam einen Vortrag »zu schwänzen« und am Bodensee spazieren zu gehen. Ich glaube, die Tatsache, dass es allein im deutschsprachigen Raum jede Woche mindestens einen Kongress, einen Workshop oder ein Symposium für Psychotherapeuten gibt, zeigt klar, dass wir ein großes Begegnungsbedürfnis haben. Wer einmal auf einem großen Kongress war, weiß, wie laut es in den Pausen ist: »Endlich einmal reden können, wie einem der Schnabel gewachsen ist!« Das heißt: nicht mehr auf die Gegenübertragung oder auf unerwünschte Verstärkertendenzen achten zu müssen. Dies hat uns in unserem Kollegennetzwerk zu zwei weiteren Überlegungen gebracht. Zum einen werden wir künftig »Begegnungs- und Austausch-Kongresse« anbieten, bei denen der kollegiale Austausch und das gemeinsame Erarbeiten von Positionen im Mittelpunkt stehen. Es soll keine langweiligen Vorträge geben – man darf auch so schwänzen, ganz offiziell! Die zweite Überlegung sind psychohygienische Auszeiten und Urlaube für Psychotherapeuten.

Auszeiten und psychohygienische Urlaube

Urlaube und Auszeiten sind wichtig für die Gesundheit. Das gilt zwar für jeden Beruf, aber dennoch kann es sinnvoll oder notwendig sein, ein spezielles Urlaubsprogramm für Psychotherapeuten zu entwickeln – und sei es nur, weil wir uns so das Theater mit der Frage: »Was machst Du beruflich?« und die Folgen ersparen können. Kein Therapeut wird einen anderen (gar nicht erst ungefragt) im Urlaub mit seinen persönlichen Schwierigkeiten belästigen.

Wir haben mit dem Kollegennetzwerk daher zwei Modelle entwickelt: Auszeiten und Urlaube. Für die Auszeiten werden wir in Zukunft Wochenenden und Exkursionen anbieten. Eine Kollegin will dafür sogar ihren umgebauten Bauernhof zur Verfügung stellen. Urlaube wollen wir in schönem Ambiente anbieten, aber fernab von jedem Trubel und touristischen Zerstreuungen, immer verbunden mit konkreten Gesundheitsmaßnahmen. Ab dem Jahr 2019 bieten wir im Frühjahr über das Kollegennetzwerk Psychotherapie zwei Wochen psychohygienischen Urlaub mit Yoga auf der Insel El Hierro an. Mit dabei wird eine Yoga-Lehrerin sein, die selbst Psychotherapeutin ist.

Das berufliche Selbstverständnis

Zur Rolle und Professionalität des Psychotherapeuten

Über die Rolle des Psychotherapeuten herrscht sowohl in der allgemeinen Bevölkerung als auch bei Therapeuten selbst häufig eine Verwirrung oder Verunsicherung, die ich kurz beleuchten möchte. Hierbei geht es mir nicht nur um psychodynamische Aspekte bei den Therapeuten selbst, sondern auch um wichtige inhaltliche Aspekte der therapeutischen Arbeit.

Zunächst einige Vorüberlegungen. Häufig werde ich gefragt, ob ich mich von meinen Patienten vielleicht so deutlich abgrenzen müsse, weil ich sie nicht leiden könne. Doch hier zeigt sich schon ein Grundmissverständnis in Hinblick auf die therapeutische Haltung. Es geht nicht darum, ob wir unsere Patienten leiden können oder nicht – abgesehen davon, dass natürlich eine gewisse Grundsympathie vorhanden sein muss, damit wir diesen schwierigen Prozess auch durchstehen können. Patienten – egal wie sympathisch sie sind oder wie nett wir sie finden – beanspruchen immer unsere Energie, mal weniger, mal mehr. In gewissen Phasen entstehen auch aversive Gegenübertragungsgefühle, die wir nicht verleugnen oder durch Verkehrung ins Gegenteil bekämpfen sollten; vielmehr müssen wir sie zunächst nur wahrnehmen, um sie dann zu containen und gegebenenfalls in verträglicher Form (α-Elemente) wiederzugeben. Es ist der naive, kindliche Wunsch des Patienten, aber auch der Allgemeinbevölkerung, im Therapeuten endlich jemanden zu finden, der einen grenzenlos versteht (was letztlich auch impliziert, dass er alles mit sich machen lässt). Der Therapeut darf keine eigenen Bedürfnisse haben, sondern soll sich nur auf den Patienten »einstellen«, das heißt, dass er alles verstehen *und* billigen soll. Aber verstehen ist nicht gleich billigen. Zwischenmenschliche Grenzen sind wichtig und notwendig in unserem Zusammenleben. Sonst würde es nicht funktionieren! Verstandesmäßig wissen wir das alle, doch die kindlichen Seiten in uns möchten immer wieder gerne in eine Zeit zurück, in der nichts von uns verlangt wurde und die ganze Welt nur für uns da war. Das ist ein unbewusster, kindlicher Wunsch, der immer wieder versucht, sich nach oben zu drängen und sich Raum zu verschaffen. In der Erziehung ist es unsere Aufgabe als Eltern, die Kinder immer mehr mit der Notwendigkeit der Grenzsetzung zu konfrontieren und mit der Akzeptanz dessen, dass der andere Mensch auch Rechte hat. In vergleichbarer Weise ist dies auch Aufgabe in der Therapie, aber kommen wir nun zur Funktion des Therapeuten zurück:

Der Therapeut übt für den Patienten eine Funktion aus. Er ist Hilfs-Ich und verbündet sich mit den gesunden Anteilen des Patienten, um seine kindlichen, neurotischen Anteile zusammen mit ihm bearbeiten zu können. Dazu ist es wichtig, dass der Therapeut seine (hoffentlich sehr großen) erwachsenen Anteile aktiviert – und nur diese. Das heißt nicht, dass wir nicht auch einmal Humor haben dürfen oder kindliche Wünsche nicht verstehen können, sondern nur, dass wir dem Patienten konstant in dieser Funktion zur Verfügung stehen sollen. Die Abwehr von Therapeuten, diese Haltung bedingungslos zu akzeptieren, liegt meiner Ansicht nach darin, dass sie einer eigenen Enttäuschung, für manche auch Kränkung, vorbeugen wollen. Diese Enttäuschung besteht darin, dass wir tatsächlich nur eine Funktion für den Patienten erfüllen. Ein Patient, der sich in uns verliebt, tut dies nicht, weil wir so »toll« sind, sondern weil wir diese Funktion gut erfüllen und er die Vorstellung entwickelt, dass wir doch auch in anderen Bereichen ein gutes Objekt für ihn sein könnten. Es bleibt aber dabei: Wir erfüllen für ihn nur eine Funktion; alles andere ist unsaubere Arbeit. Deshalb ist es auch wichtig, dass die therapeutische Autorität möglichst lange aufrechterhalten bleibt. Denn im Laufe der Therapie widerfährt uns die gleiche Entidealisierung, die der Patient (vermutlich misslungenerweise) mit den Eltern erlebt hat. Eine »gelungene« Entidealisierung beinhaltet auch, dass der Patient die Enttäuschung, dass die Eltern nicht allmächtig und »grenzenlos potent und toll« sind, verarbeiten kann. Dies darf nicht zu einer kompletten Entidealisierung führen und damit einer inneren Entkernung gleichkommen, sondern es soll die Akzeptanz bewirken, dass »die Welt eben nicht perfekt ist«. Das darf aber auch nicht bedeuten, dass der Patient nicht weiter daran arbeiten soll, selber zumindest in die Richtung einer gewissen Perfektion zu arbeiten. Dazu gehört nun auch ein gewisses Maß an Abgrenzung, zum Beispiel, dass ich mit dem Patienten nicht über private Dinge plaudere, dass ich vor ihm in der Praxis bin statt mit ihm hineinzugehen oder dass ich mit ihm kein nettes Alltagsgespräch anfange, wenn ich ihm außerhalb der Therapie begegne. Das Ganze bringt unser Beruf einfach mit sich, genauso wie der Chirurg sich die Hände vor der Operation waschen muss, ein Mundschutz und Handschuhe tragen muss und so weiter. Ich vermeide hier bewusst das Wort »leider«: Es ist so und sollte so sein, weil es nicht anders geht!

Der Lohn der therapeutischen Arbeit

Über den »Lohn therapeutischer Arbeit« gibt es bisher kaum Überlegungen. Ich spreche hier natürlich nicht vom finanziellen Verdienst, der nicht besonders üppig ist und höchstens die Hälfte des ökonomischen Wertes der Behandlung in den Honorar- und Gebührenordnungen trägt, sondern vom ideellen oder auch vom »intrinsischen Wert« der Arbeit. Nur selten zeigen unsere Patienten ihre Fortschritte und bekunden uns gegenüber offen die Erfolge, die sie mit unserer Hilfe erzielt haben. Manchmal, so müssen wir feststellen, werden die Ursachen der Erfolge auch infrage gestellt: »Vielleicht war es ja eine allgemeine Entwicklung meiner Persönlichkeit, die auch ohne Ihre Behandlung stattgefunden hätte.« Wir sind zwar geneigt, unsere Erfolge aus rechtlichen, aber auch aus ethischen Gründen nicht an die große Glocke zu hängen; andererseits sehen wir auch nicht selten den Erfolg, den manche Menschen dann doch erzielen, dürfen dies aber nicht zeigen. So stellen wir nicht selten fest, dass Erfolge von unseren Patienten in der Öffentlichkeit vielleicht Beachtung finden, wobei wir unser Mitwirken daran, unsere »Miturheberschaft« verschweigen müssen. Ich denke hier an Personen des öffentlichen Lebens, die eine Hemmung oder Angst während ihrer Therapie bei uns durchgearbeitet haben und ihr Projekt im Anschluss an diese Arbeit »hemmungslos« durchführen konnten, also ohne Mitwirken der Therapie gar nicht zu dem Ziel gekommen wären. Aus Gründen der Schweigepflicht bleibt uns die Anerkennung von außen stets verwehrt und wir können nur selbst »ein wenig« auf unsere Leistung stolz sein.

Schlussfolgernd muss man sagen, dass ein Erschwernis in unserem Beruf genau dieser Punkt ist: Wir erhalten wenig Anerkennung für unsere Arbeit und dies gesellt sich zu einem weiteren Phänomen, das ich im nächsten Abschnitt beschreiben möchte: die gesellschaftliche Verweigerung der Anerkennung psychologischer Wahrheiten und der »psychologische Größenwahn« in unserer Gesellschaft.

Gesellschaftliche Verweigerung der Anerkennung psychologischer Wahrheiten und der psychologische Größenwahn unserer Gesellschaft

In keinem anderem Bereich wird von Außenstehenden derart mit der tiefsten Inbrunst einer nicht vorhandenen Kompetenz mitdiskutiert wie in dem der Psychologie. Von Psychologie, so könnte man meinen, hat jeder Ahnung, von Psychotherapie ebenso. Dabei spielt es keine Rolle, ob es die Ursachen oder die Behandlung einer Erkrankung oder eine andere psychische oder psychosoziale Problematik betrifft. Mitreden kann jeder und es tut auch fast jeder – und zwar nicht nur in Form von Hypothesenbildungen, sondern in der festen Überzeugung, eine Wahrheit zu vertreten, die keiner Realitäts- oder Wissenschaftsprüfung bedarf. Damit wird gleichzeitig unser Beruf abgewertet als etwas, das »jeder kann«: »Reden kann ich auch«. Mit solchen Aussagen sehen wir uns immer wieder konfrontiert und müssen uns dann Entgegnungen dazu verkneifen, wie naiv oder größenwahnsinnig Menschen doch sind, die so etwas behaupten.

Ich brauche dem geneigten Leser nicht vor Augen zu führen, dass Psychologie und Psychotherapie anerkannte Wissenschaften sind, deren Vertreter nicht etwa Alltagsbanalitäten niederschreiben oder Menschen nur zuhören, sie verstehen und trösten. In keinem anderen Beruf würde sich jemand trauen, von einer größenwahnsinnigen Pseudo-Fachkompetenz Gebrauch zu machen, wie ich sie soeben beschrieben habe. Man würde für verrückt oder übermütig gehalten, wenn man mit einem Elektriker darüber diskutieren wollte, ob er die Verkabelung des Stroms im Haus nicht auch anders bewerkstelligen könne. Sicherlich wäre einem auch ein Aufenthalt in der Psychiatrie sicher, wenn man in einen Physiklehrsaal stürmt, um dort an der Tafel dem Professor eine Formel zu verbessern oder auch nur behauptet, dass das Gesetz der Schwerkraft völliger Unsinn ist. Hinter einem solchen Auftreten steckt meiner Ansicht nach mehrerlei: zum einen ein Wunschdenken über die eigene Person und die Wirklichkeit des Menschen, zum anderen ein Wunschdenken darüber, wie man sich und andere kontrollieren kann, etwa in dem Sinne: »Ich mache mir meine eigenen Gesetze über die Psychologie des Menschen und die zwischenmenschlichen Regeln und Gesetze«. Das ist natürlich sehr komfortabel, weil dann die eigene Psyche, aber auch andere Menschen »nach der eigenen Pfeife tanzen müssen«. Ferner spielt hier auch die Angst vor der Unkontrollierbarkeit unbewusster Prozesse eine Rolle, die jeder spürt und ahnt, zum Beispiel wenn er damit im Traum, in einem Angstzustand, einem Zustand tiefster Verzweiflung und Resignation oder bei ähnlichen unkontrollierbaren Umständen der menschlichen Psyche konfrontiert ist. Die Menschen möchten nichts damit zu tun haben, dass die Psyche unkontrollierbar ist, dass man technisch wenig dagegen tun kann – denn es scheint auch beim Letzten angekommen zu sein, dass Psychopharmaka nur die Symptome, nicht aber die Ursachen bekämpfen.

Vor diesem Hintergrund sehen wir die große Unmöglichkeit, unseren Beruf in der Öffentlichkeit als einen »seriösen« Beruf darzustellen. Wir werden in eine Ecke geschoben mit altruistischen Menschen, die andere aus purer Nächstenliebe versorgen. In der öffentlichen Wahrnehmung bewegen wir uns irgendwo zwischen Pfarrer und Wahrsagerin. Doch auch die Vertreter unserer eigenen Zunft befördern häufig den Umstand, dass solche Vorurteile in der Bevölkerung herrschen: Sie sehen zwar ein, dass das wirklich mickrige Honorar von etwa 80 Euro pro Sitzung eine lächerliche Unterbezahlung ist, haben aber Hemmungen, offensiv für mehr Geld einzutreten. Ja, sie entschuldigen sich auf Demonstrationen fast dafür, dass sie »leider etwas mehr Geld brauchen als das, was ihnen der Rest der Ärzteschaft vom Kassenkuchen übriglassen möchte«.

Entwicklungspsychologie der Praxis

Im Folgenden beschreibe ich die »Entwicklung« einer Praxis. Eine Praxis durchläuft – wie jeder Unternehmen – einen Entwicklungsprozess. Dieser ist noch stärker mit der Entwicklung der eigenen Berufsidentität und der eigenen Persönlichkeit verbunden, als dies bei anderen Berufen der Fall ist. Deshalb will ich diesem Thema hier ein eigenes Kapitel widmen. Die Entwicklungsphasen einer Praxis ergeben sich nicht nur aus der wachsenden Professionalisierung oder der steigenden Erfahrung und der Verbesserung der Therapietechniken – und auch nicht nur aus ökonomischen Aspekten. Die verschiedenen Phasen hängen zusätzlich von der Entwicklung des Praxisinhabers selbst ab. Diese darf nicht außer Acht gelassen werden, da die intrinsische Motivation bei uns die größere Rolle spielt als die wirtschaftliche Absicherung.

Die Startphase

Zur Startphase zählen für mich nicht die Vorbereitungen der Praxiseröffnung; vielmehr beginnt die Startphase an dem Tag, ab dem wir uns Patienten zur Verfügung stehen. Dies ist eine Zeit voller Aufregung und neuen Erfahrungen. Gleichzeitig beschert sie uns einen hohen administrativen, aber auch psychischen Aufwand. In dieser Zeit haben wir kaum Muße, in uns hineinzufühlen und Dinge zu hinterfragen, die passieren, weil wir damit beschäftigt sind, die Praxis »zum Laufen« zu bringen und auch am Laufen zu halten. Die vielen neuen Erfahrungen, aber auch der mannigfache Übertragungsdruck der Patienten fordern unsere ganze Kraft heraus.

Die Hochphase

Wenn wir »den Laden im Griff« haben, können wir beginnen, unseren Erfolg auch zu genießen. Es sind genügend Patienten da, dauernd melden sich neue, sodass wir keine wirtschaftlichen Befürchtungen haben müssen. Jetzt können wir uns endlich inhaltlichen Dingen zuwenden. Wir können wieder Bücher lesen, Fortbildungen besuchen, uns mit Kollegen austauschen – letztlich unsere Arbeit verbessern. Das schafft auch wieder ein Hochgefühl, das für die erlittenen Schwierigkeiten in der Anfangsphase entschädigt. Wie lange diese Hochphase dauert, kann niemand sagen. Ich bin mir aber sicher, dass sie bei jedem irgendwann ein Ende findet und entweder in die Konsolidierungsphase oder direkt in die Gewöhnungsphase übergeht.

Die Konsolidierungsphase

Nach der Hochphase kommt eine Phase, in der wir in ruhigeres Fahrwasser geraten. Die Praxis läuft gut, wir sind mehr oder weniger mit dem Stand unserer Ausbildung zufrieden. Das heißt nicht, dass wir keine weiteren Fortbildungen machen, aber wir sind darum bemüht, uns auf dem bestehenden Niveau zu halten, sowohl was unsere Einnahmen als auch was unseren Wissensstand und unsere therapeutischen Fähigkeiten betrifft. In dieser Phase werden oft alte Hobbys oder in Vergessenheit geratene Dinge wiederbelebt, zu denen man in der psychotherapeutischen Ausbildung und in der Startphase der Praxis wenig Zeit und in der Hochphase wenig Muße hatte. Wir haben auch wieder mehr Zeit für Familie und Freunde oder zum Lesen jenseits von Fachliteratur. Die Konsolidierungsphase geht fast nahtlos in die nächste Phase, die Gewöhnungsphase, über.

Die Gewöhnungsphase

Nahezu unmerklich schließt sich diese Phase an die letzten Phasen an und ist von außen kaum von den anderen zu unterscheiden. Langsam beginnt sich allerdings unser Verhältnis zur Arbeit zu verändern. Dies können wir bemerken, wenn wir das Gefühl haben, diesen neuen Patienten doch schon einmal gesehen zu haben – und damit meine ich nicht, dass wir uns an ihn als Person erinnern, sondern an einen entsprechenden Fall. Dies wird immer häufiger vorkommen und läutet die nächste Phase, die Ermüdungsphase, ein. Viele Kollegen spüren das und bäumen sich noch einmal dagegen auf, indem sie Fortbildungen machen oder gar eine ganz neue Therapiemethode erlernen, die bisher nicht zu ihrem Repertoire gehörte.

Die Ermüdungsphase, der Vorbote des Burn-outs

Der Übergang in diese Phase, die sich unmittelbar aus der Gewöhnungsphase ergibt, verläuft ebenso schleichend und zunächst unbemerkt. Wir merken es daran, dass die Patienten, die neu bei uns ankommen, immer häufiger »schon bekannt« sind. Immer öfter sind wir gelangweilt. Die Langeweile wird nach und nach durch Zustände der Gereiztheit überlagert oder ganz ersetzt. Jetzt helfen auch Fortbildungen wenig und nicht selten kommen Therapeuten nun auf die Idee, sich neu zu orientieren und etwas völlig anderes zu machen – vielleicht eine Tätigkeit als Yogalehrer oder einen ähnlichen Beruf aufzunehmen, in dem man nicht reden oder zuhören muss. Es ist schon ein bisschen paradox: In anderen Berufen bringen Erfahrung und Routine eine Vereinfachung der Arbeit mit sich, bei uns bewirken sie das Gegenteil. Damit will ich nicht sagen, dass Routine nicht hilfreich sein kann, aber die Gleichförmigkeit und das ständige Aushalten des Drucks, unter dem wir andauernd stehen, bereiten uns größte Schwierigkeiten.

Diese Anzeichen sind oft Vorboten eines beginnenden oder Symptome eines bereits manifesten Burn-out-Syndroms, mit dem wir auch in der Praxis durch unsere Patienten immer häufiger konfrontiert werden.

Teil II
Praxisoptimierung

Aktenpflege und Zeitmanagement für Fortgeschrittene

Die wirkliche Belastung einer therapeutischen Praxis liegt nicht in der Belastung, die durch die Patienten entsteht, sondern in der durch die vielen kleinen Dinge, die neben der Arbeit mit den Patienten anfallen. Die ständige Notwendigkeit kurzer Briefe an Krankenkassen und vor allem Anrufe und E-Mails tyrannisieren den Therapeuten und bringen ihn immer wieder vom eigentlichen »Kerngeschäft« ab. Solche Arbeiten stellen eine hohe dysphorische Belastung dar und der Therapeut verdrängt sie häufig, sodass er sie dann am Abend oder gar am Wochenende erledigen muss. Dieses Kapitel soll speziell auf diese Alltagsschwierigkeiten eingehen und den Umgang mit ihnen vertiefen. Ich will hier dazu ermutigen, sich dies wirklich vor Augen zu führen und gleichzeitig empfehlen, möglichst viele dieser Aufgaben ganz abzuwimmeln oder nach der 80-20-Methode zu absolvieren (zu dieser Methode, dem Pareto-Prinzip, siehe das Kapitel »Der Antragsbericht – Wie man mit Erbsenzählen schneller Berichte schreiben kann« in Teil I des Buchs).

»Zettelwirtschaft« – Formulare und Checklisten für mehr Überblick

Auch wenn Psychotherapeuten es ungern wahrhaben wollen, so macht auch eine psychotherapeutische Praxis eine Menge an Verwaltungsarbeit und -aufwand notwendig. Zu Beginn der Tätigkeit hat man das Gefühl, dass jeder Patient in dieser Hinsicht komplexe und immer wieder unterschiedliche Aufgaben nötig macht, die sich nur in wenigen Punkten gleichen. Im Laufe der Zeit wird man feststellen, dass dies nicht der Fall ist, sondern dass vielmehr die Abläufe für jeden Patienten nahezu identisch sind. Wir brauchen bestimmte Unterlagen wie den Konsiliarbericht, eventuell einen Klinikbericht und das Antragsformular. Darüber hinaus fallen noch verschiedene Pflichten und Notwendigkeiten an: das Aufklären des Patienten über die Therapie an sich, aber auch das Besprechen der Rahmenbedingungen, insbesondere der für die Therapeuten lästigen Ausfallregelung. Häufig vergessen Psychotherapeuten den einen oder anderen Punkt – interessanterweise nimmt dieses Phänomen im Laufe der Berufserfahrung zu. Fragen wir uns einmal, warum! Wieso bringt die Erfahrung so eine große Routine mit sich, dass wir sozusagen wie im Schlaf die Dinge abarbeiten? Piloten benutzen Checklisten, die sicherlich jeder erfahrene Pilot im Schlaf herunterbeten kann – trotzdem benutzen sie diese immer noch, immer wenn sie fliegen. Dies soll natürlich verhindern, dass ein Punkt vergessen und damit übersprungen wird, was im Flugzeug fatale Folgen haben kann. Bei uns sind die Folgen weniger fatal – das denken die meisten jedenfalls. Natürlich lösen wir keine Katastrophe aus, wenn wir vergessen, den Konsiliarbericht einzufordern, oder den Klinikbericht noch immer nicht bekommen haben, aber es behindert unsere Arbeit sichtlich. Wir müssen einer Sache hinterherlaufen, haben vielleicht die Therapie schon begonnen und sind mental und psychisch von solchem Kleinkram absorbiert. Es sind nicht Vergesslichkeit oder Zerstreutheit, die viele vielleicht dahinter vermuten würden, es handelt sich um ein ganz anderes Phänomen: Sobald wir uns in der Übertragung mit dem Patienten befinden, »schwingt« unser Unbewusstes mit. Dann sind wir häufig nach den Stunden durcheinander, unkonzentriert, fahrig und machen Fehler. Erfahrene Kollegen kennen das Phänomen. Sie vergessen, etwas Wichtiges für den Patienten aufzuschreiben, tragen den Termin am falschen Tag ein, heften den Bericht in einer falschen Akte ab, um Monate später am eigenen Verstand zu zweifeln und an der Suche zu verzweifeln. Wir haben in der Regel nur zehn Minuten Zeit, um uns wieder zu sortieren. Häufig ist es weniger, wenn der nächste Patient sich schon in unser Unbewusstes »hineinklingelt«. Dann haben wir, ob wir es wollen oder nicht, gleich mit zwei Übertragungen zu kämpfen, denn sobald der zweite Patient in der Praxis ist, ist er auch in unserem Kopf.

Um solchen unsinnigen Fehlern vorzubeugen, empfehle ich eine akribische Selbstkontrolle. Wir brauchen an dieser Stelle nicht zu diskutieren, ob dies zwanghaft ist. Es ist zwanghaft – aber eben auch hilfreich: »Checklisten« können uns helfen, Dinge nicht mehr zu vergessen, wenn wir sie wie Piloten akribisch abarbeiten und auch dokumentieren. Im Folgenden will ich daher einige Hilfsmittel – Vordrucke für Formulare und Checklisten –, die ich im Laufe meiner Praxiszeit entwickelt habe und die sich als hilfreich erwiesen haben, vorstellen.

Aufnahmezettel

Für die telefonische Kontaktaufnahme habe ich ein Aufnahmeformular entwickelt, in dem ich die Eckdaten des Patienten erfasse. Auf diesem Formular erfasse ich Name, Vorname, Geburtsdatum und Anschrift des Patienten. Die Anschrift erfasse ich, weil ich eine Rechnungsadresse für ein eventuell anfallendes Ausfallhonorar haben möchte. Ferner erfasse ich die Festnetz- und die Mobilfunknummer. Dann folgt eine kurze Beschreibung des Vorstellungsgrundes. Ein weiteres Feld habe ich für meine persönlichen Einschätzungen, aber auch zur Vorabüberlegung etwaiger Maßnahmen gemacht. Natürlich gibt es auch noch ein Feld für das Aufnahmedatum sowie für das Datum und die Uhrzeit des Erstgesprächs. Hierzu eine kleine Empfehlung am Rande: Prüfen Sie genau, ob Sie dies auch richtig notiert haben und klären Sie das Datum und die Uhrzeit mit dem Patienten am besten mehrfach ab: »Herr M., wir halten also fest: Erstgespräch am Montag, den 16. Mai um 14 Uhr. Ist das so richtig? ... Gut, dann sehen wir uns am Montag, den 16. Mai um 14 Uhr. Auf Wiederhören.« Abbildung 4 veranschaulicht, wie ein Aufnahmeformular aussehen kann.

Therapielaufzettel

Vor dem Beginn einer Therapie habe ich für die probatorischen Sitzungen einen Laufzettel entwickelt, auf dem ich die Punkte aufgeführt habe, die mir wichtig erscheinen.

Ich lege für jeden Punkt jeweils zwei Felder zum Ankreuzen an: das eine, in dem ich abhake, dass ich etwas, zum Beispiel den Konsiliarbericht, angefordert habe, das andere, wenn ich ihn vom Patienten erhalten habe. Darüber hinaus habe ich noch einige andere Felder vorgesehen, die bestimmte Daten des Patienten erfassen oder kontrollieren sollen. Dies kann jeder individuell gestalten – genauso wie natürlich die Punkte, die abgearbeitet werden sollen. Ich selbst habe noch ein Feld für den bereits geplanten Urlaub des Patienten (in dieser Zeit muss bei mir kein Ausfallhonorar bezahlt werden) sowie für die Kontaktdaten vorgesehen, die ich im Erstgespräch noch einmal kurz abkläre, damit keine Fehler entstehen. Abbildung 5 zeigt ein Beispiel für einen solchen Laufzettel.

Anmeldung Datum: ....

Name: .... Vorname: ....

Straße: .... Ort: ....

Telefon: ....

Patient (Kind): ....

Alter: ....

Symptomatik/Anmeldungsgrund: ....

....

....

überwiesen/empfohlen von: ....

gesuchte Therapie: Kinder/Erwachsene VT/PT/GT

angenommen von: ....

Erstgespräch am: .... bei: ....

Krankenkasse: .... Straße: ....

Freiwillig versichert? ....

Vers.-Nr.: .... Ort: ....

Telefon: .... Sachbearbeiter: ....

Hausarzt: .... PT-Arzt: ....

Straße: .... Straße: ....

Ort: .... Ort: ....

Telefon: .... Telefon: ....

Bemerkungen ....

Abbildung 4: Anmeldeformular

Laufzettel Michael Günther

Erstgespräch: 01.12.2019, 14:00

Lebenslauf angefordert ☐
Lebenslauf erhalten ☐

PTV 1 / Antragsformular angefordert ☐
PTV 1 / Antragsformular erhalten ☐

Adresse Beihilfe/PKV angefordert ☐
Adresse Beihilfe erhalten ☐

Therapierahmenbedingungen besprochen ☐
Therapierahmenbedingungen unterschrieben ☐

Gruppenbedingungen ausgehändigt ☐
Gruppenbedingungen besprochen ☐

Privatabrechnungsvereinbarung besprochen ☐
Privatabrechnungsvereinbarung unterschrieben ☐

Konsiliarbericht angefordert ☐
Konsiliarbericht erhalten ☐

Bericht an Gutachter geschrieben ☐
Bericht an Gutachter abgesandt ☐

Antrag an Kasse abgesandt: Datum: .... ☐
Bewilligung von Kasse erhalten ☐

Termine dem Patienten mitgeteilt ☐
Termine vom Patienten bestätigt bekommen ☐

Ferientermin-Merkblatt ausgehändigt ☐
Ferientermine des Patienten abgefragt ☐

Bemerkungen Rahmenbedingungen:

geplanter Urlaub des Patienten:

Abbildung 5: »Laufzettel«

Individuelle Abstreichlisten

Individuelle Abstreichlisten verwende ich, wenn ich mehreren oder allen Patienten bestimmte Informationen zukommen lassen muss, zum Beispiel, wenn ich die neue Urlaubsplanung fertiggestellt habe oder ich einen Therapietag wegen eines Kongresses ausfallen lassen muss. Dazu schreibe ich die Namen derer, die informiert werden müssen, auf und arbeite die Liste dann konsequent ab, setze also hinter jeden, dem ich die Informationen gegeben habe, ein Häkchen. Sollte ich einmal das Abhaken vergessen – was mir gelegentlich auch passiert –, sodass ich den Patienten eventuell wiederholt informiere, ist dies nicht so tragisch wie zu vergessen, einem Patienten die Information zu geben: Besser doppelt gesagt als einmal vergessen! Bei der Weitergabe von Informationen wie der neuen Urlaubsplanung habe ich es mir angewöhnt, eine entsprechende Anzahl an Formularen auszudrucken, diese in eine Klarsichthülle zu legen und die Abhakliste obenauf zu platzieren. Dann habe ich in den Stunden alles direkt parat und muss es nicht erst suchen.

Das Planen der Antragsberichte

Zum Schreiben von Antragsberichten habe ich bereits in meinem Buch *Der Antrag auf psychodynamische Psychotherapie* (Adler, 2018a) ausführliche Ratschläge gegeben. Zur Optimierung der Praxisarbeit, möchte ich hier ein paar wichtige Hinweise zusammenfassen. Viele Therapeuten scheinen von den Antragsberichten, insbesondere den Umwandlungs- und Fortführungsanträgen völlig überrascht zu werden. Sie scheinen immer ausgerechnet dann anzufallen, wenn man gerade »voll mit Arbeit« ist, was bei Psychotherapeuten in etwa 52 Wochen pro Jahr der Fall ist. Dann werden die Anträge zunächst verschoben (man hat ja noch das ganze Quartal Zeit dafür!), aber ungeschriebene Anträge sind sehr gesellige Zeitgenossen und ihre kommunikative wie bösartige Seite schafft es, Freundschaft mit weiteren ungeschriebenen Anträgen zu schließen. Diese entwickeln sich dann zu »Gremlins«, deren einzige Aufgabe es ist, den Therapeuten zu quälen, ihm ein schlechtes Gewissen und schlechte Laune zu bereiten. Und sie haben ein fieses Machtmittel in der Hand: Wenn sie den Therapeuten nur lange genug quälen und ihn dazu bringen, ihre Nähe zu meiden, bekommt er immer weniger Geld. Irgendwann platzt den meisten Kollegen der Kragen und dann wird ein Wochenende, zwei, drei oder vier Wochenenden lang durchgearbeitet, mit dem heiligen und tatsächlich ernst gemeinten Schwur, dass dies nie mehr vorkommen wird – ein Schwur, der mit der gleichen Vehemenz und Nachhaltigkeit getroffen wird, wie der Schwur eines alkoholisierten Jugendlichen, der nach einer üblen Katererfahrung dem Alkohol für den Rest seines Lebens abschwört. Dann kommen Gedanken auf, Gruppen zu gründen, die sich gegen das Gutachterverfahren wehren oder gar dafür einsetzen, ganz aus dem Kassensystem auszusteigen und Therapie nur noch gegen Barzahlung anzubieten.

Es scheint gegen diese Ohnmacht angesichts der Last zu schreibender Anträge kein Mittel zu geben. Doch es gibt eins: Wenn wir unsere Anträge rechtzeitig planen, kommen wir niemals in die Bredouille. Ich kann für jeden Patienten ziemlich genau ausrechnen, wann ein neuer Antrag fällig wird. Habe ich eine Kurzzeittherapie bewilligt bekommen, kann ich im Kalender genau auszählen, wann die 25. Stunde ist. Gehe ich vier Wochen zurück, also ungefähr zu dem Tag der 20. Stunde, so weiß ich, dass jetzt ein Umwandlungsantrag notwendig ist – und einen entsprechenden Vermerk notiere ich an diesem Datum in meinen Kalender. Ja, ich habe feste Termine für Anträge und schreibe sie auch genau an diesem Tag. Jetzt könnten Kritiker sagen: »Was ist, wenn der Patient die Therapie nicht weitermachen möchte?« Andere werden sagen: »Was ist, wenn in den folgenden zwei Stunden ganz wichtige Dinge passieren oder Erkenntnisse kommen? Was ist, wenn der Patient drei Wochen Urlaub macht?« Ich lasse diese Argumente alle nicht gelten, denn sie haben nur eine scheinbare Existenzberechtigung. Vielmehr sollen sie den bei Therapeuten beliebten Verdrängungsmechanismen zur Verleugnung der Notwendigkeit, Anträge zu schreiben, dienen. Ich vergebe diese Termine, die hierfür gesetzt habe, niemals an andere Patienten – auch, wenn einer »dringend« einen Termin braucht. Ich handhabe es dann so, als wäre der Termin auch von einem Patienten besetzt – und das ist er letztlich auch: nämlich von demjenigen Patienten, für den ich den Antrag schreiben muss. Denn ich habe die Verantwortung für seine Therapie und muss dafür sorgen, dass sie weitergeht.

Eine berechtigte Frage ist natürlich, was passiert, wenn rein rechnerisch in eine Woche fünf Anträge fallen? Natürlich können Sie nicht fünf Anträge in einer Woche schreiben. Ich persönlich handhabe es so, dass ich pro Woche einen Antrag schreibe, wofür ich mir jeweils an einem Vormittag Stunden fest freihalte. Wenn rechnerisch einmal mehrere Anträge in einer Woche geschrieben werden müssten, so verteile ich sie auf mehrere

Wochen, indem ich einzelne Anträge zeitlich vorziehe. Auch hier wird häufig die Frage gestellt: »Was ist, wenn in den kommenden Stunden eines vorgezogenen Antrages noch ganz wichtige Erkenntnisse kommen?« Da kann ich nur sagen: Pech (oder Glück?) gehabt! Dann ist es so und ich habe neues Material für den nächsten Fortführungsantrag.

Bei jedem neuen Patienten trage ich die Termine für die notwendigen Anträge sofort in meinen Kalender ein, auch den für den ersten und den zweiten Fortführungsantrag (auch wenn ich noch nicht weiß, ob diese geschrieben werden müssen). Natürlich ist dies bei den Fortführungsanträgen nicht so einfach umzusetzen, da wir oft nur einen Kalender für das aktuelle Jahr vorrätig haben. Hier helfe ich mir, indem ich die Daten für die erforderlichen Anträge sowohl in die Akte des Patienten schreibe als auch in eine selbst angelegte Liste, in der nur die Kalenderwochen der kommenden Jahre stehen. Sobald der Kalender für das neue Jahr da ist, übertrage ich die Termine aus meinem provisorischen Kalender. Dieses Vorgehen mag sehr zwanghaft, akribisch und überdiszipliniert klingen, doch es hat mir sehr geholfen, nicht nur meine Arbeit zu strukturieren, sondern auch den Anträgen den Schrecken des »plötzlichen Auftretens« zu nehmen. Und: Ich kann beim Blick in den Kalender immer sehen, mit wem ich die notwendige Verlängerung besprechen muss und für wen ich ein neues Antragsformular ausdrucken muss. Wie ein ausgefüllter »Antragskalender« aussehen kann, zeigt Abbildung 6.

Januar	April	Juli	Oktober
Barzel 25 → 60	Adam 60 → 100	Nass 160 → 300	Trofobie 60 → 100
Koll 60 → 100	Bolz 25 → 60		
Pelzer 25 → 60			

Abbildung 6: Antragskalender

Die Verbesserung der Erträge

Im folgenden Kapitel möchte ich einige Wege aufzeigen, um unsere Erträge aufzubessern – dies zum einen, indem ich Hinweise dazu geben, wie wir, unseren Umsatz erhöhen können, zum anderen durch Ratschläge zur Verbesserung der Erträge, also des Verhältnisses zwischen dem Umsatz und dem, »was übrig bleibt«.

Erhöhung der Umsätze im psychotherapeutischen Kerngeschäft

Strukturzuschläge der gesetzlichen Krankenkassen

Im September 2015 wurde im »Erweiterten Bewertungsausschuss« beschlossen, fleißige Psychotherapeuten zu »belohnen«. Wenn eine psychotherapeutische Praxis zu 50 Prozent ausgelastet ist, bekommt der Psychotherapeut für jede Sitzung einen Zuschlag. Mit dem Strukturzuschlag soll Psychotherapeuten die Möglichkeit gegeben werden, ihre höheren Aufwendungen, zum Beispiel für eine Bürokraft, auszugleichen. Hierfür wurden im einheitlichen Bewertungsmaßstab (EBM) die Ziffern 35571, 35572, 35573 geschaffen. Das bedeutet, dass der Therapeut ab Erreichen der Mindestpunktgrenze von 178.407 Punkten im Quartal bei einem ganzen Vertragssitz (das bedeutet: etwa ab der 195. Sitzung) für jede weitere Sitzung folgende Zuschläge erhält:

- für psychotherapeutische Einzelsitzungen je 166 Punkte (= 17,97 Euro)
- für Gruppensitzungen (große Gruppe ab 9 Teilnehmer) 70 Punkte (= 7,58 Euro)
- für Sprechstundensitzungen (50 Minuten = 2 Sitzungen) 168 Punkte (= 18,18 Euro)

Addiert man den Zuschlag zum gültigen Stundensatz nach EBM, ergibt sich daraus für eine Einzelsitzung ein Honorar von 117,75 Euro.

Diese Strukturzuschläge müssen nicht beantragt oder im Abrechnungsprogramm eingegeben werden. Sie werden bei der Abrechnung von der Krankenkasse automatisch zugeschlagen. Das hört sich zunächst gut an – aber hat die Sache auch einen Haken? Die Antwort ist: Allerdings – und zwar hat die Sache hat nicht nur einen, sondern gleich mehrere Haken!

Haken 1: Der Strukturzuschlag wird quartalsweise berechnet. Um ihn zu bekommen, benötigt ein Psychotherapeut in dem Quartal mindestens ein Volumen von 178.407 Punkten. Das entspricht, ein wenig aufgerundet 194 Sitzungen pro Quartal (⌀ 17 Sitzungen pro Woche[10]).

Haken 2: Der Strukturzuschlag wird nur für die genehmigten Sitzungen, die Akutbehandlung und die Sprechstunden bezahlt.

Haken 3: Für die erforderliche Sitzungszahl werden auch nur die genehmigten Sitzungen berücksichtigt. Probatorische Sitzungen, psychotherapeutische Gespräche, Anamnese, Testverfahren und Antragsberichte werden nicht berücksichtigt.

Haken 4: Urlaubszeiten des Therapeuten werden nicht berücksichtigt, als anteilsmäßig von der erforderlichen Sitzungszahl abgezogen.

Haken 5: Den vollen Zuschlag gibt es nur bis zu einer Obergrenze von 387 Sitzungen pro Quartal (⌀ 34 Sitzungen pro Woche), danach gibt es ab der 388. Sitzung den halben Zuschlag. Bei 451 Sitzungen im Quartal (⌀ 39 pro Woche) ist Schluss: Ab der 452. Sitzung je Quartal gibt es keine Zuschläge mehr. (Allerdings glaube ich, dass wir diesen fünften Haken getrost vernachlässigen dürfen. Es geht ja um die genehmigungspflichtigen Leistungen der gesetzlichen Krankenversicherungen.)

Haken 6: Werden bei einer Prüfung durch die Kassenärztlichen Vereinigung nachträglich Sitzungen gestrichen, werden die Strukturzuschläge auch neu berechnet. Viele Kollegen dürften die Strukturzuschläge nur knapp erreichen. Und es können schon einige gestrichene Sitzungen dazu führen, dass der Kollege unter die erforderliche Sitzungszahl fällt. Dann muss er nicht nur die gestrichenen Sitzungen erstatten, sondern auch die Strukturzuschläge.

10 Diese Berechnung geht von sechs Wochen Jahresurlaubszeit aus. In der Regel machen Psychotherapeuten jedoch länger Urlaub, weil sie eine höheren psychohygienischen Regenerationsbedarf haben.

Ich bewerte die Strukturzuschläge dementsprechend als einen gut gemeinten Versuch, der aber gleichzeitig auch wieder eine Ohrfeige für Psychotherapeuten darstellt. Denn hier werden nur die genehmigten Sitzungen als »echte Therapie« bewertet. Die probatorischen Sitzungen und die psychotherapeutischen Gespräche scheinen »mindere Leistungen« zu sein. Ich glaube nicht, dass ich weiter begründen muss, dass probatorische Sitzungen ein wichtiger Bestandteil der Gesamttherapie sind, wie wichtig die Diagnostik und Konzeptualisierung der Therapie sind und dass gerade probatorische Sitzungen ein höheres Maß an Aufmerksamkeit und psychotherapeutischer Handlungsbereitschaft erfordern als die Sitzungen einer genehmigten Psychotherapie. Mit den Strukturzuschlägen werden die probatorischen Sitzungen nicht mehr um 26 Prozent, sondern um 37 Prozent abgewertet!

Wer die Zuschläge wirklich bekommen will, muss vermutlich 20 bis 25 Sitzungen pro Woche erbringen, da neben den genehmigten Sitzungen auch noch probatorische Sitzungen, Anamnesen und Antragsberichte anfallen.

Gruppentherapien

Gruppentherapie sind eine äußerst lukrative Möglichkeit, seine Honorare aufzubessern, und zwar etwa um den Faktor 2: Das bedeutet, dass Sie für zwei Zeitsitzungen bei voller Gruppenbesetzung vier bis viereinhalb Sitzungen bezahlt bekommen. Um es gleich vorwegzunehmen: Ich persönlich halte Gruppentherapie für eine sehr wirkungsvolle psychotherapeutische Methode, die in den letzten Jahren auch im Zuge einer zum Egoismus motivierenden Individuations- und Selbstverwirklichungswelle in Verruf geraten ist. Das heißt, ich mache Gruppentherapien nicht, weil sie meine Umsätze verbessern, sondern weil ich von ihrer Wirksamkeit überzeugt bin. Gruppentherapien wirken der Vereinsamungstendenz entgegen und helfen bei vielen Störungen, deren Auswirkungen insbesondere im sozialen Bereich zu finden sind. Selbstwertproblematiken, Ängste und die Verzerrung der eigenen Wahrnehmung können hier rasch, nachhaltig und effektiv verbessert werden. Allerdings dürfen wir uns nicht vormachen, dass wir mit sechs oder sieben Gruppen genauso viel verdienen, wie mit einer vollbesetzten Einzelpraxis. Das ist zwar rechnerisch richtig, aber psychisch und vom Aufwand her kaum bzw. eher gar nicht zu bewältigen. Bedenken Sie, dass

Sie dann zwischen 54 und 63 Patienten in Ihrer Praxis haben, wodurch sich auch der Aufwand in den probatorischen Sitzungen, der Diagnostik, der Anamneseerhebung und beim Antragsschreiben deutlich erhöht. Die Vorstellung, an zwei Tagen in der Woche zwei Gruppensitzungen zu absolvieren, an den restlichen Tagen nur jeweils zwei Stunden zu arbeiten und »das Geld im Sack« zu haben, ist illusorisch. Sie werden nebenher mindestens vier bis fünf Stunden täglich darauf verwenden müssen, die Gruppen am Laufen zu halten. Dadurch wird sich natürlich Ihr Einkommen tatsächlich deutlich verbessern, die entscheidende Frage ist aber: Wie lange werden Sie das durchhalten? Erfahrungsgemäß sind ein bis zwei Gruppen pro Woche ein guter Wert, der, wenn die Gruppen eingeführt sind, auch die Belastung, die durch das »Rekrutieren« neuer Patienten bei Ausscheiden von Gruppenmitgliedern und den erhöhten Antragsaufwand nicht übermäßig ins Gewicht fallen lässt. Auch hier müssen wir uns also wieder von der Illusion verabschieden, etwas gefunden zu haben, womit wir vielleicht doch reich werden könnten.

An dieser Stelle möchte ich dazu mahnen, Gruppen nicht aus finanziellen Gründen anzubieten, sondern aus indikatorischen Abwägungen. Aus therapeutischen Gründen rate ich davon ab, etwa damit zu werben, dass Patienten bei Ihnen sofort zunächst für ein halbes Jahr einen Platz in einer Gruppe bekommen (KZT) und dann einen Einzeltherapieplatz, wenn ein solcher frei ist. Wir betreiben keine Kliniken oder Akutkrankenhäuser, in denen die Patienten erst einmal irgendwo »geparkt« werden müssen, wie zum Beispiel auf einer geschlossenen Abteilung, bis sie stabil genug und therapeutisch zugänglich sind. Schnell liegt bei einem solchen Vorgehen der Verdacht nahe, dass die Wartezeit der Patienten pekuniär ausgebeutet wird, statt dass eine klare Indikationsstellung erfolgt. Denn ich weiß nie, wenn ein Patient sich neu anmeldet, ob er für eine Gruppentherapie oder eine Einzeltherapie geeignet ist bzw. welche Methode die für ihn bessere ist.

Diagnostik

Diagnostik, das heißt hier speziell das Anwenden psychologischer Testverfahren, führt in der Psychotherapie ein stiefmütterliches Dasein. Meist sind es Kinder- und Jugendlichenpsychotherapeuten, aber auch Verhaltenstherapeuten, die Tests anwenden. Tiefenpsychologisch fundierte Psychotherapeuten, aber auch Psychoanalytiker wenden Tests selten an, lehnen sie oft ab. Ich will hier keine Diskussion darüber führen, ob Tests sinnvoll sind oder nicht, sondern nur darauf hinweisen, dass mit Tests auch Geld verdient werden kann. Allerdings gibt es einen »Wermutstropfen« der gesetzlichen Krankenkassen: Sie bezahlen im »Fünf-Minuten-Takt, das heißt: Pro vollendete fünf Minuten gibt es Geld, umgerechnet auf eine Therapiestunde nur 29,80 Euro (2,98 Euro pro vollendete fünf Minuten) für standardisierte (EBM-Ziffer 35600) und psychometrische Testverfahren (EBM-Ziffer 35601; Intelligenztest, Persönlichkeitsfragebogen) und 49,– Euro (4,90 Euro pro angefangene fünf Minuten) für projektive Testverfahren (EBM-Ziffer 35602; z. B. TAT, Rorschach, Sceno, FIT, VF). Aber – und das ist wiederum das Positive – die Testleistung muss nicht vom Psychotherapeuten selbst erbracht werden. Hier können auch Praktikanten, zum Beispiel Psychologiestudenten, günstig eingesetzt werden.

Ich werde im Folgenden separat auf die Verdienstmöglichkeiten durch Diagnostik bei gesetzlichen und bei privaten Krankenkassen eingehen.

Diagnostik bei gesetzlichen Krankenkassen

Gesetzliche Krankenkassen bezahlen folgende Leistungen:

- bei Erwachsenen: maximal 854 Punkte je Quartal; entspricht 153 Minuten standardisierte und psychometrische Testverfahren oder 93 Minuten projektive Testverfahren
- bei Kindern und Jugendlichen: 1.280 Punkte je Quartal; entspricht 229 Minuten standardisierte und psychometrische Testverfahren oder 139 Minuten projektive Testverfahren

Maximal werden im Erwachsenenbereich 93,94 Euro und im Kinder- und Jugendlichen-Bereich 140,80 Euro pro Patient und Quartal bezahlt.[11] Im Folgenden gebe ich zwei Beispiele, wie Sie hier Testverfahren einsetzen können.

Beispiel 1

Eingangsdiagnostik für ein zwölfjähriges Kind, Eingangssymptomatik: Schulangst, Konzentrationsschwierigkeiten, Trennungssituation.

Zur Prüfung der intellektuellen Leistungsfähigkeiten und der Konzentrationsfähigkeit setze ich den IST-2000-R ein. Zwei projektive Testver-

11 Stand aller Testziffern: Quartal 4/2019.

fahren setze ich ein, um die intrapsychische Konfliktkonstellation erfassen zu können.

- Test 1: IST-2000-R; Dauer inkl. Auswertung 130 Minuten = 26 × Ziffer 35600 EBM = 87,78 €
- Test 2: Verzauberte Familie (VZ); Dauer inkl. Auswertung 25 Minuten = 5 × Ziffer 35602 EBM = 24,90 €
- Test 3: Sceno-Test; Dauer inkl. Auswertung 30 Minuten = 6 × Ziffer 35602 EBM = 29,88 €
- Gesamt-Abrechnung: 142,56 €
- Lizenzgebühr IST-2000-R: 16 € [12]
- Gewinn: 126,56 €

Beispiel 2:
Eingangsdiagnostik für einen Erwachsenen mit depressiver Symptomatik sowie Schlaf- und Arbeitsstörungen:

- Test 1: Fragebogen zur Erfassung von Ressourcen und Selbstmanagementfähigkeiten FERUS; Dauer inkl. Auswertung 25 Minuten = 5 × Ziffer 35600 EBM = 15,15 €
- Test 2: Burn-out-Screening-Skalen (BOSS); Dauer inkl. Auswertung 20 Minuten = 4 × Ziffer 35600 EBM = 12,12 €
- Test 3: Thematischer Apperzeptionstest (TAT); Dauer inkl. Auswertung 60 Minuten = 12 × Ziffer 35602 EBM = 59,76 €
- Gesamt-Abrechnung: 87,03 €
- Lizenzgebühr FERUS: 7 €
- Lizenzgebühr BOSS: 6 € [13]
- Gewinn: 74,03 €

Diagnostik bei privaten Krankenversicherungen

Bei Privatpatienten und Selbstzahlern können Sie Testverfahren nach der Gebührenordnung für Privatpatienten (GOÄ für Ärzte, GOP für Psychologische Psychotherapeuten und Kinder- und Jugendlichen-Psychotherapeuten) abrechnen. Hier können projektive Testverfahren (GOÄ-Ziffer 855),

12 Einsatz über das HTS 5-Online-Testsystem der Testzentrale (Kauf eines Tests nicht notwendig).

13 Einsatz über das HTS 5-Online-Testsystem der Testzentrale; der TAT ist zurzeit noch nicht als Online-Version verfügbar.

standardisierte Intelligenz- und Entwicklungstests (GOÄ-Ziffer 856) und orientierende Testverfahren (GOÄ-Ziffer 857) abgerechnet werden. Meist gelten bei den privaten Krankenkassen keine Mengenbegrenzungen, was die Tests angeht. Bei den genannten drei Testverfahren ergeben sich folgende Gewinne:

- 855 – Anwendung und Auswertung projektiver Testverfahren (zum Beispiel Rorschach-Test, TAT) mit schriftlicher Aufzeichnung: insgesamt 42,08 €
- 856 – Anwendung und Auswertung standardisierter Intelligenz- und Entwicklungstests (Staffeltests oder HAWIE(K), IST/Amthauer, Bühler-Hetzer, Binet-Simon, Kramer) mit schriftlicher Aufzeichnung: insgesamt 21,04 €
- 857 – Anwendung und Auswertung orientierender Testuntersuchungen (z. B. Fragebogentest nach Eysenck, MPQ oder MPI, Raven-Test, Sceno-Test, Wartegg-Zeichentest, Haus-Baum-Mensch, mit Ausnahme des sogenannten Lüscher-Tests): insgesamt 6,76 €

Die Abrechnungsziffern können für den ganzen Test inklusive Auswertung angesetzt werden. Wer einen HAWIK bei Privatpatienten anwendet, »zahlt drauf«: Erfahrungsgemäß dauert der Test inklusive Auswertung 90 Minuten, was einem Wert von 1,17 € pro fünf Minuten entspricht, während die gesetzlichen Krankenkassen hierfür 2,92 € bezahlen. (Diese hätten 52,56 € für die gleiche Leistung bezahlt.)

Natürlich möchte ich hier keine Anleitung dazu geben, Patienten mit Tests zu überhäufen, nur um zusätzliches Geld zu generieren. Es geht vielmehr darum, dass Testverfahren, zum Beispiel bei der Eingangsdiagnostik, aber auch zur Verlaufskontrolle sehr sinnvoll sein können und zusätzlichen noch den Umsatz verbessern.

Honorare für Leistungen außerhalb der Gebührenordnung

Unsere Honorare für psychotherapeutische Leistungen sind durch die Gebührenordnungen geregelt und damit auch eingeschränkt. Nur in begründeten Ausnahmefällen dürfen wir den 3,5-fachen Satz für psychotherapeutische Leistungen bei Privatpatienten nehmen. Bei den gesetzlichen Krankenkassen sind die Honorare festgelegt. Der Vorteil: Es gibt immer genug Patienten, die Therapie brauchen und sich diese auch »leisten können«, weil sie von der Solidargemeinschaft bezahlt wird. Das Einkommen eines Psychotherapeuten ist damit (relativ) sicher. Allerdings ist es in der Regel auch nicht steigerungsfähig, wenn wir uns selbst nicht ausbeuten wollen, um zum Beispiel mit einem Patienten am Freitagabend um 22 Uhr an seiner »Selbstfürsorge« zu arbeiten.

Es gibt aber Möglichkeiten, sein Einkommen als Therapeut zusätzlich aus »anderen Quellen« zu generieren, ohne unethisch oder unseriös zu werden. Häufig spielt hier weniger der extrinsische Faktor die treibende Rolle, sich auch in anderen Feldern zu engagieren, sondern der intrinsische: Nur Therapie anzubieten kann auf Dauer für viele Psychotherapeuten ermüdend werden und keine neuen Herausforderungen bieten. Sie suchen sich andere Berufsfelder – häufig nicht zu Beginn ihrer Praxistätigkeit, sondern erst nach der »Konsolidierungsphase« oder nach längerer Praxistätigkeit. Man könnte auch sagen: Sie beugen einem »Bore-out« vor. Ich will hier exemplarisch einige Felder bzw. Verdienstmöglichkeiten benennen, die sich für uns anbieten.

Beratung

Wenn Sie sich fragen, warum ich der Beratung ein ganzes Kapitel widme, weil sich das Thema doch eigentlich aus sich selbst heraus erklärt und keiner weiteren Erörterung bedarf, so kann ich Ihnen versichern, dass das Thema einige Schwierigkeiten mit sich bringt. Fragen wir uns zunächst, worin die Unterschiede zwischen Beratung und Therapie bestehen. Auch hier werden sich einige fragen, warum wir dies tun. Es erscheint aber aus einem psychodynamisch evidenten Grund wichtig. Zunächst gibt es eine Gemeinsamkeit: In beiden Fällen sucht uns jemand auf, der mit einer Schwierigkeit – vordergründig »Problem« genannt – nicht mehr allein zurechtkommt. Er möchte etwas an seiner Situation verändern und schafft es offenbar nicht allein. Der große Unterschied zwischen Beratung und Therapie ist der Auftrag des Hilfesuchenden an den Therapeuten. Der Ratsuchende wendet sich entweder an einen Experten, weil er ein Problem nicht bzw. nicht mehr allein lösen kann oder weil er den Rat eines Dritten oder eines Fachmannes hinzuziehen möchte. Der Psychotherapiepatient möchte etwas an sich verändern und nimmt dazu die Hilfe eines Fachmannes in Anspruch.

Vordergründig suchen Patienten natürlich häufig »Rat« bei uns, indem sie uns fragen, wie sie sich in der einen oder anderen Sache entscheiden oder verhalten sollen; oder sie wollen wissen, wie wir uns entscheiden oder verhalten würden. Natürlich dürfen wir keinen Rat erteilen, sondern müssen die Thematik mit unseren therapeutischen Mitteln bearbeiten. Doch nicht selten erteilen wir Empfehlungen – manchmal indirekt, indem wir den Patienten zum Beispiel fragen, ob er in der Angelegenheit einen Anwalt hinzugezogen hat und so weiter, aber häufig auch direkt, wenn es zum Beispiel in Kindertherapien um Erziehungsfragen oder Einstellungen der Eltern geht, die es bestenfalls zu ändern gilt. Damit sind wir quasi schon beim Kern des Problems, zumindest wie es sich in der psychotherapeutischen Praxis häufig darstellt: Psychotherapeuten neigen dazu, die beiden Bereiche Therapie und Beratung miteinander zu vermischen. Das hat zur Folge, dass Ratsuchende häufig eine (für sie selbst) kostenlose Beratung auf Kosten der Krankenkasse von uns erhalten. Natürlich können wir uns immer damit herausreden, dass wir ja zunächst einmal feststellen müssen, ob der Patient nicht eine psychische Krankheit oder eine behandlungswerte Problematik mit sich bringt und die vorgebrachte Schwierigkeit nur symptomatischer Ausdruck einer tiefer liegenden Störung ist, aber Hand aufs Herz: Spätestens nach der ersten Sitzung weiß ein erfahrener Therapeut, ob der vor ihm sitzende Mensch Beratung oder Behandlung braucht. Natürlich hat jeder Mensch seelische Bereiche, mit denen er im Unreinen ist; dies rechtfertigt aber nicht immer gleich eine Behandlung.

Die eigentliche Scheu der Therapeuten, die hinter der Vermengung beider Bereiche steht, ist es, finanziell klar Stellung zu beziehen. Wenn wir zu der Überzeugung kommen, dass jemand Beratung sucht, so müssten wir ihm diese auf eigene Kosten anbieten. Dann kommen wir schnell zu dem Problem der »Wertigkeit« unserer Arbeitsleistung. Die Ursachen dafür, dass Psychotherapeuten solche Schwierigkeiten haben, klar Stellung dazu beziehen, dass sie auch eine Dienstleistung für Geld erbringen, habe ich an verschiedenen Stellen bereits erörtert. Hier noch einmal in Kürze: Ich denke, dass es sich hierbei um eine Mischung aus Identifizierung mit dem Patienten und einer Aggressionshemmung und Reaktionsbildung zur Vermeidung der eigenen Gier handelt. Warum sollten wir nicht ein angemessenes Honorar für Dienstleistungen verlangen, das den Marktrealitäten entspricht? Ich führe hier einige Beispiele für Beraterhonorare pro Stunde (60 Minuten) aus anderen Bereichen an, wobei die Mehrwertsteuer immer gleich hinzuaddiert ist, da wir diese ja zahlen müssen und nicht erstattet bekommen. Dabei habe ich bewusst die untersten Honorargrenzen[14] gewählt:

- Bausachverständiger: 150 Euro
- Rechtsanwalt: 220 Euro
- betriebswirtschaftlicher Berater: 180 Euro
- unabhängiger Versicherungsberater: 150 Euro

Bei diesen Honoraren zuckt kein Mensch zusammen. Die meisten denken: So ist das halt, guter Rat ist eben teuer! Nur von uns selbst wollen wir das nicht glauben. Wir scheuen uns, ein angemessenes Honorar zu fordern, das für unsere Ausbildung und Verantwortung adäquat ist. Warum sollten wir nicht 120 oder gar 150 Euro vom Patienten verlangen? Immerhin haben wir ein mindestens fünfjähriges Studium und eine mindestens drei, eher fünf bis sechs Jahre dauernde psychotherapeutische Fachausbildung absolviert. Und die meisten von uns haben weitere, über die gesetzliche Pflicht hinausgehende psychotherapeutische Qualifikationen erworben. Warum sollen wir uns das nicht vergüten lassen? Abgesehen davon kommt noch eine dritte Qualifikationsquelle hinzu: unsere Berufserfahrung. Denn wir arbeiten nur am Anfang unserer Berufskarriere ausschließlich auf dem Hintergrund einer theoretischen Basis. Später wird diese immer mehr durch die Berufserfahrung ergänzt. Und das ist sein Geld wert! Die Frage ist nur, wie man das an den Mann bringt.

Zunächst können wir dem Patienten sagen, dass wir glauben, dass er eher eine Beratung als eine Psychotherapie benötigt, und ihn dann informieren, dass diese von der Krankenkasse nicht bezahlt wird. Häufig beginnen hier erste Diskussionen darüber, ob man die Beratung nicht doch irgendwie mit der Kasse abrechnen kann. Hier ist die Charakter- und Ich-Stärke des Therapeuten gefragt. Wenn er es sich einfach machen möchte, wird er vielleicht dazu neigen, diesem Wunsch tatsächlich zu entsprechen. Weigert er sich nämlich, wird er sich mit der Enttäuschung und dem Ärger des Patienten auseinandersetzen und Stellung beziehen müssen. Gegebenenfalls wird der Patient auch weiter versuchen, ihn dazu zu bewegen, entspre-

14 Die Beträge verstehen sich stets inklusive Umsatzsteuer, denn die muss ein Endverbraucher immer aus eigener Tasche bezahlen – Unternehmen nicht, aber für die wäre unser Honorar lächerlich niedrig. Eine Stunde Coaching für 90 Euro anzubieten, wäre gerade zu selbstschädigend, würde als Ausdruck und Eingeständnis von Inkompetenz gewertet: Wer so billig ist, kann nicht gut sein.

chende Konzessionen zu machen. Im »schlimmsten Fall« wird der Patient sich seinen Rat bei einem anderen Therapeuten holen, der bereit ist, dies über die Kasse abzurechnen.

Zugegebenermaßen ist eine gewisse Skepsis der Beratung gegenüber nicht unbedingt unangemessen – zumindest im deutschen Kulturkreis! In den USA ist Beratung schon fast eine Selbstverständlichkeit. Es gibt Berater für nahezu alle Lebensfragen: Hochzeitsberater, Messie-Berater und viele andere mehr. Ja, es gibt sogar einen ganzen Berufsstand – die Counselor –, der in einer Zwischenwelt zwischen Beratung und Therapiearbeiten anzusiedeln ist. Dinge, die in den USA entwickelt werden, kommen in der Regel mit einer Verzögerung von etwa zehn Jahren bei uns an. Nach England ist diese Welle bereits übergeschwappt und es kann damit gerechnet werden, dass diese Entwicklung auch bei uns Einzug hält. Dazu gehört meiner Ansicht nach aber auch, dass es sich zur Kultur entwickelt, dass man für guten Rat auch gutes Geld bezahlen muss und sich diesen Rat nicht erschwindeln darf. Das ist leider in unserer »Geiz ist geil«-Kultur ein häufig zu beobachtendes Phänomen: Menschen holen sich im Fachhandel Rat, um dann günstig im Internet zu kaufen.

Eine Kultur entwickelt oder ändert sich nicht einfach durch Werbekampagnen oder Appelle von außen, sondern nur dadurch, dass auch entsprechende Impulse von innen kommen. Hier können Sie als Psychotherapeut anfangen, für Beratung Geld zu nehmen. Beratung ist auch eine willkommene Abwechslung zum therapeutischen Alltagstrott und entlastet auch von dem von Therapeuten selbstauferlegten Druck, dass sich etwas verändern muss. Der Ratsuchende kann unseren Rat annehmen oder verwerfen – bezahlen muss er aber auf jeden Fall!

Supervison

Supervision bringt in der Regel nicht viel mehr Geld ein, wenn wir sie bei Kandidaten machen. Kandidaten haben ohnehin wenig Geld und hier drücken wir aus mentoraler Loyalität auch gerne mal ein Auge zu. Erfahrungsgemäß zahlt aber kein Kandidat mehr als 85 Euro pro Supervisionssitzung. Damit wäre Supervision finanziell nicht sonderlich lukrativ. Aber sie ist aus einem anderen Grund interessant: Auch Supervision bietet nicht nur die Möglichkeit, eine Abwechslung vom therapeutischen Alltag zu bekommen, sondern auch noch die Chance, seine eigenen Erfahrungen zu überprüfen, zu verbessern und weiterzugeben. Häufig ist es leichter, den Prozess der Behandlung aus einer distanzierten Perspektive heraus zu beobachten und wiederzugeben. Aber nicht nur die Tatsache, dass wir die Behandlung eines anderen in größeren Dimensionen sehen, führt zu einer schnelleren Einschätzung: Wir stecken weder in der Übertragung zum Patienten noch haben wir heftige Gegenübertragungsreaktionen, die uns unbewusst an der Wahrnehmung bestimmter Inhalte hindern.

Supervision kann aber auch für Kollegen gegeben werden, die bereits eine Approbation und Zulassung haben. Hier kann man überlegen, ob man nicht ein höheres Honorar nimmt, wenn der Kollege es sich leisten kann. Darüber hinaus gibt es noch die Möglichkeit, Supervision an Institutionen zu geben. Doch leider sind die »Goldgräberzeiten« vorbei, denn häufig wird auch hier ein Stundenhonorar von 80 Euro bezahlt – und wenn man Glück hat, noch die Anfahrts- und Abfahrtszeit als Arbeitszeit hinzugerechnet. Eine solche Supervision kann man nur aus intrinsischen Motiven oder um die eigentliche berufliche Reputation zu verbessern machen. Das einzig Positive am Einbruch der institutionellen Supervisionshonorare ist, dass diese Stellen nicht mehr so heiß umstritten sind.

»Haben Sie das wirklich verdient?« – Die Festsetzung angemessener Honorare

Ich habe bereits an einigen Stellen über die Schwierigkeiten von Psychotherapeuten, angemessene Honorare zu verlangen, geschrieben (für eine Hilfestellung zur Berechnung siehe das Kapitel »Die Wirtschaftsplanung: Ökonomische Aspekte einer psychotherapeutischen Praxis« in Teil I). Viele Psychotherapeuten haben eine große Hemmung, Honorare zu nehmen, die über den »magischen« 90 Euro liegen. Spätestens im dreistelligen Bereich scheint es schwer zu werden, reinen Gewissens oder guten Herzens eine entsprechende Rechnung zu schreiben. Im Coaching-Bereich werden deutlich höhere Honorare angesetzt, die im Einzelfall sogar 400 Euro betragen können, wie ich es gehört habe. Ein Kollege, der in diesem Bereich arbeitet, sagte mir einmal, dass man niemals unter 200 Euro verlangen dürfe, weil man sonst nicht ernst genommen würde. Nun soll dies kein Plädoyer sein, von den Patienten künftig 200 Euro zu verlangen. Dennoch scheint es mir sinnvoll, hier einige Anmerkungen über die Honorargerechtigkeit bei Psychotherapeuten zu machen. Bisweilen habe ich mich schon von Rechtsanwälten beraten lassen. Hier habe ich allerdings niemals ein Honorar bezahlt, das unter 180 Euro pro Stunde liegt. Interessanterweise hörte ich selbst von Kollegen das Argument, dass Anwälte ja auch ein schweres Studium – insbesondere zwei Staatsexamen – hinter sich haben. Aber haben wir nicht auch ein schweres Studium und ein Staatsexamen hinter uns? Haben wir nicht die längere Ausbildung, die in der Regel mit Studium vier bis fünf Jahre – eher sechs bis sieben Jahre – dauert? Welches Honorar wäre angemessen, wenn man diese Umstände mitbeachtet? Ich persönlich finde die 100 Euro unterbezahlt. Ein Honorar von 160 Euro halte ich für eine adäquate Minimalvergütung für die Leistung, die wir erbringen, und auch 180 Euro für durchaus angemessen.

Manchmal höre ich – auch wieder von Kollegen – das Argument, dass wir »aus dem Vollen schöpfen können«. Unsere Praxen sind in der Regel gefüllt, unsere Stunden niemals unbelegt. Das sei doch auch ein Argument, das wir mit in die Waagschale werfen müssen, so wird argumentiert – aber zurecht? Ich meine: Nein! Denn wir füllen ja keine Kinosessel oder Plätze in einem Restaurant; wir arbeiten an den Stunden und leisten eine schwere Arbeit. Im Grunde genommen müssten wir sogar mehr bekommen, umso mehr Stunden wir vergeben. Denn es ist sicher leichter zu bewältigen, nur drei Therapiestunden am Tag zu absolvieren als acht oder neun.

Fragen wir uns einmal, was der »große Meister«, Sigmund Freud, damals genommen hat? Was tippen Sie, bevor ich die Antwort gebe? Die Frage ist nicht leicht zu beantworten und ich habe lange recherchiert. Freud hat einen Honorarsatz genommen, der auf die heutige Kaufkraft umgerechnet zwischen 250 und 350 Euro pro Sitzung liegt! Ich weiß, dass man solche Sätze heute nicht mehr verlangen kann, weil wir auch erkämpft haben, dass sich nicht nur reiche Leute Psychotherapie und damit psychische Gesundheit leisten können. Allerdings gebe ich doch zu bedenken, dass unsere Sätze viel zu niedrig sind.

Was bedeutet dies nun für die Praxis? Heißt das, wir müssen es den Patienten vorwerfen dürfen? Sicherlich nicht. Aber bei Honorarverhandlungen, zum Beispiel von Selbstzahlern, werfe ich das immer mit in die Waagschale. Ich frage den Patienten, was ihm eine Stunde bei mir wert sei. Interessanterweise komme ich dabei auf Sätze zwischen 130 und 200 Euro. Den können allerdings nur die Wenigsten bezahlen und so finden wir auch immer einen Betrag, mit dem wir beide gut leben können.

Dabei erscheint es mir angemessen und sinnvoll, zwischen zwei unterschiedlichen wirtschaftlichen Arten einer psychotherapeutischen Praxis zu unterscheiden. Zum einen gibt es die sogenannte Vollerwerbspraxis, in der ein Psychotherapeut versucht, seinen und in der Regel auch den Lebensunterhalt seiner Familie zu erwirtschaften, zum anderen die »Nebenerwerbspraxis«. Kollegen, die eine andere gesicherte Stelle haben und über ihre Praxis, die sie auch häufig noch zu Hause betreiben, keine Krankenversicherung, Arbeitsunfähigkeitsversicherung und Rentenversicherung erwirtschaften müssen, neigen dazu, die Nase zu rümpfen, wenn die »sonst arbeitslosen« Kollegen ihre Praxen um jeden Preis füllen wollen und dabei Mängel in der Sorgfalt der Auswahl der Patienten walten lassen. Ich habe leider diese Erfahrung gemacht und will natürlich an dieser Stelle auch nicht alle Kollegen, die nur eine Teilzeitpraxis haben, verdammen. Allerdings sollte man auch Kollegen, die im Erwerbsdruck stehen, nicht abfällig beurteilen. Worauf ich hiermit hinweisen will ist, dass es unterschiedliche Motive gibt, über die Honorarhöhe nachzudenken. Wer in der glücklichen Lage ist, finanziell nicht von der Praxis abhängig zu sein, kann dies sicherlich viel lockerer nehmen, als jemand, der hier sozusagen seine Lebenszeit verkaufen muss. Das Wort, das hier die zentrale Bedeutung spielt, ist das Wort »muss«. Wer Psychotherapie im Nebenerwerb betreibt, kann es vielleicht nicht nur lockerer sehen, wenn ein Patient einmal nicht erscheint oder plötzlich absagt: Unter Umständen freut er sich auch, mehr Freizeit zu haben als jemand, der die entsprechenden Stunden füllen muss, damit er am Ende des Monats genug Geld für sich und seine Familie hat.

Wie können wir nun mit Honorarverhandlungen umgehen? Patienten werden hier häufig – egal wie viel sie verdienen und wie viel Sie leisten können – an unser »großes Herz«, also an unsere implizierte, unbegrenzte Mütterlichkeit appellieren. Manchmal werden Vorwürfe kommen, wobei diese nicht immer direkt ausgesprochen werden. Häufig haben wir dann ein schlechtes Gewissen, vielleicht zehnmal so viel für eine Zeiteinheit zu nehmen wie der Mensch, der uns gegenübersitzt, selbst verdient. Ich will Ihnen helfen, hier einige Argumente zu finden, die Sie den Patienten gegenüber anbringen können – Argumente, die Sie sich selbst bewusst machen sollten, habe ich schon hinreichend geliefert.

Zum einen ist es wichtig, dass Sie sich darüber im Klaren (und diesbezüglich mit sich im Reinen) sind, dass wir nicht nur »mit den Menschen reden«, sondern eine professionelle Dienstleistung erbringen, für die wir auch eine fundierte Ausbildung und Erfahrung mitbringen. Einfach zuhören – das kann auch ein Student und der wird es vermutlich gerne für 10 oder 12,50 Euro in der Stunde machen. Zunächst ist eine Möglichkeit, einfach hartnäckig zu bleiben und zu sagen: »Das ist mein Preis!« – und dann gar nicht weiter auf Argumente des Patienten einzugehen.

Gehen wir von einem »reiferen« Patienten aus, dem wir ein berechtigtes, nicht neurotisches Interesse unterstellen, etwas über den Grund unseres Honorars zu erfahren. Und gestehen wir ihm auch ein Recht zu, über den Preis zu verhandeln – was ein menschliches Grundrecht ist, aber ohne Garantie auf Erfüllung! Hier kann man auch etwas humorvoll antworten, wenn der Patient dem Preis gegenüber skeptisch ist: »Wissen Sie, ich bin aus tiefstem Herzen davon überzeugt, dass meine Arbeit ihren Preis wert ist.« Gegebenenfalls kann man noch hinzufügen: »Lassen Sie mich kurz erklären, warum ...« Letzteres ist allerdings mit Vorsicht zu genießen, damit wir nicht in eine Rechtfertigungshaltung verfallen. Es geht hier vielmehr darum, den Patienten in seinem Anliegen ernst zu nehmen und ihn aufzuklären, warum unser Preis eventuell wirklich »hoch« ist. Dies begründen wir also besser damit, dass wir fachlich qualifizierte Ausbildungen, zum Beispiel für Paartherapie, haben oder über eine langjährige Berufserfahrung verfügen.

Was sollen wir tun, wenn ein Patient unser Honorar nicht akzeptiert? Ich rate grundsätzlich davon ab, über den Preis zu verhandeln. Denn es handelt sich um eine persönliche Dienstleistung, bei der wir nicht nur unser Wissen und unsere psychische Energie, sondern auch unsere Lebenszeit verkaufen – und das alles hat eben seinen Preis. Gegebenenfalls werden wir damit rechnen müssen, dass der Patient sich an jemand anderen wendet, der »billiger« ist. Wie gehen wir damit um? Auf keinen Fall, indem wir gekränkt oder mit einer gewissen Häme reagieren, aber vielleicht mit etwas Selbstbewusstsein, etwa so, wie es ein Kollege, der nicht genannt werden möchte, empfohlen hat: »Das ist vielleicht gar keine schlechte Idee, wenn Sie zum Kollegen XY, der nur die Hälfte meines Honorars verlangt, gehen. Wenn Sie dort nicht weiterkommen, können Sie gerne wieder auf mich zurückkommen. Aber ich weiß, dass meine Arbeit ihr Geld wert ist.«

Abschließend möchte ich in diesem Zusammenhang noch auf eine von mir im Jahr 2015 gegründete Initiative hinweisen, die für mehr Honorargerechtigkeit sorgen soll. Sie fordert unter anderem die gerechte Bezahlung der Antragsberichte, die Gleichstellung von probatorischen Sitzungen, Anamneseerhebung und Testverfahren mit dem Wert einer genehmigten psychotherapeutischen Sitzung (bisher werden 26 Prozent weniger gezahlt), die Anrechnung dieser Leistungen auf die Berechtigung, Strukturzuschläge zu erhalten, sowie für alle psychotherapeutischen Leistungen ein Mindesthonorar von 111 Euro pro Sitzung.[15] Weitere Informationen hierzu finden Sie auf der Webseite www.gerechte-honorare.de.

Sorgfalt und Effektivität bei der Abrechnung

Einer der häufigsten Fehler, den nur Psychotherapeuten in wirtschaftlichen Dingen machen, sind Nachlässigkeiten bei der Abrechnung. Ich spreche hier nicht vom Ausfallhonorar, sondern von vergessenen oder übersehenen Stunden bzw. falsch abgerechneten Positionen, aber auch von der Unlust der Therapeuten, sich mit der Abrechnung der Kassenärztlichen Vereinigung auseinanderzusetzen. Um es vorwegzunehmen: Am Ende des Jahres überprüfe ich meine gesamten Abrechnungen anhand meiner Stundenlisten – und trotz einer großen Akribie, die ich auf meine monatlichen Abrechnungen verwende, kommen immer noch einige 100 bis über 1.000 Euro nicht abgerechneter Leistungen dabei zum Vorschein. Dies betrifft sowohl die gesetzlichen Krankenkassen als auch Privatversicherte oder Selbstzahler.

Wenn Sie keine »Zubrotpraxis« betreiben, also nicht in der glücklichen Lage sind, auf das Geld aus Ihrer Praxistätigkeit nicht angewiesen zu sein, sollten Sie bei der Abrechnung sehr genau vorgehen. Bedenken wir, dass wir keinen Versandhandel betreiben, bei dem schon mal einzelne Teile verloren gehen können, sondern dass wir unsere Lebenszeit verkaufen. Abgesehen davon, dass diese immens kostbar, wenn nicht unersetzbar ist, ist sie auch nicht vermehrbar. Eine solche Argumentation hat nichts mit Geldgier zu tun: Wir alle wissen, dass wir mit unserem Beruf nicht reich werden können, sondern ein gutes Auskommen haben.

Zunächst stellt sich die Frage, wie oft wir Leistungen abrechnen sollten. Es gibt immer noch die »guten alten Analytiker«, die gleich nach der Stunde zur Kasse bitten, wobei dies natürlich nur für Privatpatienten gilt. Ich will hier nicht auf das Für und Wider einer solchen Methode eingehen, sondern nur erwähnen, dass sie, wenn auch selten, noch praktiziert wird. Der Großteil der Psychotherapeuten hat sich hingegen für die monatliche

15 Das ist keine Schnapszahl, sondern berechnet an der Vorgabe der Urteile des Bundessozialgerichts aus dem Jahr 1998, umgerechnet auf die Inflationsrate seit dem Jahr 1993, für das die Urteile gelten.

oder quartalsweise Abrechnung entschieden. Lassen Sie uns die Vor- und Nachteile beider Vorgehensweisen nun kurz betrachten.

Die monatliche Abrechnung bedeutet einen Mehraufwand gegenüber einer quartalsweisen Abrechnung. Sie hat aber auch Vorzüge: Privatrechnungen können schneller bezahlt werden und sorgen für den nötigen »Cashflow«, also für das Geld, das wir monatlich brauchen (denn wir müssen ja auch monatlich Miete, Krankenversicherung und andere Rechnungen bezahlen). Auch bei den gesetzlichen Krankenkassen bringt es Vorteile, denn es fällt jeden Monat im Vergleich zur quartalsweisen Abrechnung nur ein Drittel der Menge an Stunden an, die abgerechnet werden müssen. Warum soll das Vorzüge bringen, wenn ich ohnehin nur alle drei Monate meine Abrechnung einreichen kann? Nach meiner Erfahrung macht man weniger Fehler, wenn nicht so viele Stunden abzurechnen sind. Abgesehen davon zeigt mir mein Abrechnungsprogramm am Ende jedes Monats an, was ich – zumindest rechnerisch – »in der Kasse habe«. So behalte ich immer den Überblick darüber, was ich in diesem Monat buchhalterisch gesehen eingenommen habe. Allerdings bleibt ein Mehraufwand an Arbeit, der sich auch auf das Kontrollieren der Privatrechnungen bezieht. Wer einem Patienten nur vier Rechnungen pro Jahr schickt statt zum Beispiel zehn, muss auch nur vier Rechnungseingänge kontrollieren. Wie sie als Therapeut letztlich vorgehen, ist Geschmackssache, und ich empfehle, beide Methoden einmal auszuprobieren, um zu testen, wie groß die Be- oder Entlastung im Vergleich zum jeweils anderen Verfahren ist. Ich persönlich bevorzuge die monatliche Abrechnung.

Im Folgenden werde ich Ihnen einige Empfehlungen geben, wie Sie die Abrechnung effektiver und effizienter gestalten können. Zum einen habe ich für mich selbst ein Formular entwickelt, das mir als Hilfsmittel bei der Abrechnung dient. In dieses Formular trage ich in einzelne Zeilen die Namen meiner Patienten ein und ergänze daneben die abgeleisteten Stunden sowie Zusatzleistungen wie Anamnese, Antragserhebung und Ähnliches. Sie werden sich vielleicht fragen: »Warum schreibt er es nicht direkt ins Abrechnungsprogramm?« Nun, das hat einen einfachen Grund: Wenn ich meine Abrechnung mache, nehme ich mir meinen Terminkalender und schreibe für jeden Tag die Stunden auf die Liste des jeweiligen Patienten. Im Kalender hake ich sie dann ab. Letzteres ist sehr wichtig, damit wir genau wissen, welche Stunden abgerechnet worden sind und welche nicht – denn hier passieren häufig schon Fehler. Würde ich die Stunden nicht auf diese Liste, sondern direkt ins Abrechnungsprogramm schreiben, müsste ich bei den einzelnen Patienten immer hin- und herspringen – und das kostet viel mehr Zeit und Kraft als meine Methode. So bearbeite ich jeden einzelnen Tag des Monats, bis ich am Ende des Monats angekommen bin. Dann überprüfe ich noch einmal, ob hinter jeder Stunde, die ich bei einem Patienten gehalten habe, ein Häkchen steht. Immer wieder finde ich noch Patienten, die »nicht abgehakt« sind. Hier kann es sein, dass ich die entsprechende Leistung schon ins Formular geschrieben, aber den Haken vergessen habe; manchmal habe ich aber auch tatsächlich die Stunde übersprungen, zum Beispiel, weil ich durch ein Telefonat abgelenkt wurde. Im Übrigen versehe ich zum Beispiel ausgefallene Stunden bereits im laufenden Therapiealltag mit dem Hinweis, dass ein Ausfallhonorar fällig wird. Rechtzeitig abgesagte Stunden streiche ich durch. Sobald ich davon überzeugt bin, dass die Liste stimmig ist, addiere ich die Gesamtstunden auf der Liste und zähle anschließend noch einmal die Stunden, die ich im Kalender habe, nach. Dies mag etwas zwanghaft klingen, aber es passiert nicht selten, dass es tatsächlich eine Differenz gibt – und sei es nur eine Stunde: Für 100 Euro kann man schon mal »kleinlich« sein, oder?

Sobald die Liste dann richtig ist, nehme ich mir mein Abrechnungsprogramm vor und trage jede Stunde einzeln ein. Dabei streiche ich sie aus meiner Liste heraus und überprüfe nochmals, ob die Anzahl der Stunden stimmt. Wenn ich mit der Abrechnung fertig bin, überprüfe ich im Abrechnungsprogramm meine Monatseinnahmen, um eine »Augenscheinvalidierung« der Richtigkeit meiner Abrechnung zu machen. Gibt es hier schon eklatante Abweichungen, muss ich noch einmal nachrechnen. Dies mag sich alles sehr anstrengend und zeitaufwendig anhören und tatsächlich nehme ich mir für die monatliche Abrechnung einen halben Tag Zeit. Faktisch brauche ich mittlerweile aber nur noch zwei Stunden inklusive Ausdrucken der Rechnungen. Wenn ich die Privatrechnungen schreibe, überprüfe ich gleichzeitig, ob die Zahlungen für den letzten Monat eingegangen sind und füge den nicht beglichenen Rechnungen eine Zahlungserinnerung bei. So behalten sowohl ich als auch die Patienten den Überblick darüber, was bezahlt und was nicht bezahlt worden ist.

Privatabrechnungen

Seitdem unser Honorar mehrfach angehoben wurde, ist der Unterschied zwischen dem Honorar der privaten Kassen und der gesetzlichen Krankenkassen nicht mehr so groß, sodass ein Privatpatient nicht wirklich lukrativ ist: Der finanzielle Mehrgewinn relativiert sich durch die Mehrarbeit durch das Schreiben von Rechnungen und das Nachverfolgen der Zahlungseingänge schnell. Trotzdem haben wir Privatpatienten und müssen auch hier unserer Abrechnungspflicht (vor allem uns selbst gegenüber) nachkommen.

Gerade das Schreiben von Rechnungen und das Nachkontrollieren der gezahlten oder nicht gezahlten Beträge ist für Psychotherapeuten eine äußerst unangenehme Aufgabe. Ich habe daher vor Jahren beschlossen, diese Aufgaben an eine private Abrechnungsgesellschaft zu delegieren. Dabei habe ich zunächst eine gewählt, die mir recht günstig erschien und die sich außerdem auf Psychotherapeuten spezialisiert hatte. Was ich damals noch nicht wusste, ist, dass es verschiedene Modelle gibt, die sich durchaus lohnen. Die erste Gesellschaft, die ich gewählt hatte, schrieb nur die Rechnungen, prüfte die Zahlungseingänge, schrieb Mahnungen und informierte irgendwann, dass, wenn eine Rechnung nicht einzutreiben war, die Zahlungsaufforderungen erfolglos waren. Danach war es mir wieder selbst überlassen, »dem Geld hinterherzulaufen«. Bei dieser Gesellschaft bekam ich auch nur die Beträge ausbezahlt, nachdem der Patient die entsprechende Rechnung beglichen hatte. Dann habe ich Gesellschaften gefunden, die auch das Eintreiben des Geldes, sprich gegebenenfalls gerichtliche Mahnverfahren übernommen haben. Allerdings musste ich feststellen, dass die meisten Gesellschaften das Ausfallrisiko dabei nicht tragen. Diese Gesellschaften zahlten zwar sofort die in Rechnung gestellten Leistungen an mich aus, allerdings zogen sie nicht eintreibbare Forderungen wieder von meinem Konto ein.

Ich fand dann eine dritte Art von Abrechnungsgesellschaft, die das Geld sofort auszahlt und zusätzlich das Ausfallrisiko übernimmt. Das Geld habe ich dabei meist nach ein bis zwei Tagen nach der Rechnungsstellung auf dem Konto. Und noch ein Vorteil: Ich selbst schreibe keine Rechnungen, sondern übertrage die Daten elektronisch nach einem ähnlich sicheren Verfahren, wie ich meine Abrechnungsdaten an die Kassenärztliche Vereinigung übertrage.

Natürlich werden Sie sich fragen: Was kostet das Ganze? Das ist eine gute Frage. Meine Abrechnungsgesellschaft zieht mir ungefähr 3,5 Prozent des Rechnungsbetrages ab. Das erscheint Ihnen viel? Nun, bedenken Sie, dass Ihnen die Kassenärztliche Vereinigung auch 2,7 Prozent Ihrer Abrechnung für die geleistete Verwaltungsarbeit abzieht. Und wie viel zahlen Sie für Überziehungszinsen, wenn ein Patient längere Zeit nicht bezahlt?

Aber lassen wir einmal die finanziellen Erwägungen außen vor: Es ist ein wirklicher Segen, wenn ich diese unangenehmen, lästigen und frustrierenden Arbeiten nicht selbst erledigen muss und jeden Monat neben der Abschlagszahlung der Kassenärztlichen Vereinigung auch noch meine Privatrechnungen pünktlich bekomme. Dann kann ich mich wieder den eigentlichen Aufgaben meiner Arbeit widmen, ohne mich mit diesen frustrierenden Tätigkeiten aufzuhalten, die viel Zeit und Kraft kosten.

Bürokraft – Entlastung oder Last?

Eine Bürokraft kann durchaus hilfreich sein und in einer psychotherapeutischen Praxis viele Aufgaben übernehmen, insbesondere die lästigen Anrufe, die wir häufig in den Zehn-Minuten-Pausen zwischen den Stunden tätigen müssen – denn diese Pausen sind in meinen Augen eigentlich nur dazu da, kurz Luft zu holen und sich mental vom einen Patienten auf den Nächsten umzustellen. Außerdem kann die Bürokraft auch Schreibarbeiten erledigen und Unterlagen abheften. Aber besonders schätze ich die Möglichkeit die Telefonatsarbeit zu delegieren, denn häufig stoßen wir auf Unverständnis bis hin zu Ärger angesichts vermuteter Respektlosigkeit, wenn wir es nicht schaffen, jemanden innerhalb eines Arbeitstages zurückzurufen.

Die Bürokraft sollte allerdings nicht die Anmeldeanrufe entgegennehmen und die Patienten annehmen. Dies ist primär Aufgabe des Psychotherapeuten, der auch eine Vorauswahl am Telefon treffen kann; ansonsten gelangen Patienten ungefiltert in die Praxis. Ebenso halte ich es für kritisch, die Abrechnung durch eine Bürokraft machen zu lassen. Wir sind darauf angewiesen, dass jede Ziffer abgerechnet wird, wir können uns keine »Kulanz« oder sonstige Großzügigkeiten leisten, weil unser Etat so gering ist, dass »jede Stunde zählt«. Bei anderen Ärzten mag das anders sein, sodass es nichts ausmacht, wenn mal eine Spritze oder die ein oder andere Blutdruckmessung nicht abgerechnet wird.

Bei der Auswahl einer Bürokraft müssen wir allerdings einige ganz wichtige Aspekte beachten. Psychotherapeuten sind in der Regel sehr wohlwollende und verständnisvolle Menschen – und dieser Nimbus wird in der Bevölkerung noch über das Maß des Tatsächlichen drastisch überhöht. Eine Bürokraft, die sich auf eine Stelle bei einem Psychotherapeuten bewirbt, kann daher ganz spezielle und »riskante« Persönlichkeits- und Motivationsmerkmale mit sich bringen, die unsere Arbeit dann nicht erleichtern, sondern sogar noch erschweren. »Ich wollte eigentlich immer schon Psychologie studieren – dann habe ich die Kinder bekommen, aber ich habe immer noch großes Interesse daran!« Das ist ein Argument, das ich häufig bei der Vorstellung von Bürokräften gehört habe. Nun mag dieses Motiv ja sogar positiv erscheinen, aber ich möchte trotzdem oder gerade deshalb warnen: Eine Bürokraft macht Büroarbeit – die psychologische bzw. psychotherapeutische Arbeit machen Sie!

Eine Bürokraft ist keine Hilfspsychotherapeutin

Dass eine Bürokraft keine Hilfstherapeutin ist, scheint mir besonders wichtig zu betonen, damit wir nicht in eine besondere Art von Falle geraten. Eine Bürokraft soll für uns Büroarbeiten erledigen und nicht Neben- oder vorbereitende Psychotherapie abhalten. Sie soll nicht mit den Patienten »plaudern«, sie ermuntern oder beruhigen, sondern sie soll sachliche Arbeit leisten, um uns zu entlasten. Die Patienten sollen keine Nebenbefriedigung erhalten, die sie durch unsere Arbeit ohnehin nicht erhalten. Die Bürokraft sollte daher wenig Kontakt mit Patienten haben, um zu vermeiden, dass sie ihnen etwas gibt, was sie beim Therapeuten nicht bekommen, also ein nettes, menschliches Gespräch, vielleicht etwas zum Aufwärmen. Alltagsgespräche und Small Talk gehören nicht in eine psychotherapeutische Praxis. Wenn Sie dies zulassen, wird die Bürokraft recht bald immer wieder angerufen werden und von ihrer Arbeit, die Sie ja entlasten soll, abgehalten; ferner wird die Therapie in ihrer Effektivität geschmälert.

So wie wir uns von den Patienten nicht das Heft aus der Hand nehmen lassen dürfen, so müssen wir dies auch bei Angestellten verhindern. Zu groß ist die Gefahr, dass sie uns nicht mehr ernst nehmen und unsere Arbeiten nicht erfüllen. Denn leicht können Angestellte auch in ein Übertragungsverhältnis mit uns geraten, das von infantilen Wunscherfüllungsfantasien geprägt ist. Wie Patienten hat dann auch eine Büroangestellte die unbewusste, kindliche Fantasie, wir könnten diese Wünsche auch erfüllen, wenn wir nur wollten. Verweigern wir uns, wie wir es bei den Patienten tun, führt dies zu ähnlichen Enttäuschungsreaktionen, wie sie auch die Patienten zeigen. Dabei dürfen wir nicht vergessen, dass wir es hier nicht mit einem Verhältnis zwischen Patienten und Therapeut zu tun haben und dass wir auch in gewisser Weise von der Büroangestellten abhängig sind. Bricht ein Patient eine Therapie ab, so haben wir in der Regel schnell einen anderen.

Die Suche nach einer neuen Bürokraft ist dagegen zeitaufwändig und kann sehr viel Kraft kosten.

Eine große Gefahr besteht darin, ein »freundschaftliches Verhältnis« zur Bürokraft einzugehen. Besser ist es, eine erwachsene Distanz zum anderen zu wahren. Ich kläre bereits im Vorfeld, dass es sich bei der Arbeit um rein administrative Büroarbeiten handelt und dass therapeutische Aspekte seitens der Büroangestellten weder notwendig noch erwünscht sind: Sie sind vollständig ausgeschlossen. Wer primär therapeutisches Interesse hat, sollte selbst Therapeut werden. Ein weiterer problematischer Aspekt ist der naive Glaube, dass die Arbeit bei einem Therapeuten attraktiv sei, weil man nebenbei auch mal über eigene Probleme sprechen könne. Auch das verbitte ich mir. Beide genannten Punkte halte ich im Arbeitsvertrag fest, ebenso wie die Aufgabenbeschreibung, damit es hier keine Unklarheiten gibt.

Jeden »Annäherungsversuch« in Richtung eines kameradschaftlicheren oder kumpelhafteren Verhältnisses lehne ich grundsätzlich ab. Es geht um eine klare Arbeitsbeziehung und die Bürokraft hat die Aufgabe, diese zu erfüllen. Denken Sie immer daran, dass die Allgemeinbevölkerung eine »feste Vorstellung« von Psychologie, psychischer Störung und Psychotherapie hat – und dies wird mit großer Wahrscheinlichkeit auch bei Ihrer Büroangestellten der Fall sein. Deshalb gibt es auch keine »fachlichen Diskussionen« oder Erläuterungen, die oft Präludien für Diskussionen darüber sind, warum wir diese oder jene Intervention wählen. Erstens müssen wir uns nicht vor einer Büroangestellten, sondern nur vor dem Patienten und vor uns selbst rechtfertigen; zweitens rauben solche Argumentationen zu viel Kraft und Zeit. Wer theoretisches Interesse an der Psychotherapie hat, kann entsprechende Bücher lesen oder Kurse dazu besuchen.

Abschließend ist also festzuhalten, dass sehr früh jede Art von kindlichen Wünschen aus der Arbeitsbeziehung eliminiert werden muss – ganz anders, als wir es bei Patienten tun. Dies sollte sowohl im Vertrag geschehen als auch später in konkreten, klaren Abgrenzungen, die der Büroangestellten immer wieder vor Augen führen, dass sie für uns eine Funktion erfüllt, die auch sehr wichtig ist.[16]

In Zeiten, in denen ich eine feste Bürokraft hatte, habe ich häufig erlebt, dass Patienten weniger infantil und weniger regrediert waren, wenn sie

16 Das Kollegennetzwerk Psychotherapie arbeitet gerade an einer Fortbildung »Praxisassistent in der psychotherapeutischen Praxis« für Sachbearbeiterinnen oder Sekretärinnen.

wussten oder bemerkt haben, dass im Büro noch jemand sitzt. Das Gleiche habe ich erlebt, in wenn ich mit anderen Kollegen eine Praxis geteilt habe. Ich verstehe dies so, dass hier von vornherein eine »imaginäre, triangulierende Kraft« gewirkt hat, die beim Patienten verhindert hat, dass er zu vehement und aggressiv in die Regression gedrängt wird. Sicherlich spielt auch Scham dabei eine Rolle, aber ich halte diese für eine »gesunde Scham«, da sie realitätsgerecht ist. Scham entsteht ja immer dann, wenn das von mir nach außen hin gezeigte Bild nicht mit meinem inneren Selbstideal übereinstimmt. Und wer möchte sich schon kindisch verhalten oder als Kind angesehen werden? Letztlich arbeiten wir auch mit dieser Scham, wenn wir den Patienten mit seinen infantilen Anteilen konfrontieren. Die Scham, die in den gesunden Ich-Anteilen des Patienten entsteht, bewirkt, dass diese gestärkt werden und den infantilen Kräften entgegenwirken. Natürlich kann es auch passieren, dass die gesunden Ich-Anteile geschwächt werden – dann ist es unsere Aufgabe, diese wieder zu stärken.

Teil III
EDV und technische Ausstattung in der Praxis

Einleitung

Eigentlich müsste ich die Hinweise zu jedem Punkt dieses Kapitels in zweifacher Ausführung schreiben: einmal für Psychotherapeuten, die Mitglieder im Chaos Computer Club sind, aktiv am örtlichen Linux-Stammtisch teilnehmen oder ein Informatikstudium absolviert haben; die zweite Ausfertigung wäre für Psychotherapeuten gedacht, die nicht Mitglieder im Chaos Computer Club oder einer vergleichbaren Einrichtung sind bzw. kein Informatikstudium absolviert haben. Diese Unterscheidung ist notwendig, da jede Gruppe sehr unterschiedliche Vorkenntnisse und Voraussetzungen mitbringt. Die fachgerechte Verschlüsselung einer E-Mail im AES-265-Standard ist der ersten Gruppe ebenso geläufig und für sie völlig simpel umzusetzen wie der sichere Umgang mit dem Cloud-Fogger oder der Partitionsverschlüsselung. Für die zweite Gruppe gelten andere Bedingungen. Für sie müsste ich die Dinge einfacher beschreiben.

Da es allerdings wohl nur wenige Psychotherapeuten gibt, die die Kriterien der ersten Gruppe erfüllen, werde ich mich auf die Erklärungen für die zweite Gruppe beschränken. Die Kollegen dieser Gruppe, zu denen auch Sie vermutlich gehören, bringen noch einen weiteren erheblichen Nachteil mit sich: Sie interessieren sich weder für das Innenleben ihres Notebooks noch für den Aufbau und die Funktionsweise der Software.[17]

17 Heutzutage scheint es eine ungeschriebene Pflicht zu sein, sich mit dem Computer auszukennen oder sich zumindest mit seinem Innenleben, damit, wie er funktioniert, zu beschäftigen. Ich bin mir sicher: Von einem gewieften Automechaniker könnten Sie in einer halben Stunde lernen, wie man den Vergaser Ihres Autos zerlegt und wieder zusammenbauen kann oder den Airbag Ihres Autos wechselt. So war es bei den Computern früher auch: Wenn Sie vor etwa 25 Jahren auf die Idee gekommen wären, den Computer zu öffnen und dort etwas zu ersetzen oder zu verbessern, hätte man Sie für wahnsinnig gehalten. Heute wird fast selbstverständlich erwartet, dass Sie die Festplatte oder den RAM – Sie wissen etwa nicht, was das ist? – selbst wechseln können.

Noch schlimmer: Dieser erhebliche Mangel, den viele schon als Persönlichkeitsmangel ansehen würden, erzeugt keinen Leidensdruck und damit kein Streben nach Veränderung – hier: nach dem Ausmerzen der Wissenslücken. Doch Unwissenheit und Ignoranz sind nicht das Einzige, was einen eingefleischten IT-Experten zur Verzweiflung bringt. Die meisten Psychotherapeuten haben etwa die gleiche Einstellung zu ihrem PC wie zu ihrer Kaffeemaschine: Man gibt etwas hinein und etwas kommt heraus – und es darf nicht kompliziert sein. Allerdings entkalken viele Therapeutinnen ihre Kaffeemaschine auch regelmäßig, schenken ihr also sogar mehr Zuwendung als ihrem Laptop, bei dem sie bestenfalls den Bildschirm oder die Tastatur reinigen. Es tun sich Abgründe auf! Da ich auch zu dieser Gruppe gehöre und mein Laptop für mich nur ein Arbeitsgerät ist, können Sie sich entspannen. Ich habe volles Verständnis für diese Haltung. Doch der Einzug der EDV in die Psychotherapie konnte nicht aufgehalten werden. So verlangen zum Beispiel die Kassenärztlichen Vereinigungen von uns die elektronische Abrechnung, weshalb wir ein Abrechnungsprogramm verwenden müssen.

In den folgenden Kapiteln werde ich die wichtigsten elektronischen Anschaffungen bzw. Programme, die Sie in der Praxis benötigen, näher betrachten und Empfehlungen hierzu geben. Alle Betrachtungen stehen unter der Maxime: Elektronische Geräte sollen uns helfen und die Arbeit erleichtern – und sie nicht erschweren oder verkomplizieren! Nicht wir sind die Sklaven der elektronischen Geräte – die elektronischen Geräte sollen uns dienen.[18] Dabei wäge ich jeweils ab, welchen Zeitaufwand es kostet, sie so bedienen zu können, dass sie für Psychotherapeuten hilfreich sind, und berücksichtige auch das Kosten-Nutzen-Verhältnis in finanzieller Hinsicht. So kann es sein, dass ich eher ein teureres Gerät empfehle, wenn es bedienungsfreundlicher ist als ein günstigeres.

Darüber hinaus erhalten Sie in diesem Kapitel Ratschläge zur Sicherheit und Sicherung der in Ihrer Praxis relevanten elektronischen Daten und Hinweise zu Inhalt und Erstellung Ihrer eigenen Praxis-Webseite.

18 Viele begeisterte Nutzer werden diese Aussagen wundern oder gar verärgern. Vor Kurzem las ich, dass ein Mann in Las Vegas sein Smartphone geheiratet hat. In diesem Buch aber werde ich die erotische Beziehung, die offenbar einige Nutzer zu ihren Geräten haben, nicht weiter beachten, sondern nur den Nutzen, den solche Geräte bringen.

Zur Auswahl von Computer und Betriebssystem

Einen Computer braucht heute jeder, der mit der Kassenärztlichen Vereinigung abrechnet, weil die elektronische Abrechnung über ein zugelassenes Abrechnungsprogramm überall Pflicht ist. Aber auch das Finanzamt verlangt eine elektronische »Abrechnung« (Buchführung), die seit vielen Jahren für Freiberufler Pflicht ist.

Die meisten entschieden sich bei der Wahl des Geräts für einen Laptop: Er ist klein, man kann ihn schnell »verschwinden lassen« und mit nach Hause nehmen. Es gibt heute keinen wirklichen Nachteil mehr gegenüber einem PC, der fest am Arbeitsplatz eingebunden ist – jedenfalls keinen in unserem Berufsfeld. Der einzige Haken ist, dass das Finanzamt beim Kauf gerne einen »Privatnutzungsanteil« unterstellt. Über diesen Betrag kann man sich mit dem Finanzamt streiten, indem man nachzuweisen versucht, dass sich auf dem Laptop keine Filme oder »private« Anwendungen, Filme, Fotos etc. befinden, oder indem man nachweist, dass man noch einen zweiten, einen »privaten« Laptop besitzt. Ich denke aber, dass sich dieser Aufwand nicht lohnt. Einen guten Laptop – und damit meine ich einen, der für unsere Zwecke ausreicht – bekommen Sie schon für 300 Euro. Wenn das Finanzamt 100 Euro abzieht, verlieren Sie netto maximal 47,50 Euro[19].

Welches Betriebssystem wähle ich: Windows, Apple oder gar Linux?

Einen PC oder Laptop sucht man sich nicht wie ein Auto nur nach Leistungsmerkmalen oder ästhetischen Eindrücken aus, sondern primär nach dem Betriebssystem. Das Betriebssystem ist die Basis, das »digitale

19 Gemessen am Spitzensteuersatz von 50,5 Prozent.

Fundament« für alle Programme, die Sie einsetzen. Durchgesetzt haben sich nach vielen Jahrzehnten drei Betriebssysteme: Windows, Macintosh OS und Linux. Ich werde auf alle Betriebssystem eingehen und Ihnen die Vor- und Nachteile aufzeigen. Wenn Sie sich dann für ein System entschieden haben, können Sie sich einen passenden »schönen« Rechner kaufen.

Linux – das verkannte Genie unter den Betriebssystemen

Beginnen wir mit Linux – ein Betriebssystem, auf das fast alle Computer-Begeisterten schwören. Ich werde Ihnen allerdings definitiv davon abraten, egal wie sicher dieses System ist oder sein soll. Wer Informatik studiert hat oder Mitglied im Chaos Computer Club und/oder dem örtlichen Linux-Stammtisch ist, weiß um die Vorteile, die Linux bietet. Vor allem hilft es gegen Langeweile, innere Leere und sorgt für ein »reichhaltigeres« Affektleben – hilft oft auch Platz im Küchenschrank zu schaffen, wenn sich die Frustrationsaggression gegen unschuldige Haushaltsgegenstände richtet. Keine Angst, länger als sieben Monate braucht niemand, um Linux zu erlernen – vorausgesetzt, er beschäftigt sich mindestens vier bis fünf Stunden am Tag intensiv damit. Die Installation ist auch ganz schnell erledigt: Nach einer Woche, spätestens nach sieben Tagen, läuft Linux – einigermaßen zumindest (drucken können Sie nach einer so kurzen Zeitspanne natürlich noch nicht!). Wer technisches Geschick und die notwendige Geduld mitbringt, ist im Vorteil. Also: Wenn Sie schon einmal einen Kühlschrank selbst gebaut haben oder Ihrer alten Miele-Waschmaschine eine selbstgelötete elektronische Steuerung verpasst haben, werden Sie keine Probleme mit Linux haben. Auch wenn auf einem Rechner Linux vorinstalliert ist, hat der Technikmuffel damit wenig Freude – es sei denn, er besucht den wöchentlichen Linux-Stammtisch in der nächst größeren Stadt. Fazit: Linux ist stabil, sicher aber sehr aufwändig zu installieren und zu warten. Der weitere Nachteil, dass es kaum Abrechnungsprogramme gibt, die unter Linux laufen, kann als weiteres Ausschlusskriterium für Linux gelten.

Windows – das Arbeitstier unter den Betriebssystemen

Windows ist das am weitesten verbreitete Betriebssystem. Hier können Sie sicher sein, dass Sie schnell und günstig einen Rechner oder Laptop finden und die große Auswahl umfasst viele Marken. Die Preise für das gleiche Modell variieren oft stark, sodass es sich lohnt, nach günstigen Angeboten zu suchen. Doch Vorsicht: Auch hier müssen Sie daran denken, dass ein »billiges« Angebot im Endeffekt teuer sein kann, wenn der Rechner einmal repariert werden muss. Eventuell ist es also besser, das teurere Angebot beim (kleinen) Händler vor Ort auszuwählen, wenn dieser den Rechner zum Beispiel auch einrichten kann.

Ein Vorteil von Windows ist, dass alle Abrechnungsprogramme darauf laufen werden. Windows hat aber einen erheblichen Nachteil gegenüber dem als nächstes vorgestellten Betriebssystem: Es ist nicht intuitiv, also etwas komplizierter. Besonders bei den Einstellungen ist es etwas hakelig zu bedienen. Das bekommen Nutzer zu spüren, die einmal einen Headset verwenden wollen (z.B. für Videokonferenzen oder zum Diktieren). Sie werden etwas Geduld und Nervenkraft benötigen, um das richtige Menü zu finden – und ich garantiere Ihnen, den Weg dorthin haben Sie wieder vergessen, wenn Sie es das nächste Mal benötigen!

Macintosh – die »Diva« unter den Betriebssystemen

Apples Macintosh-Rechner, kurz »Macs« genannt, kann man getrost als die »Luxuslimousinen« unter den Betriebssystemen bezeichnen. Intuitive Bedienung, ansprechendes Design und meist ausgeklügelte Software machen den Mac zu einem Arbeitsgerät, das gerade in kreativen Berufen gerne verwendet wird, also von Menschen, die sich weniger mit der Technik, als mit dem Ergebnis befassen wollen.

Die Nachteile: Nur die Rechner von Apple besitzen dieses Betriebssystem. Auf anderen Rechnern läuft es nicht.[20] Macs sind relativ teuer, was aber nur auf den ersten Blick so scheint bzw. nur in Hinblick auf die Anschaffungskosten gilt. Erfahrungsgemäß nutzen Mac-Besitzer ihre Rechner länger als Windows-Benutzer – und so groß ist der Preisunterschied auch nicht mehr.

Früher war der Kundendienst vor Ort einfach Klasse, heute muss man sich einen Termin beim Servicetechniker geben lassen, wie beim Zahnarzt oder Friseur. Mit dem Telefonsupport von Apple habe ich sehr gute Er-

20 Ich weiß, es gibt sogenannte »Hackintoshs« (umprogrammierte Windows-Rechner). Wenn Sie die Programmiersprache des Betriebssystems UNIX beherrschen, können Sie hier sicherlich nach ein paar Nachtschichten ein paar hundert Euro einsparen.

fahrungen gemacht. Für etwa 29 Euro bekommt man pauschale Hilfe am Telefon, egal wie lange es dauert. Dieser Support ist in den ersten 90 Tagen nach Kauf eines Macs kostenlos. Das hilft natürlich wenig, wenn »Hand angelegt« werden muss. Wenn Ihnen dieses System der Terminvergabe zu umständlich und zeitaufwändig ist, können Sie Ihrem lokalen Händler auch sagen, dass Sie bereit wären, den teureren Mac zu kaufen, wenn er dann Zeit für Sie hat, wenn der Rechner Probleme bereitet.

Ein wesentlicher Nachteil ist, dass nur wenige Praxis-Abrechnungssysteme auf Macs laufen. Es gibt zwar die Möglichkeit, ein sogenanntes Boot-System darauf zu laden oder eine Virtualisierungssoftware zu installieren, aber das ist – zumindest für den Laien – eher kompliziert.

Abschließend empfehle ich Ihnen: Wählen Sie Ihren Rechner nach Ihrem Abrechnungsprogramm aus. Viele Praxis-Neugründer besitzen bereits eins aus ihrer Ausbildungszeit. Wenn Sie gut damit arbeiten können, bleiben Sie dabei. Wenn Sie sich über Ihr altes Abrechnungsprogramm ärgern, können Sie bei den meisten Anbietern zu sogenannten Wechsler-Konditionen – und die gibt es besonders für Berufsanfänger – umsteigen.

Größe und Ausstattung des Laptops

Ein kleiner, schlanker Laptop hat schon etwas Verführerisches: Er passt problemlos in die Akten- oder Handtasche und wiegt wenig, sodass man nicht das Gefühl hat, drei Ziegelsteine mit sich herumzuschleppen. Er hat aber auch erhebliche Nachteile: Der Bildschirm ist klein, die Tastatur häufig ebenso. Letzteres führt dazu, dass die Tasten oft sehr nah beieinander liegen, was für viele Tippfehler sorgen kann. Ein großer Laptop wird außerdem schnell zum »Schlepp-Top«, passt nicht mehr in die Aktentasche und schon gar nicht in die Handtasche. Allerdings hat er einen großen Bildschirm und meist eine bessere Tastatur. Ein 11-Zoll-Bildschirm wäre mir zu klein, ein 17-Zoll-Bildschirm zu groß. Mit 13 besser noch mit 15 Zoll kann man gut arbeiten. Hier müssen Sie Ihren eigenen Prioritäten entsprechend abwiegen und entscheiden, welche Größe die richtige für Sie ist.

Nun noch einige Tipps zu praktischem Zubehör, das Ihnen in so mancher Situation die Arbeit erleichtern kann:

- Gönnen Sie sich ein zweites Netzteil, wenn Sie den Rechner oft mit nach Hause nehmen. Das kostet nicht die Welt und spart schon eine

Unmenge an Gewicht und Sie haben dann ein Reservenetzteil, falls eins einmal den Geist aufgibt.

- Eine beleuchtete Tastatur ist wirklich hilfreich dabei, die Tasten bei allen Lichtverhältnissen sicher zu finden.
- Sie arbeiten gerne – wie ich – im Zug oder im Cafe? Vertrauliche Daten können Sie mit einer sogenannten Sichtschutzfolie vor den neugierigen Blicken des Nachbarn schützen. Diese Folien gibt es ab etwa 30 Euro.
- Die meisten Notebooks haben sogenannte »Trackpads«, die die Maussteuerung übernehmen. Nach einiger Zeit wird das Arbeiten damit anstrengend. Mit einer Maus können Sie viel bequemer arbeiten. Gönnen Sie sich eine Maus – oder zwei.

Kartenlesegeräte und Abrechnung

Kartenlesegeräte

Zur technischen Grundausstattung gehört auch ein Kartenlesegerät, das die elektronische Gesundheitskarte lesen kann. Es gibt stationäre und tragbare Geräte. Ich empfehle unbedingt die mobile Version. Für die stationäre gibt es keinen Vorteil, sondern nur Nachteile. Vielleicht fragen Sie sich: »Warum mobil? ich mache doch keine Hausbesuche!« So habe ich auch gedacht, doch die Erfahrung hat gezeigt, dass man mit dem mobilen Gerät viel besser arbeiten kann. Zu Quartalsbeginn oder wenn Sie einen neuen Patienten annehmen, müssen Sie mit der Karte nicht ins Nebenzimmer laufen, sondern lesen die Karte bequem ein, wenn der Patient Platz genommen hat. Es dauert keine zehn Sekunden und unterbricht den Prozess nicht wesentlich.

Den größten Vorteil bringen mobile Lesegeräte in Gruppen. Es dauert gut fünf bis zehn Minuten, bis Sie neun Patienten eingelesen haben. Mit dem mobilen Gerät kann die Gruppe schon beginnen, während noch eingelesen wird. Lassen Sie das Lesegerät zu Quartalsbeginn einfach »rumgehen«. Das heißt, jeder Patient liest seine Karte selbst ein. Das ist völlig simpel und verletzt keine Schweigepflicht, weil aus dem Lesegerät ohne PC nichts ausgelesen werden kann. Beim entsprechenden Termin lege ich das Lesegerät vor Gruppenbeginn auf einen freien Platz und dann weiß jeder, was zu tun ist. Der bereits laufende Gruppenprozess, der bekanntlich fünf bis zehn Minuten vorher vor der Praxis beginnt, wird nicht unterbrochen.

Mobile Lesegeräte bieten noch einen weiteren Vorteil: Sie brauchen Ihren Laptop zu Quartalsbeginn nicht mehr mit in die Praxis nehmen, sondern nur das Lesegerät, das etwa doppelt so groß ist wie ein Smartphone und in jede Handtasche passt. Zu Hause lesen Sie die Daten dann in Ruhe mit Ihrem Abrechnungsprogramm ein. Lesegeräte sind mit einem Passwort geschützt und die Batterien halten erstaunlich lange.

Das Abrechnungsprogramm

Es gibt mittlerweile eine Vielzahl von Abrechnungsprogrammen für Psychotherapeuten auf dem Markt. Einige davon sind speziell nur für Psychotherapeuten konzipiert, bei anderen handelt es sich um abgespeckte Abrechnungsprogramme für Ärzte, die sich von den Originalversionen nur darin unterscheiden, dass sie zum Beispiel nur eine begrenzte Anzahl an »Scheinen«, also aktiven Patienten (z. B. 100) akzeptieren. Die Zahl der Scheine entspricht hier der der aktiven Patienten; es sind also nicht Kassenpatienten beinhaltet. Diese Anbieter haben oft einen tollen Support, weil sie hauptsächlich von Arztpraxen leben und sich das leisten können bzw. müssen. Solche Programme sollten Sie gründlich »entrümpeln«, also zum Beispiel alle Ziffern, die Sie als Therapeut nicht abrechnen können, ebenso entfernen wie Formulare, die Sie nicht benötigen. Das spart Zeit und Nerven.

Die für Abrechnungsprogramme anfallenden Kosten beinhalten die für die Anschaffung der Software und eine jährliche Gebühr für Softwarepflege und Support. Die Softwarepflege ist wichtig, da die KVen regelmäßig ihre Abrechnungsmodalitäten ändern. Meist sind es Kleinigkeiten, von denen Sie nichts merken werden. Dennoch schreibt die KV vor, dass die Software jedes Quartal angepasst wird. Achten Sie daher beim Kauf darauf, dass die Unterstützung des Softwareanbieters (Support) in den Gebühren inbegriffen ist.

Für mich waren zwei Kriterien bei der Auswahl eines Programms am wichtigsten: leichte Bedienbarkeit und guter Support. Ich wollte nicht auf einen Anrufbeantworter des Softwarebetreibers sprechen müssen, um dann auf einen »gnädigen« Rückruf zu warten. So habe ich mich für das Programm Smarty entschieden. Es ist sehr bedienungsfreundlich und der Support ist einfach einsame Spitze. Selten habe ich das Besetztzeichen hören müssen. Meist wird mir sofort geholfen, das heißt, ein Mitarbeiter betreut mich telefonisch, bis ich die Lösung gefunden habe. Wenn das nicht möglich ist, können sich die Mitarbeiter von Smarty online bei mir (mit meiner Erlaubnis natürlich) einschalten und den Fehler beheben.

Kleiner Tipp zur Support-Hotline: Zur Abrechnungszeit sind die Hotlines meist sehr gefragt. Machen Sie eine sogenannte Probeabrechnung eine Woche vor Abrechnungsbeginn. Dabei handelt es sich um eine Generalprobe vor der richtigen Abrechnung. Bei dieser Probeabrechnung geht das Abrechnungsprogramm vor, als würde es tatsächlich Ihre Leistungen mit der Kassenärztlichen Vereinigung abrechnen – und trotzdem werden mögliche Fehler angezeigt. Diese können Sie dann ganz entspannt klären, wenn die Supportleitungen noch nicht glühen.

Viele Abrechnungsprogramme bieten noch eine weitere Möglichkeit: die Online-Abrechnung mit Privatrechnungsdienstleistern. Das ist eine bequeme Angelegenheit. Brauchen Sie bei einer reinen Privatpraxis ein Abrechnungsprogramm? Nein, das brauchen Sie nicht, aber es ist dennoch empfehlenswert: Die Buchführung wird einfacher, Rechnungen sind schnell erstellt und sie haben die Möglichkeit zur Online-Abrechnung mit Privatrechnungsdienstleistern.

Mein Tipp: Nehmen Sie ein Abrechnungsprogramm, das die Abrechnung Ihrer Privatpatientenrechnungen online erlaubt. Dazu muss über es eine sogenannte PAD-Schnittstelle[21] verfügen. Auch wenn Sie heute noch nicht planen davon Gebrauch zu machen oder sagen, Sie werden es nie tun, wählen Sie trotzdem eines mit PAD-Schnittstelle. Ansonsten müssen Sie nämlich, wenn Sie sich eines Tages anders entscheiden, das Abrechnungsprogramm wechseln!

Anbieter von Abrechnungsprogrammen bieten für Wechsler oft Rabatte bzw. Sonderkonditionen an. Ausbildungskandidaten zahlen häufig eine ganz geringe Gebühr – solange sie noch in Ausbildung sind. So versuchen die Anbieter natürlich auch, sie als Kunden zu binden. Je nach dem, wie sicher oder unsicher ihre Bindung ist, können Sie später noch wechseln. Auch Rabatte für Berufsanfänger sind üblich und manchmal gibt es sogenannte Startpakete, in denen zum Beispiel das Programm, das erste Jahr der neuen Versionen oder Verbesserungen (Updates) inbegriffen sind.

Mein Tipp: Egal ob Sie wechseln oder nicht, Neukunde sind oder nicht, verhandeln lohnt sich – auch über das offizielle Angebot des Anbieters hinaus.

Die Online-Abrechnung

Die Abrechnung mit den Kassenärztlichen Vereinigungen über den Computer (Online-Abrechnung) ist mittlerweile Vorschrift. Nur in einigen Ausnahmefällen dürfen noch »echte Scheine«, also solche in Papierform, eingereicht werden. Spekulieren Sie nicht auf Letzteres. Abrechnungs-

21 PAD steht für »Privatabrechnung auf Datei«.

programme sind einfacher zu bedienen, als man denkt – und verursachen keine wundgeschriebenen Finger. Meine Hände danken mir heute noch den Wechsel, den ich vollzogen habe, als er noch nicht Pflicht war. Es sind meist drei Arten der elektronischen Abrechnung mit der Kassenärztlichen Vereinigung möglich:

- über das KV-Safenet
- über den Arztausweis light
- über ein Token

Abrechnung über das KV-Safenet

Bei dieser Abrechnungsart müssen Sie einen externen Anbieter beauftragen. Es werden in der Regel eine Einrichtungsgebühr sowie monatliche Kosten (ab ca. zehn Euro) verlangt. Vom Anbieter bekommen Sie einen kleinen Vermittlungskasten (Router) zur Verfügung gestellt. Hier wäre sofort zur erfragen, ob die Einrichtung im Preis inbegriffen ist oder ob Sie diese selbst vornehmen müssen. (Wenn Sie den Router selbst einrichten wollen, kommt Ihnen Ihr mehrjähriges Informatikstudium zugute; ansonsten brauchen Sie gute Nerven.)

Welche Vorteile bietet das KV-Safenet für Psychotherapeuten – abgesehen von der sicheren elektronischen Abrechnung? Meiner Meinung nach keine, sondern eher Nachteile, denn die Abrechnung kostet dann mindestens 30 Euro pro Quartal mehr, weil Sie den Kasten nur viermal pro Jahr nutzen werden.

Die Anbieter müssen von der Kassenärztlichen Bundesvereinigung zugelassen sein. Zugelassene Anbieter hat die Kassenärztliche Bundesvereinigung auf dem Link http://www.kbv.de/html/7145.php zusammengestellt.

Einige Kassenärztliche Vereinigungen schreiben die Abrechnung über das KV-Safenet vor. Mein Tipp: Versuchen Sie herauszufinden, ob es Ausnahmen gibt bzw. versuchen Sie die Vereinigung dazu zu bewegen, dass Sie doch (ausnahmsweise) über das Token (siehe unten) abrechen dürfen.

Abrechnung über den Arztausweis-light

Um es kurz zu machen: nein! Ich habe mich in einem Zustand völliger geistiger Umnachtung zu einem Versuch der Abrechnung mit dem Arztausweis, der in meinem Fall »Heilbehandlerausweis« hieß, bereit erklärt. Acht Quartale habe ich mich zur Abrechnung am Rande des Wahnsinns befunden.

Trotzdem sei das System hier kurz erklärt: Bei dieser Abrechnungsform bekommen Sie auch einen Vermittlungskasten (Router) und ein weiteres Kartenlesegerät für den Heilbehandlerausweis (manche Kartenlesegeräte haben bereits einen zweiten Schlitz dafür). Natürlich kostet das alles Gebühren: für die Einrichtung, für den Vermittlungskasten, für das zweite Lesegerät und für den Heilbehandlerausweis. Das System ist so kompliziert, dass ich mir eine 16-seitige Anleitung geschrieben habe, weil ich die Vorgehensweise nach drei Monaten wieder vergessen hatte. Diese musste ich aber jedes Quartal aktualisieren. Der einzige »Vorteil« ist in meinen Augen, dass man die Sammelerklärung nicht mehr unterschreiben und zum Briefkasten bringen muss. Allerdings würde ich dieses System auch dann nicht mehr in Kauf nehmen, wenn es kostenlos wäre, und rate auch Ihnen, die Finger davon zu lassen!

Abrechnung über den »Token«

Leider habe ich für »Token« in diesem Zusammenhang keine deutsche Übersetzung gefunden, die passen würde. Am besten erscheint mir »Passworterzeuger«. Das Token ist ein kleines Gerät, das viele noch an ein Tamagotchi[22] ihrer Kinder oder von sich selbst erinnern wird. Allerdings man muss es nicht füttern und man braucht auch keine Bedienungsanleitung. Es hat nur einen Schalter mit zwei Funktionen: an und aus – mehr braucht man auch nicht. Auf dem Display erscheint eine ellenlange Nummer, ein Sicherheitscode, der bei der Abrechnung eingegeben werden muss.

Wie funktioniert die Token-Abrechnung? Sie müssen sich bei Ihrer Kassenärztlichen Vereinigung dazu anmelden. Dann bekommen Sie das Token, Ihren Benutzernamen und ein Passwort für den Zugang auf einer geschützten Webseite Ihrer KV zugesendet. Diese Seite rufen Sie auf, geben

22 Kleines aus der Mode gekommenes elektronisches Spielzeug zum Zeittotschlagen. Auf dem Bildschirm erscheint ein kleines Tierchen, das man ständig durch Druck auf bestimmte Tasten füttern, streicheln, Gassi führen muss – sonst wird es sauer und meldet sich.

Benutzernamen und Passwort ein und klicken auf »Onlineabrechnung mit Token«[23]. Dann kommt die Aufforderung das Token einzuschalten. Nun müssen Sie nur noch den Sicherheitscode eingeben und schon sind Sie im System. Anschließend laden Sie noch Ihre Abrechnungsdatei von Ihrem Laptop zum Rechner der KV hoch. Das ist alles: drei Minuten, keine monatlichen Kosten, kein Valium!

Meist muss das Token bei der ersten Benutzung aktiviert werden. Manche Kassenärztlichen Vereinigungen verlangen auch die Installation einer Sicherheitssoftware. Beides braucht Sie nicht zu erschrecken, es ist wirklich einfach.

Die Privatabrechnung

In Zeiten vor der Abrechnung mit den gesetzlichen Krankenkassen war es üblich, jedem Patienten eine Rechnung persönlich zu übergeben. Meist geschah dies monatlich, mancher Therapeut verlangte die Bezahlung auch direkt nach der Sitzung in bar. Heute ist es nur noch notwendig, Privatpatienten eine Rechnung zu schreiben, und nur noch selten verlangen Therapeuten die sofortige Barzahlung. Übliche Zahlungsform ist vielmehr die Überweisung. Das war zu Freuds Zeiten anders: Hier wurde Bargeld erwartet. Warum beschäftige ich mich damit? Weil es in einem ganz wesentlichen Aspekt unsere Arbeit belasten kann: Wir werden zu Buchhaltern, weil wir die Zahlungseingänge regelmäßig überprüfen müssen. Bei der Überwachung hilft ein Abrechnungsprogramm, sofern der Therapeut seine Privatrechnungen auch über dieses abwickelt – wozu ich sehr rate – allein wegen der Plausibilität der Steuerabrechnung. Die meisten Patienten bezahlen rasch und pünktlich, doch es gibt auch immer wieder einige säumige. Häufig handelt es sich dabei um Beihilfepatienten, die gewohnt sind, ihre Arztrechnungen zu sammeln, damit sie nicht dauernd die Beihilfeformulare ausfüllen müssen.

Doch selbst wenn wir den Aspekt einiger Zahlungssäumiger vernachlässigen, so bleibt eine Menge an Verwaltungsarbeit bei der Überprüfung der Zahlungseingänge. Nach meiner Erfahrung kostet dies etwa zwei bis drei Stunden Zeit pro Monat. Ein weiterer Nachteil sind die »Schwankungen«

23 Die Bezeichnung variiert je nach Kassenärztlicher Vereinigung. Die KV Bayern zum Beispiel nennt das Verfahren »KV ident«, bei anderen heißt es »eToken«.

bei den Zahlungseingängen. Sie können kaum planen, wie viel Geld diesen oder nächsten Monat eingehen wird, obwohl Sie die eigentlich zu erwartende Summe ja kennen.

Aus diesem Grund habe ich mich entschlossen, ein Privatabrechnungsunternehmen zu beauftragen. Dabei habe ich Erfahrungen mit mehreren gemacht und werde Ihnen das nach meiner Erfahrung beste später vorstellen. Grundsätzlich sollten Sie nur einen Anbieter auswählen, der die Übertragung der Privat-Abrechnungsdaten online erlaubt. Dazu muss Ihr Abrechnungsprogramm eine sogenannte PAD-Schnittstelle haben. Dann ist die Übertragung der Daten genau so möglich wie bei der Online-Abrechnung mit der Kassenärztlichen Vereinigung – in der Regel oft noch einfacher. Jeder Patient muss seine Einwilligung dazu geben. Privatpatienten kennen das Prozedere, da sie eine solche Einwilligungsklärung bei allen Ärzten, die sie aufsuchen, unterschreiben müssen. An die Abrechnungsgesellschaft werden nur Name, Adresse, Geburtsdatum, Diagnose und Behandlungsdaten übertragen.

Für die Abrechnung gibt es je nach Unternehmen verschiedene Vorgehensweisen:

Modell 1: Das Unternehmen erstellt die Abrechnung in Ihrem Namen, achtet auf die Zahlungseingänge und überweist Ihren Anteil, sobald der Patient überwiesen hat.

Modell 2: Das Unternehmen erstellt die Abrechnung in Ihrem Namen, achtet auf die Zahlungseingänge und überweist Ihren Anteil sofort – also auch, wenn der Patient das Geld noch nicht überwiesen hat. Doch Vorsicht: Das Unternehmen streckt das Geld sozusagen nur vor. Bleibt die Rechnung nach einigen Mahnungen unbezahlt, wird das Geld von Ihnen zurückverlangt. Das Risiko bleibt beim Therapeuten.

Modell 3: Das Unternehmen erstellt die Abrechnung in Ihrem Namen, achtet auf die Zahlungseingänge und überweist das Ihren Anteil sofort – unabhängig davon, ob der Patient bezahlt oder nicht. Bleibt eine Rechnung nach einigen Mahnungen unbezahlt, spielt das für den Therapeuten keine Rolle. Das Ausfallrisiko trägt das Abrechnungsunternehmen. »Factoring« wird dies in der Wirtschaft genannt, wo es ein übliches Modell ist. Üblicherweise wird eine Bonitätsprüfung vor Annahme eines neues Patienten durchgeführt, wozu der Patient schriftlich einwilligen muss.

Natürlich sind die anteiligen Kosten höher, je mehr ein Modell leistet. Ein kleine Entwarnung kann ich für alle geben, die befürchten, dass Abrechnungsunternehmen vielleicht genau so rüde mit den Patienten umgehen, wie man es von manchen Inkassounternehmen hört. Das tun sie nicht, denn sie leben von den Ärzten und Behandlern, die wiederum von ihren Patienten leben. Schroffer Ton fällt sofort auf den Behandler zurück, der den Patienten dann möglicherweise verliert, sauer ist und das Abrechnungsunternehmen wechselt. Ich habe sogar erlebt, dass das Abrechnungsunternehmen vor dem Weg zum Gericht bei mir nachgefragt hat, ob ich mit den erforderlichen Rechtsschritten einverstanden bin.

Ich selbst habe gut Erfahrungen mit dem Unternehmen Mediserv gemacht. Die Online-Abrechnung funktioniert einwandfrei, das Geld ist ein paar Tage später auf dem Konto. Reklamationen oder Stornierungen lassen sich ebenfalls online erledigen. Das kann nötig sein, wenn man eine Rechnung falsch erstellt hat.

Natürlich verlangen die Abrechnungsunternehmen Geld für ihre Dienste, was ja auch die Kassenärztliche Vereinigung tut. Die prozentualen Abzüge sind etwas höher als die etwa 2,7 Prozent Verwaltungsabzüge der Kassenärztlichen Vereinigungen.[24] So verlangt die Firma Mediserv 1,8 Prozent Factoring-Gebühr, 1,12 Prozent Vorfinanzierungsgebühr, eine Postengebühr von 1,33 € pro Rechnung und Portokosten von 0,70 € pro Rechnung. Bei einer Beispielrechnung für 21 Patienten und einem Anforderungsbetrag von 2661,44 € ergibt sich folgendes Rechnungsbeispiel für ein Factoring bei Mediserv:

Anforderungsbetrag:	**2661,44 €**
Factoring-Gebühr:	41,62 €
Vorfinanzierungsgebühr:	27,75 €
Postengebühr für 21 Posten:	23,45 €
Portogebühr für 21 Posten:	14,07 €
Mehrwertsteuer (19 %):	20,39 €
Abzüge gesamt:	**127,28 €**
Auszahlungsbetrag:	**2.534,16 €**

24 Stand beider Angaben: Quartal 1/2016.

Lassen wir die Portokosten einmal weg, weil wir sie ohnehin zahlen müssten, so fallen noch 112,58 Euro Kosten an, was rechnerisch einem Anteil von 4,2 Prozent beträgt.[25] Die Vorteile:

- mehr Planungssicherheit: Das Geld ist einige Tage später auf dem Konto.
- kein Risiko: Mediserv übernimmt das Ausfallrisiko.
- geringere Verwaltungsarbeit: Wir müssen dem Geld nicht mehr »hinterherlaufen«.

Die Kosten entsprechen – wieder rechnerisch – etwa 1,3 Kassenstunden – weniger als zwei Stunden! Rechnen Sie selbst ab, müssen Sie dafür nach meiner Erfahrung wie gesagt eher mehr als zwei Stunden am Schreibtisch sitzen. Da ich in dieser Zeit lieber Therapien mache, habe ich mich für das Factoring-Modell entschieden – und natürlich auch, weil ich jeden Monat regelmäßig mein Geld bekomme.

Buchführungsprogramme

Den Einsatz eines Buchführungsprogramms kann ich Ihnen nur wärmstens empfehlen. Es spart immense Kosten bei der Buchführung, die sonst ein Steuerberater machen muss, und Sie behalten den Überblick. Buchführung ist sicherlich für viele ein »Buch mit sieben Siegeln«. Aber ich versichere: Es ist nicht schwerer zu erlernen als der Umgang mit dem Abrechnungsprogramm. Die Buchführung einer psychotherapeutischen Praxis ist auch nicht wirklich kompliziert. Wir zahlen keine Umsatzsteuer, tätigen keine Auslandsgeschäfte und haben »überschaubare Abschreibungen« wie Laptop usw.

Wenn Sie also mit der Anschaffung eines Buchführungsprogramms liebäugeln, müssen Sie zwei wichtige Punkte beachten: Sie sollten es bedienen können und das Programm muss eine sogenannte Datev-Schnittstelle haben, damit Ihr Steuerberater die Daten von Ihnen übernehmen kann.

Ich selbst habe gute Erfahrungen mit dem Programm Monkey Office[26] gemacht, das in der Basis-Version kostenlos ist und bereits eine Datev-

25 Die Kassenärztliche Vereinigung (hier KV Nordrhein, Stand Quartal 1/2016) hätte Ihnen dafür 71,86 € Verwaltungsaufwand abgezogen.

26 https://www.monkey-office.de

Schnittstelle hat. Ich empfehle Ihnen, bei der Auswahl dieser Software Ihren Steuerberater um Rat zu fragen. Lassen Sie das Programm von ihm einrichten und bitten Sie ihn um einen kleinen (bezahlten) Einführungskurs.

Datensicherheit und Sicherungskopien

In diesem Kapitel möchte ich Ratschläge zur Datensicherheit auf dem eigenen Rechner geben sowie verschiedenen Möglichkeiten der Anfertigung von Sicherungskopien vorstellen. Nicht zuletzt gebe ich auch einige Hinweise zur Vernichtung von patientenbezogenen Daten, zu der wir als Therapeuten nach einer gewissen Zeit schließlich verpflichtet sind.

Datensicherheit auf dem eigenen Rechner

Um es vorwegzunehmen: Kein Rechner ist sicher. Sie können die Sicherheit eines Rechners mit der Einbruchssicherheit eines Hauses vergleichen. Völlig einbruchssicher ist ein Haus, das nur aus zwei Meter dicken Betonwänden besteht, also keine Fenster und Türen hat. Ein Einbrecher kommt nicht mehr hinein – Sie allerdings auch nicht. Also braucht das Haus Türen, zum Beispiel Stahltüren, die sofort zufallen, wenn Sie das Gebäude verlassen. Blöd, wenn Sie gerade mal die Post holen wollen, den Schlüssel aber innen liegen gelassen haben. Sie haben einen Kellereingang, der nicht so gut gesichert ist? Kein Problem: Vergessen Sie nicht ein Schild anzubringen: »Für Einbrecher verboten – bitte den Vordereingang benutzen!« Also gut, Sie bringen wohl besser ein Schloss mit Zahlencode an. Wie viele Ziffern? Vier – das ist zwar leicht zu merken, aber ebenso leicht zu knacken. In meiner Schulzeit waren Wettbewerbe hier äußerst beliebt: Wie lange brauchen wir, um ein fremdes Zahlenschloss an Fahrrädern zu knacken? Bestzeit für ein Schloss mit vier Ziffern: 45 Sekunden. Aus der allgemeinen Psychologie wissen Sie vielleicht noch, dass es ab zwölf Ziffern schwierig wird, sich eine Zahlenkombination zu merken. Nehmen Sie mehr Ziffern, vergessen Sie die Zahlenfolge wahrscheinlich, wenn Sie sie nicht oft genug benutzen. Klar, dafür gibt es ja die Schreibtischschublade, unter die man den Zettel mit den Passwörtern klebt – ein tolles Versteck, das sicherlich noch kein Einbrecher kannte!

Kommen wir zurück zum Computer, mit dessen Sicherung es sich ganz ähnlich verhält. Egal wie gut er verschlüsselt ist, egal wie kreativ Sie Ihr Passwort ausgewählt haben, es kann entschlüsselt werden. Der Bundesnachrichtendienst verfügt in Bonn über sogenannte Cray-Rechner, ein Zusammenschluss von vielen Superrechnern, die jedes Passwort knacken können. Solche Rechner haben Verbrecher nicht, sie benutzen aber die sogenannte Brutforce-Methode, für die es frei zugängliche kostenlose Programme im Internet und andere sogenannte Forensik-Werkzeuge gibt – oft in kleinen USB-Sticks versteckt.

Doch auch die sicherste Methode Ihren PC zu schützen kann Ihnen schließlich selbst zum Verhängnis werden, wenn Sie ein Passwort oder nur einen Teil des Prozederes vergessen. Dann kommen Sie an ihre eigenen Daten nicht mehr ran! Trotzdem will ich Ihnen die bisher sicherste Methode vorschlagen: Sie können eine Festplatte verschlüsseln. Bei Macs ist dies mit »FileVault« (unter dem Menü »Systemeinstellungen«) möglich. Doch Sie müssen sich den Schlüssel gut merken und irgendwo sicher verstecken. Auch diese Methode ist nicht ganz sicher, da es Schlupflöcher gibt; trotzdem handelt es sich hierbei um eine der besten Methoden, die Daten auf Ihrem Computer zu schützen.

Andere Rechner, aber auch Macs, können mit dem Programm TrueCrypt verschlüsselt werden. Dieses hat den Vorteil, dass es sich dabei um Open-Source-Software handelt, der Programmcode also öffentlich zugänglich und veränderbar ist. Da es keinen Hersteller gibt, sondern nur eine Plattform von Millionen (ehrenamtlichen) Programmierern, kann bei diesem Programm auch nicht – wie es sonst üblich ist – ein Hersteller gezwungen werden eine geheime Zugangstür einzubauen, zu der Staatsorgane den Schlüssel haben.

Mit TrueCrypt können Sie den ganzen Rechner verschlüsseln oder nur bestimmte Teile wie ganze Ordner. Am sichersten ist es, wenn Sie die Methode »Hidden TrueCrypt Volume« verwenden. Diese besteht aus zwei verschlüsselten Teilen, wobei im ersten verschlüsselten Teil ein zweiter verschlüsselter und vor allem unsichtbarer Teil versteckt ist. Im ersten Teil werden »Diebdateien« versteckt, also zum Beispiel fingierte Praxisdaten, damit ein Dieb glaubt, er habe, was er wolle – eine ähnliche Taktik also wie die empfehlenswerte Methode, in Ländern mit großer Überfallswahrscheinlichkeit ein zweites Portemonnaie mit »Diebgeld« mit sich zu führen, am besten mit Kreditkarten und einem alten Ausweis, damit es wie die »richtige Geldbörse« aussieht. Räuber können, je nach Strukturniveau, unterschiedlich gekränkt reagieren. Oppositionell aufsässiges Verhalten ist dann noch die mildeste Reaktionsform. Im zweiten verschlüsselten Teil befinden sich dann die eigentlichen Dateien. Diese können Sie wiederum »zippen«, das heißt »zusammenschrumpfen« und mit dem Programm AESCrypt verschlüsseln. Wenn Sie auch noch einige verschlüsselte 42zip-Dateien in beiden Teilen verstecken, bringen Sie jeden Dieb zur Verzweiflung: Sie führen bei fast jedem Rechner zum Absturz, wenn sie wieder entzippt werden.

Die Verschlüsselung mit den genannten Programmen werde ich nun nicht erklären – wenn Sie nicht geübt sind, ist die Gefahr ist zu groß, dass Sie zu viele Fehler machen und ihre Daten dann weg sind. Meine Empfehlung: Verschlüsselung ist eine gute Sache, aber beauftragen Sie einen Experten damit (das kann auch Ihr Sohn oder Ihre Tochter sein). Lassen Sie sich genau zeigen, wie Sie die Dateien wieder entschlüsseln können. Wenn Sie einen externen Experten beauftragen, erklären Sie ihm genau Ihre Arbeitssituation, und zwar die als Psychotherapeut. Viele hören nur »Praxis« und haben dann ein weiß möbliertes Großraumbüro mit vier Computerarbeitsplätzen und mindestens drei Helferinnen usw. vor Augen. Wählen Sie ein Passwort, dass Sie sich merken können. Tipps dazu gebe ich im folgenden Abschnitt. Sichern Sie dieses Passwort, zum Beispiel auf einem Blatt Papier, das Sie irgendwo für andere unzugänglich aufbewahren und auf dem Sie natürlich auch nicht explizit »Sicherheitsschlüssel« vermerken!

Sichere Passwörter sind Passsätze

»qwertz«, »asdf«, »123456« sind leicht zu merken und ebenso leicht zu knacken. Auch gängige Wörter sind für Brute-Force-Programme leicht zu entschlüsseln. Wie funktionieren nun eigentlich diese oben schon erwähnten Programme? Sie starten eine sogenannte Brute-Force-Attacke. Das bedeutet, dass das jeweilige Programm alle möglichen Kombinationen zur Entschlüsselung ausprobiert. Dauert das nicht sehr lange? Leider nein: Hochleistungsrechner wie Cray-Rechner durchlaufen bis zu zwei Milliarden Passwörter pro Sekunde, billigere Rechner für den Heimgebrauch schaffen immerhin noch einige Millionen pro Sekunde. Ist die Sicherung Ihrer Daten also ohnehin aussichtslos? Nicht ganz, denn genauso wie ein Einbrecher eine gewisse Zeit braucht, um in Ihr Haus oder in Ihre Wohnung einzudringen, spielt Zeit auch bei dem Programm, das eingesetzt wird, um Ihren Rechner zu knacken, eine Rolle. Alles ist also eine Frage der Zeit – und die Länge dieser Zeit zu dehnen, ist die einzige Chance, Eindringlinge abzuwehren. Ein Brute-Force-Programm hat ein Wörterbuch, mit dem es zunächst alle möglichen Wörter durchprobiert, danach Kombinationen von Wörtern mit Zahlen. Am schwierigsten sind kryptische Passwörter zu knacken, also »wirre« Kombinationen von Buchstaben, Zahlen und Sonderzeichen, zum Beispiel »e6&Gpt#5pT«. Je länger das Passwort außerdem ist, desto schwerer ist es zu knacken – leider auch schwieriger zu merken.

Solche Passwörter verleiten in der Regel dazu, dass man sie irgendwo aufschreibt. Hier ergibt sich das gleiche Problem wie bei Bankkarten-Geheimnummern, die manche im Adressbuch notieren – als Telefonnummern. Ein Kinderspiel für den Kriminellen, wenn Bankkarte und Adressbuch gemeinsam gestohlen werden. Es gilt also ein Passwort zu generieren, das schwer zu knacken, aber leicht zu merken ist. Zunächst etwas ganz Erstaunliches: Wenn Sie Leerzeichen in Ihr Passwort einbauen, machen Sie es den Brute-Force-Programmen richtig schwer. Sie können auch das Leerzeichen voranstellen, also als erstes Zeichen Ihres Passwortes wählen.

Es bleibt die Frage, wie man ein solches Passwort nun generiert – oder besser gesagt mehrere davon, denn Sie sollten nicht nur eines verwenden. Das ist vor allem für besonders schützenswerte Informationen wie Ihre Praxisdaten oder Bankdaten wichtig. Nicht so wichtige Dinge, wie Benutzerkonten von Webseiten, die für Verbrecher uninteressant sind, aber einen Zugangspasswort verlangen (z. B. Wetterseiten, Forenzugänge usw.), können Sie auch mit einem Standardpasswort schützen. Ich empfehle Ihnen ganze Passsätze statt Passwörtern zu erzeugen – zum Beispiel: »Eine alte Dame geht Hering essen.« (Jeder Gitarrist weiß sofort, was damit gemeint ist, der Satz dient nämlich als Eselsbrücke für die Saiten der Gitarre E-A-G-H-E.) Bilden Sie also Sätze, die Sie sich leicht merken können – vielleicht humorige Sätze wie: »Dunkel wars, der Mond schien helle« – viel zu tippen, aber sicher und leicht zu merken. Damit bringen Sie jedes Passwortknackprogramm zur Verzweiflung.

Bei manchen Webseiten funktionieren Passsätze leider nicht – entweder, weil sie zu lang sind oder weil Leerzeichen nicht erlaubt sind. Dann gehen Sie wie folgt vor: Generieren Sie Passwörter, die eine Geschichte erzählen. Besonders geeignet sind absurde Geschichten, da man sich diese leichter merken kann als alltägliche oder selbst erlebte Ereignisse. Ein Beispiel: »Großvater aus Hamburg, der unter Legasthenie litt, fiel einen Tag vor Weihnachten und brach sich das Schlüsselbein.« Legasthenie ist für mich der Hinweis, dass ich absichtlich Rechtschreibfehler einbaue. Heraus kommt: »VADER 2312 § beihn«. Falls keine Leerzeichen erlaubt sind, verwenden stattdessen Sie Unterstriche: »VADER_2312_§_beihn« oder ein Minus-Zeichen »VADER-2312-§-beihn«.

Programme, die Passwörter speichern

Es gibt Software, die Ihre Passwörter speichert und dabei auch noch verschlüsselt. Eigentlich ganz toll: Sie brauchen sich nur ein Passwort zu merken. Der Haken ist aber, dass auch der »Einbrecher« dann nur eines knacken muss. Trotzdem ist die Idee nicht ganz schlecht, vorausgesetzt, Sie verwenden ein Programm mit einem öffentlichen Programmcode (Open-Source-Programm) wie Password Safe und Sie verwahren dieses sicher, zum Beispiel auf einem Safestick, den ich weiter unten erkläre.

Sicherungskopien

Datensicherung ist mittlerweile Pflicht. Damit ist aber nicht gemeint, dass Sie eine Sicherungsdatei oder eine Kopie Ihrer Praxisdaten auf ihrem Rechner ablegen müssen. Das hilft Ihnen nämlich nicht, wenn der Rechner kaputtgeht oder gestohlen wird. Das heißt, Sie brauchen Sicherungskopien außerhalb Ihres Rechners, sogenannte »externe Kopien«. Welche Möglichkeiten es gibt, stelle ich hier kurz vor.

Sicherungskopie in der Cloud: Über den Wolken ist die Freiheit grenzenlos – die Sicherheit leider nicht

Eine Möglichkeit wäre die Sicherungskopie in einer »Cloud«. Die Cloud ist so etwas wie eine externe Festplatte, die in einem Rechenzentrum steht. Dort speichern Sie Ihre Dateien und können Sie weltweit abrufen. Vorgeschrieben sind bei unseren sensiblen Daten Cloud-Anbieter mit Servern in Europa, besser noch sind solche in Deutschland. Außerdem dürfen sie nicht von einem amerikanischen Unternehmen betrieben werden, da US-

Behörden nach dem Patriot Act Zugriff auf die Daten nehmen können. Wenn Sie also eine Cloud zur Datensicherung nutzen, sollten Sie wegen des hohen Datenschutzstandards die eines deutschen Betreibers, der auch keine Tochtergesellschaft eines US-Unternehmens sein darf, mit Server in Deutschland wählen. Es gibt aber noch einen Haken: Die Daten in der Cloud müssen verschlüsselt sein und sie müssen auf Ihrem Rechner verschlüsselt werden. Aber das ist noch nicht alles: Der Schlüssel zum Verschlüsseln darf nur auf Ihrem Rechner abgelegt sein. Wenn der Schlüssel zusätzlich auf dem Server des Cloud-Anbieters liegt, verstößt dies gegen die Datenschutzvorschriften. Denn dann könnte auch ein Mitarbeiter des Server-Anbieters auf ihre Daten zugreifen. Da Sie diesen Schlüssel zum Verschlüsseln selbst aber nicht verschlüsseln dürfen, kann Ihnen niemand helfen, wenn Sie den Schlüssel einmal verlieren. Also gut aufbewahren! Bei den meisten Anbietern liegt der Verschlüsselungsschlüssel auf deren Server. Oft können Sie das ändern, wenn Sie das können.

Der größte Nachteil dieser Methode liegt in meinen Augen aber in der Bedienbarkeit. Diese ist wohl bei bekanntesten Cloud-Plattformen wie Dropbox am besten. Die Dropbox ist sehr einfach zu bedienen: Einmal (richtig) eingerichtet, erscheint sie dem Benutzer als Ordner auf dem Rechner und bedarf keiner weiteren Wartung. Sie ist aber eben nicht zulässig für sensible Daten – es sei denn, Sie verschlüsseln die Daten (siehe den nächsten Abschnitt).

Die sicherste Cloud-Lösung, die ich in Deutschland gefunden habe, nennt sich Teamdrive und ist bis 2 GB Speicherplatz kostenlos – 10 GB kosten 70,80 € pro Jahr.[27] Teamdrive ist bisher die einzig sichere und zugelassene Cloud-Lösung. Sie wird zum Beispiel auch vom deutschen Anwaltsverein benutzt. Teuerer als die Dropbox, aber dafür sicher!

Die Cloud sichern – ein Schlüsselerlebnis

Sie können Daten auf einer unverschlüsselten Cloud wie Dropbox auch selbst verschlüsseln. Dann dürfen Sie auch kostengünstige bzw. bei geringer Speichermenge kostenlose Anbieter wie Dropbox, Microsoft OneDrive, SugarSync, Google Cloud Storage, Amazon S3 und andere benutzen. Als sichere Verschlüsselungssoftware gilt das Programm Boxcryptor. Es kostet 36 Euro Lizenzgebühr pro Jahr.

27 https://www.teamdrive.com/de

Meine Empfehlung: Wenn Sie Ihre Daten extern in einer Cloud sichern wollen, achten Sie darauf, dass der Anbieter Folgendes garantiert:

- Die Daten werden auf Ihrem Rechner verschlüsselt.
- Der Datenschlüssel liegt auch nur auf Ihrem Rechner, oder besser auf einem gesicherten USB-Stick.
- Der Hauptsitz des Anbieters ist Deutschland, der Server steht in Deutschland.

Treffen diesen Kriterien nicht zu, verwenden Sie ein Verschlüsselungsprogramm eines deutschen Anbieters oder mit offenem Programmiercode (Open-Source-Programm) wie Boxcryptor, das die Daten auf Ihrem Rechner verschlüsselt. Letztendlich halte ich es allerdings für die beste Lösung trotz der anfallenden Kosten direkt Teamdrive als sichere Variante zu nutzen.

Externe Festplatten

Eine andere Möglichkeit, Ihre Daten zu sichern, sind externe Festplatten. Eine externe Festplatte wird über den USB-Anschluss an Ihren Rechner angeschlossen. Dann können Sie Ihre Praxisdaten (Patienten-Ordner, elektronische Patientenakten und Daten des Abrechnungsprogramms) auf die externe Festplatte kopieren. Wichtig ist dabei, dass Sie die externe Festplatte nicht an dem Ort lagern, an dem sich auch Ihr Rechner befindet. Bei einem Einbruch oder Brand ist sonst beides verloren – und Ihre Daten sind wichtiger und teurer als Ihr Rechner selbst!

Lagerort

Als Lagerort für die externe Festplatte empfehle ich ein Bankschließfach. Das kostet zwischen 40 und 70 Euro pro Jahr. Es schützt vor Diebstahl, Feuer und – nicht zu vernachlässigen – dem Verlegen der Festplatte. Festplatten werden nämlich immer kleiner und die Datenspeicherung funktioniert mittlerweile auch auf einem USB-Stick, wie ich im Folgenden noch aufzeigen werde. Sowohl Mini-Festplatten als auch USB-Sticks »verstecken« sich gerne zwischen Unterlagen.

Eine Alternative zu Bankschließfächern sind feuersichere Safes. Sie sind sehr teuer und ab ca. 600 Euro zu bekommen. Billigere Varianten halten meist nicht die Vorgabe ein, dass der Tresor 30 Minuten Dauerfeuer aushalten und sein Inhalt dabei unbeschadet bleiben muss. Eine günstigere Variante sind feuersichere Dokumentenboxen, die bereits ab 60 Euro erhältlich sind. Sie haben allerdings zwei Nachteile: Zum einen können sie von Einbrechern, die darin vermutlich etwas Wertvolles wie Schmuck und Bargeld vermuten, einfach mitgenommen werden. Zum anderen stellt Feuchtigkeit ein Problem dar. Da diese Boxen völlig luftdicht verschlossen sind, müffelt alles, was Sie dort hineingeben nach einiger Zeit und die Feuchtigkeit kann außerdem auch Festplatten und USB-Sticks schaden. Banktresore haben ein Belüftungssystem, das das verhindert. Ich würde Ihnen daher empfehlen, das kleinste verfügbare Bankschließfach zu mieten.

Datenverschlüsselung bei der externen Festplatte

Externe Festplatten können trotz aller Sicherheitsmaßnahmen gestohlen werden. Zwar sind sie in einem Bankschließfach wohl ziemlich sicher, allerdings können sie auch auf dem Weg zur bzw. von der Bank gestohlen werden, wenn Sie zum Beispiel zwischen Bank und Praxis nochmal beim Bäcker vorbeifahren, oder in Ihrer Praxis. Also empfiehlt es sich, die Daten zusätzlich zu verschlüsseln, zum Beispiel mit einem Verschlüsselungsprogramm. Wenn Ihnen das zu kompliziert ist, gibt es auch eine einfachere Lösung: externe Festplatten, die die gespeicherten Daten automatisch verschlüsseln.

Beim Kauf einer solchen Festplatte sollten Sie darauf achten, dass sie über eine sogenannte 256-Bit-AES-Hardwareverschlüsselung verfügt – diese ist bisher noch nie geknackt worden! Was genau das ist, werde ich nicht erklären, um Sie nicht unnötig mit Fachbegriffen zu quälen. Wichtig ist nur, dass die Festplatte dieses Kriterium erfüllt. Natürlich können Sie statt einer Festplatte auch USB-Sticks zur Speicherung verwenden. Was Sie dabei beachten müssen, beschreibe ich im nächsten Abschnitt.

Kleiner und feiner – die Datensicherung auf dem USB-Stick

USB-Sticks sind eine feine Sache. Mittlerweile sind sie sehr preisgünstig geworden und da unsere Datensicherung nur ein sehr geringes Speichervolumen benötigt, reichen die kleinsten USB-Sticks aus. Ich bekomme noch nicht einmal 100 MB voll – auf einem 4-GB-Speicherstick könnten also noch 39 Kollegen ihre Datensicherung ablegen. Da die Speicherkapazität nur durch Ihre Praxisdaten also nicht ausgeschöpft sein wird, können Sie auch wichtige eigene Daten auf dem Stick sichern.

Dass USB-Sticks so klein sind, ist natürlich praktisch, kann aber auch zum Nachteil werden: Sie kommen schnell in Aktentaschen, zwischen Papierstapeln, unter Sofakissen oder dem Autositz abhanden und so kann man sie auch wesentlich schneller verlieren als eine Festplatte. Deshalb ist es genauso beim USB-Stick wichtig, dass er verschlüsselt ist. Auch hier gibt es Exemplare mit 256-Bit-AES-Hardwareverschlüsselung.

Sehr sicher: SafeSticks

SafeSticks sind sichere USB-Sticks, die Ihre Daten über die inneren Bausteine des Sticks automatisch verschlüsseln. Die Daten werden erst nach Eingabe des richtigen Passworts wieder entschlüsselt. Wichtig ist also auch hier wieder, dass Sie sich ein gutes Passwort ausdenken, das mindestens zehn Stellen haben sollte! Hat ein »Finder« nicht alle Zeit der Welt, dieses zu knacken? Zum Glück nicht: Nach einigen falschen Eingaben werden die Daten auf dem Stick unwiederbringlich gelöscht. Dementsprechend wichtig ist es, dass Sie sich das Passwort sehr gut merken, denn der Stick geht keine Bindung zu Ihnen ein und wird die Daten ebenso gnadenlos löschen, wenn Sie selbst zu oft das falsche Passwort eingeben. Der Vorteil ist natürlich, dass Sie, zumindest was die Datensicherheit betrifft, beruhigt schlafen können, wenn Sie den Stick einmal verloren haben.

SafeSticks kosten mehr als »normale« USB-Sticks. Lassen Sie sich aber von niemandem einreden, dass es kostenlose Software gibt, die jeden USB-Stick sicher machen. Noch eine bittere Pille, die mir ein professionaler Hacker, ein IT-Fachmann, der Schwachstellen von Netzwerken und Webseiten austestet, übermittelt hat: Es gibt viele solcher Sticks, aber nur zwei sind wirklich sicher:

- der Kanguru Defender Elite200, der ab 155 Euro kostet
- der Kanguru Defender Elite2000, der ab 172 Euro erhältlich ist

Datensicherung ganz einfach durch Synchronisierungsprogramme

Mittlerweile haben Sie sich vermutlich für eine Variante der Datensicherung entschieden. Doch wie übertragen Sie nun die Daten am besten auf das Sicherungsmedium? Die einfachste Variante ist es, die Daten »von

Hand« von der Festplatte Ihres PCs oder Laptops darauf zu kopieren. Das ist nicht sonderlich mühsam, bringt aber immer noch ein Risiko mit sich, nämlich dass Sie Fehler bei der Sicherung machen. So kann es zum Beispiel passieren, dass Sie aus Versehen – statt die Daten von heute von Ihrem PC auf das Sicherungsmedium zu kopieren – die Daten von letzter Woche vom Sicherungsmedium auf den PC kopieren und dabei die aktuellen Daten löschen, weil sie mit denen der letzten Woche überschrieben werden. So eine Fehlleistung kann zu erheblichem Frust und zu unerwarteter Mehrarbeit führen.

Komfortabler sind sogenannte Synchronisierungsprogramme. Es gibt verschiedene, teils kostenfreie Programme, mehr als 40 Euro brauchen Sie auf jeden Fall nicht zu investieren. Ein solches Programm muss nur einmal (richtig) eingestellt werden; anschließend rufen Sie es dann nur noch an den entsprechenden Tagen auf, damit es die Datensicherung auf die vorgegebene Weise für Sie übernimmt. Allerdings empfehle ich Ihnen dabei, in den Einstellungen (Datensicherungsoptionen) die Einstellung »gelöschte Daten archivieren« oder »alte Daten archivieren« zu wählen. Dann wird nichts überschrieben.

Für Windows-Rechner haben sich PureSync, Toucan, AllSync, BestSync und Allway Sync bewährt. Für Macs gibt es auch einige Synchronisierungsprogramme wie SyncTwoFolders, FoldersSynchronizer, ChronoSync, GoodSync oder SyncFolders. Welches Programm Sie wählen sollten, hängt letztlich von der Frage ab, wie gut Sie die Software bedienen können. In der Regel können Sie jedes Synchronisierungsprogramm testen, bevor Sie es kaufen. Am besten hat mir persönlich für Windows-Rechner Allway Sync (ca. 25 Euro) gefallen, weil es recht einfach, das heißt intuitiv, zu bedienen ist. Auf meinen Macs benutze ich aus dem gleichen Grund ChronoSync (ca. 35 Euro).

Großvater, Vater, Sohn – die sichere Datensicherung

Wenn Sie für die regelmäßige Sicherung Ihrer Daten eine externe Sicherungsfestplatte oder einen USB-Stick verwenden, erfüllen Sie Ihre Pflicht zur externen Datensicherung. Was ist, wenn diese Festplatte oder der USB-Stick einmal kaputtgeht? Dann ist die ganze Datensicherung verloren. Deshalb ist es besser mehrere Sicherungen zu besitzen. Ich empfehle das »Drei-Generationen-Verfahren«. Sie benötigen dazu drei Festplatten oder USB-Sticks. Die erste Datensicherung ist der »Sohn«, die zweite, die zum Beispiel in der nächsten Woche stattfindet, der »Vater«, die dritte der »Großvater«. Wenn alle benutzt worden sind, wird der Sohn zum Vater, der Vater zum Großvater, der Großvater wieder zum Sohn: Diese Festplatte bzw. dieser USB-Stick ist dann das Sicherungsmedium in dieser Woche.

Die Benennung in Verwandtschaftsbegriffen dient natürlich nur als bildliche Veranschaulichung des Prinzips. Ich beschrifte meine Sicherungsmedien mit den Ziffern Eins bis Drei. Jedes Mal, wenn ich eine Datensicherung vornehme, klebe ich einen kleinen Aufkleber mit dem Datum dieser Sicherung darauf. Dann gehe ich zur Bank und tausche die Datenträger in meinem Schließfach aus.

Noch besser: Zusätzliche Sicherung für den ganzen PC

Den ganzen PC sichern – ist das nicht ein bisschen übertrieben? Das fand ich auch, bis eine Festplatte plötzlich den Geist aufgab. Natürlich hatte ich die wichtigsten Daten gesichert, aber ich musste das ganze Betriebssystem und sämtliche Software neu aufspielen. Die E-Mails waren verloren (was nicht unbedingt das Schlechteste war, zumindest für einige E-Mails).

Das zusätzliche Sichern der gesamten Festplatte hat einen Vorteil: Funktioniert Ihr PC oder Laptop auf einmal nicht mehr, sind nur die Daten, die Sie nach der letzten Sicherung erzeugt oder verändert haben, verloren. Je häufiger Sie Ihre Daten sichern, desto weniger kann natürlich verloren gehen.

Sonderfall: Time Machine für Macs – eine Zeitmaschine, die Fehler wiedergutmacht

Apple hat eine sehr ausgeklügelte automatische Datensicherung entwickelt: die Time Machine. Ich werde hier kurz erklären, wie diese Anwendung arbeitet und welche Vorteile sie bietet. Die Time Machine sichert regelmäßig die komplette Festplatte aller angemeldeten Rechner – und zwar automatisch und über das WLAN. In der Regel wird diese Sicherung stündlich vorgenommen, aber wem das zu oft ist, der kann die Zeiten mit dem kostenlosen Programm Time Machine Editor seinem Bedarf anpassen. Der Vorteil von Time Machine ist offensichtlich: Sie müssen sich um nichts mehr kümmern. Falls eine Festplatte kaputtgeht, können Sie sehr schnell alle Daten wiederherstellen. Das dauert zwar ein bisschen, aber wenigstens müssen Sie nicht permanent danebensitzen, DVDs einwerfen, Seriennummern eintippen usw. Auch wenn Sie einen neuen Mac mit einer anderen Version des Betriebssystems kaufen, werden Ihre alten Daten übernommen und es scheint danach so, als wäre nichts geschehen. Übrigens werden auch alte Daten aufgehoben: Falls Sie eine Datei versehentlich überschrieben haben, können Sie die letzte Datei wieder zurückholen. Der Nachteil: Das System kostet etwa 285 Euro. Das Geld habe ich allerdings gerne gezahlt. Ein weiterer Nachteil für die Anwendung bei Ihrem Praxisrechner ist, dass die Datensicherung nicht verschlüsselt stattfindet. Sie kann allerdings verschlüsselt werden, wobei Sie das einem Fachmann überlassen sollten.

Die Time Machine funktioniert nur mit Macs, für Windows-Rechner gibt es meines Wissens kein ähnliches Programm. Möglich ist eine vergleichbare Sicherung aber, wenn Sie eine WLAN-fähige NAS-Festplatte, am besten mit RAID-0-System, kaufen und ein geeignetes zeitgesteuertes Backup-Programm. Die Begriffe brauchen Sie sich nicht zu merken, sie sind für den Fachmann. Einmal eingerichtet funktioniert das auch ganz prima.

Totale Sicherheit – leider nur ein Märchen

Bei allen Empfehlungen, die ich Ihnen hier gebe, wird es immer Experten geben, die Sie warnen werden, dieses Programm und jene Festplatte seien nicht sicher. Sie werden auch im Internet entsprechende mahnende Fachartikel zuhauf finden – und leider stimmt das meiste davon. Allerdings sitzen Hacker in der Regel wochen- oder monatelang daran, die Sicherheitslücken eines Programms oder einer Festplatte zu finden – um dann zu verkünden, das Knacken sei innerhalb von Stunden möglich.

Totale Sicherheit gibt es nicht. Aber das gilt ja auch, wenn Sie Ihre Akten herkömmlich auf Papier führen: In Ihre Praxis kann ebenso eingebrochen werden und das Knacken des verschlossenen Aktenschranks wird für manchen Einbrecher nur eine »Aufwärmübung« darstellen. Wir müssen also in Hinblick auf die Datensicherheit mit Wahrscheinlichkeiten und Einbruchszeiten arbeiten wie es auch bei der Sicherheit eines Wohngebäudes getan wird. Jede größere Polizeistation hat eine kriminalpolizeiliche Beratungsstelle, die Sie kostenlos in Anspruch nehmen können, auch für Ihre Praxis. Der Experte wird Ihnen sagen, wie groß das Risiko ist, dass bei

Ihnen eingebrochen wird – sehr hoch, wenn Sie in der Nähe einer Straßenbahnstation wohnen. Außerdem kann er Ihnen »Einbruchszeiten« für Ihre Türe und die Fenstern nennen, also die Zeiten, die ein durchschnittlich erfahrener Einbrecher voraussichtlich benötigt, um die Tür bzw. das Fenster aufzubrechen. Die Zeit kann zwischen 20 Sekunden und 20 Minuten variieren. Je länger ein Einbrecher braucht, desto schneller wird er die Geduld verlieren – oder sich gar nicht erst an die Arbeit machen. Vielleicht besitzt er auch nicht das richtige Werkzeug.

Das Gleiche gilt für die Datensicherheit. Wenn Sie zum Beispiel Ihren sicheren USB-Stick verlieren: Wie hoch ist die Wahrscheinlichkeit, dass er dem »Chef-Hacker« eines Computerclubs in die Hände fällt? Wichtig ist vor allem, dass es Barrieren gibt, die schwer zu überwinden sind, sodass zwar vielleicht jemand Ihren UBS-Stick findet und versucht ihn zu entschlüsseln, dann aber schnell aufgibt und ihn wegwirft. Mehr Sicherheit wollen wir nicht und brauchen wir auch nicht. Der abgeschlossene Aktenschrank ist wie gesagt auch nicht sicher vor Einbrechern, aber zumindest vor einer neugierigen Putzkraft.

Ich finde es eher bedenklich, dass viele Kollegen (ungeschützte) Handakten ihrer Patienten mit nach Hause nehmen und im Auto transportieren. Aus dem Auto können sie, wie es einer Kollegin einmal passierte, während eines Zwischenstopps beim Supermarkt leicht geklaut werden.

Wie gesagt: Völligen Schutz bietet nur ein Haus, das komplett in eine zwei Meter dicke Betonhülle gegossen wird! Wir können also nur ein gewisses Maß an Sicherheit erreichen und sollten auch nicht paranoid werden.

Schlussbemerkungen zur Datensicherung

Abschließend kann festgehalten werden, dass Datensicherung relativ teuer und auch etwas zeitaufwendig sein kann. Doch auch wenn Sie einige hundert Euro investieren, sollte es Ihnen das wert sein. Oder würden Sie ein billiges Vorhängeschloss für Ihren Aktenschrank oder einen Billig-Feuerlöscher kaufen?

Auch der Zeitaufwand lohnt sich. Gehen einmal Daten verloren, sind Sie ohne ordentliche Sicherung lange damit beschäftigt, diese wiederzubekommen, falls das überhaupt noch möglich ist. Natürlich können Sie zur Wiederherstellung von Daten auch einen Experten einsetzen, aber dessen Lohn müssen Sie letztendlich auch wieder durch eigene Mehrarbeit verdienen.

Meine abschließende Empfehlung zur Datensicherung in aller Kürze: Kaufen Sie drei selbstverschlüsselnde SafeSticks und sperren Sie zwei davon immer in ein Bankschließfach. Die wöchentliche Datensicherung lassen Sie von einem Synchronisationsprogramm machen.

Weg damit – das Gegenteil von Sichern: Vernichten

Nicht nur zum Sichern von Daten sind wir verpflichtet, sondern auch dazu, sie zu gegebener Zeit wieder zu vernichten. Zehn Jahre nach dem Ende einer Behandlung (bzw. bei chronischen Erkrankungen 30 Jahre danach) müssen wir die Daten auf dem Computer löschen. Die gleichen Vorgaben gelten ja für die Papierakten. Auch diese müssen zehn bzw. 30 Jahre lang verwahrt und dann sicher vernichtet werden (siehe meine Hinweise zum Entsorgen der Altakten im Kapitel »Die lästige Verwaltungsarbeit« in Teil I des Buchs). Archivieren allein reicht nicht; sie müssen unwiederbringlich gelöscht werden. Das gilt natürlich auch für die Archivdateien, zum Beispiel auf den Sicherungsfestplatten oder SafeSticks.

Zum Löschen bewegen Sie die entsprechenden Dateien in den »Papierkorb« Ihres PCs und entleeren diesen anschließend. Nutzen Sie zum Löschen die Funktion »Sicheres entleeren«, damit die Daten auch nicht mehr mit speziellen Programmen wiederhergestellt werden können.

Die eigene Homepage

Die eigene Webseite ist für die meisten Therapeuten ein Buch mit sieben Siegeln. In diesem Kapitel werde ich die wichtigsten Punkte behandeln, die zu beachten sind, wenn Sie eine eigene Webseite erstellen bzw. erstellen lassen wollen.

Die Basics: Name und Webspace

Zunächst brauchen Sie einen eigenen »Webspace«. Webspace ist der »Raum«, in dem Sie Ihre Webseite anbieten können. Natürlich müssen Sie sich auch einen passenden Namen für Ihre Seite überlegen, der einprägsam und nicht zu lang ist. Einfache Formulierungen wie psychotherapie.de oder psychotherapie-koeln.de sind allerdings in der Regel schon vergeben. Sinnvoll ist es, einfach Ihren eigenen Namen zu verwenden und das Wort »Praxis« mit Bindestrich voranzustellen, also zum Beispiel »praxis-meier.de«. Wenn auch diese Seite schon vergeben ist, was bei gängigen Namen wie Meyer wahrscheinlich ist, können Sie ihn mit der Stadt, in der Ihre Praxis liegt, ergänzen, also zum Beispiel »praxis-meier-darmstadt.de«. Da Sie sicherlich keinen eigenen Server betreiben wollen, können Sie sich einen mieten. Sie bekommen dafür den Namen Ihrer Internetseite und Raum auf dem Server. Die Dienstleistung erhalten Sie ab zwölf Euro pro Jahr bei Anbietern wie 1 & 1, Telekom, Flatbooster oder Strato.

Was wollen Sie mit Ihrer Webseite erreichen?

Zunächst sollten Sie sich die Frage stellen: Was wollen Sie mit Ihrer Webseite erreichen? Legen Sie hierzu einmal das Buch aus der Hand, nehmen Sie sich ein Blatt Papier und einen Stift und schreiben Sie ein paar Gedanken dazu auf! Gut –, Sie haben sich nun Ihre eigenen Gedanken gemacht und sollen jetzt meine Überlegungen dazu hören: Die Webseite einer psychotherapeutischen Praxis sollte ansprechend und dezent zugleich sein. Sie wollen nicht, dass sie reißerisch oder »anlockend« wirkt. Außerdem sollte sie nicht kompliziert und überfrachtet sein, sonst könnten Patienten daraus schließen, dass vielleicht auch Sie als Person »kompliziert und überfrachtet« sind. Die Webseite sollte also nur das Wesentliche enthalten: wer Sie sind, welche Verfahren Sie anbieten, mit welchen Kostenträgern Sie abrechnen können und wie man Sie erreicht. Ich habe auf meiner Webseite auch noch die telefonischen Anmeldezeiten angegeben. Das hilft Patienten sehr!

Sie wissen nun, was die technischen Grundvoraussetzungen für eine Webseite sind, haben sich einen Namen für Ihre Seite überlegt und sich Gedanken dazu gemacht, was Sie mit Ihr bezwecken. Bevor wir dazu kommen, wie Sie die Homepage selbst erstellen oder erstellen lassen, werfen wir noch einen Blick auf die rechtlichen Bestimmungen, die für Ihre Homepage gelten.

Rechtliche Vorgaben

Berufsordnung und Heilmittelwerbegesetz

Was Sie dürfen und was nicht, bestimmen unter anderem die Berufsordnung Ihrer zuständigen Ärzte- oder Psychotherapeutenkammer und das Heilmittelwerbegesetz, hier besonders § 11:[28]

> (1) Außerhalb der Fachkreise darf für Arzneimittel, Verfahren, Behandlungen, Gegenstände oder andere Mittel nicht geworben werden
> 1. (weggefallen)
> 2. mit Angaben oder Darstellungen, die sich auf eine Empfehlung von Wissenschaftlern, von im Gesundheitswesen tätigen Personen, von im Bereich der Tiergesundheit tätigen Personen oder anderen Personen, die aufgrund ihrer Bekanntheit zum Arzneimittelverbrauch anregen können, beziehen,

28 https://www.gesetze-im-internet.de/heilmwerbg/__11.html (Stand 30.10.2019).

3. mit der Wiedergabe von Krankengeschichten sowie mit Hinweisen darauf, wenn diese in missbräuchlicher, abstoßender oder irreführender Weise erfolgt oder durch eine ausführliche Beschreibung oder Darstellung zu einer falschen Selbstdiagnose verleiten kann,
4. (weggefallen)
5. mit einer bildlichen Darstellung, die in missbräuchlicher, abstoßender oder irreführender Weise Veränderungen des menschlichen Körpers auf Grund von Krankheiten oder Schädigungen oder die Wirkung eines Arzneimittels im menschlichen Körper oder in Körperteilen verwendet,
6. (weggefallen)
7. mit Werbeaussagen, die nahelegen, dass die Gesundheit durch die Nichtverwendung des Arzneimittels beeinträchtigt oder durch die Verwendung verbessert werden könnte,
8. durch Werbevorträge, mit denen ein Feilbieten oder eine Entgegennahme von Anschriften verbunden ist,
9. mit Veröffentlichungen, deren Werbezweck mißverständlich oder nicht deutlich erkennbar ist,
10. (weggefallen)
11. mit Äußerungen Dritter, insbesondere mit Dank-, Anerkennungs- oder Empfehlungsschreiben, oder mit Hinweisen auf solche Äußerungen, wenn diese in missbräuchlicher, abstoßender oder irreführender Weise erfolgen,
12. mit Werbemaßnahmen, die sich ausschließlich oder überwiegend an Kinder unter 14 Jahren richten,
13. mit Preisausschreiben, Verlosungen oder anderen Verfahren, deren Ergebnis vom Zufall abhängig ist, sofern diese Maßnahmen oder Verfahren einer unzweckmäßigen oder übermäßigen Verwendung von Arzneimitteln Vorschub leisten,
14. durch die Abgabe von Arzneimitteln, deren Muster oder Proben oder durch Gutscheine dafür,
15. durch die nicht verlangte Abgabe von Mustern oder Proben von anderen Mitteln oder Gegenständen oder durch Gutscheine dafür.

Für Medizinprodukte gilt Satz 1 Nr. 7 bis 9, 11 und 12 entsprechend. Ferner darf für die in § 1 Nummer 2 genannten operativen plastisch-

> chirurgischen Eingriffe nicht mit der Wirkung einer solchen Behandlung durch vergleichende Darstellung des Körperzustandes oder des Aussehens vor und nach dem Eingriff geworben werden.
>
> (2) Außerhalb der Fachkreise darf für Arzneimittel zur Anwendung bei Menschen nicht mit Angaben geworben werden, die nahe legen, dass die Wirkung des Arzneimittels einem anderen Arzneimittel oder einer anderen Behandlung entspricht oder überlegen ist.

Ich denke, dass wir nicht weiter erörtern müssen, ob diese Verbote wirkliche Einschränkungen für unsere Berufsgruppe sind. Wichtig erscheint mir nur, dass ein Therapeut

- nicht die (vermeintliche) Überlegenheit der von ihm angewandten Therapiemethode anderen Methoden gegenüber anpreist,
- nicht auf seine bisherigen Erfolge hinweist oder eine »Erfolgsquote« oder -wahrscheinlichkeit angibt,
- keine Dankesbriefe von Patienten veröffentlicht.

Auch wenn es erlaubt wäre, fände ich das unseriös. Einiges, was früher verboten war, ist heute nach dem Heilmittelwerbegesetz offensichtlich erlaubt:

1. das Präsentieren von Gutachten, Zeugnissen, wissenschaftlichen oder fachlichen Veröffentlichungen bzw. Hinweise darauf
2. die bildliche Darstellung von Personen in Berufskleidung oder bei Ausübung der Tätigkeit von Angehörigen der Heilberufe
3. fremd- oder fachsprachliche Bezeichnungen, auch wenn sie nicht in den allgemeinen deutschen Sprachgebrauch eingegangen sind
4. fremde oder selbstverfasste Veröffentlichungen, die dazu anleiten, bestimmte Krankheiten, Leiden, Körperschäden oder krankhafte Beschwerden beim Menschen selbst zu erkennen und mit den in der Werbung bezeichneten Arzneimitteln, Gegenständen, Verfahren, Behandlungen oder anderen Mitteln sowie mithilfe entsprechender Anleitungen in audiovisuellen Medien zu behandeln.

Das heißt, Sie dürfen Ihre eigenen Veröffentlichungen auf der Internetseite zur Verfügung stellen. Sie dürfen auf Seiten verweisen, die über bestimmte Krankheitsbilder informieren. Sie dürfen Bilder von sich selbst in der Praxis – auch in Behandlungssituationen (mit »fiktiven« Patienten natürlich!) veröffentlichen. Sie dürfen »Fachchinesisch« verwenden. Ob sich allerdings Besucher ihrer Webseiten mit Fachbegriffen beeindrucken lassen (bzw. ob das anzustreben ist) oder ob Sie sich »in Behandlungssituationen« zeigen sollten, will ich allerdings bezweifeln.

Datenschutzgrundverordnung

Seit dem 25.5.2018 ist nach der Datenschutzgrundverordnung (DGSVO) eine Datenschutzerklärung auf der Webseite zwingend vorgeschrieben. Wer sie nicht hat, riskiert eine Abmahnung, wofür sich die Kosten auf mindestens 1.000 Euro belaufen. Sie können sich eine solche Erklärung auf entsprechenden Seiten im Internet mit Datenschutzgeneratoren zusammenstellen. Für das Kollegennetzwerk Psychotherapie – eine Interessenvertretung für alle Psychotherapeuten mit derzeit 11.500 Mitgliedern (www.kollegennetzwerk-psychotherapie.de) – habe ich ein Komplettpaket für die Datenschutzgrundverordnung erstellt, in dem auch eine Datenschutzerklärung für die Webseite zu finden ist. Das Paket können Sie über den Link http://datenschutzpaket.kollegennetzwerk-psychotherapie.de bestellen.

Links auf fremde Webseiten

Was auch noch auf Ihre Webseite gehört, ist ein Hinweis, dass Sie sich von externen Links, sofern Sie solche auf Ihrer Seite aufnehmen, distanzieren – sonst haften Sie dafür. Dafür können Sie folgenden Text verwenden:

Verweise und Links

Bei direkten oder indirekten Verweisen auf fremde Webseiten, die außerhalb des Verantwortungsbereiches des Autors liegen, würde eine Haftungsverpflichtung ausschließlich in dem Fall in Kraft treten, in dem der Autor von den Inhalten Kenntnis hat und es ihm technisch möglich und zumutbar wäre, die Nutzung im Falle rechtswidriger Inhalte zu verhindern. Der Autor erklärt hiermit ausdrücklich, dass zum Zeitpunkt der Linksetzung keine illegalen Inhalte auf den zu verlinkenden Seiten erkennbar waren. Auf die aktuelle und zukünftige Gestaltung, die Inhalte oder die Urheberschaft der verlinkten/verknüpften Seiten hat der Autor keinerlei Einfluss. Deshalb distanziert er sich hiermit ausdrücklich von allen Inhalten aller verlinkten Seiten, die nach der Linksetzung verändert wurden. Diese Feststellung gilt für alle innerhalb des eigenen Internetangebotes gesetzten Links und Verweise. Für illegale, fehlerhafte oder unvollständige Inhalte und insbesondere für Schäden, die aus der Nutzung oder Nichtnutzung solcherart dargebotener Informationen entstehen, haftet allein der Anbieter der Seite, auf welche verwiesen wurde, nicht derjenige, der über Links auf die jeweilige Veröffentlichung lediglich verweist.

Impressum

Schließlich ist noch ein Impressum notwendig, in das Sie Ihren Namen, Anschrift, Telefonnummer, Ihre Berufsbezeichnung, den Ort, wo Sie diese erworben haben, und die zuständigen Rechtsvorschriften wie das Psychotherapeutengesetz oder die Berufsordnung der Psychotherapeutenkammer sowie die Adressen der zuständigen Kassenärztlichen Vereinigungen und Ihre Psychotherapeutenkammer angeben. Das Ganze kann wie folgt aussehen:

Impressum

Anschrift
Psychotherapeutische Praxis
Dipl.-Psych. Dieter Adler
Heckenweg 22
53229 Bonn

Zuständige Aufsichtsbehörde
Kassenärztliche Vereinigung Nordrhein
Bezirksstelle Köln
Sedanstr. 10–16
50668 Köln
www.kvno.de

Zuständige Kammer
Psychotherapeutenkammer NRW
Willstätterstr. 10
40549 Düsseldorf
www.ptk-nrw.de

Berufsbezeichnungen
Dipl.-Psychologe (verliehen in der Bundesrepublik Deutschland)
Psychologischer Psychotherapeut (verliehen in der Bundesrepublik Deutschland)
Kinder- und Jugendlichen-Psychotherapeut (verliehen in der Bundesrepublik Deutschland)
Psychoanalytiker (Deutsche Psychoanalytische Vereinigung, Deutschland/Internationale Psychoanalytische Vereinigung, England)

Arztregister KV Nordrhein Köln 80876 vom 23.9.1999
KV Nr. 27 70 006, KV Nordrhein Köln
LAN Nr. 750599568, KV Nordrhein Köln

Approbation als Psychologischer Psychotherapeut, Bezirksregierung Köln, 10.2.1999

Approbation als Kinder- und Jugendlichen-Psychotherapeut, Bezirksregierung Köln, 10.2.1999

Berufsrechtliche Regelungen
das Psychotherapeutengesetz
das Heilberufsgesetz des Landes NRW
die Berufsordnung der Psychotherapeutenkammer Nordrhein-Westfalen
die Psychotherapie-Richtlinie
die Psychotherapie-Vereinbarung
die Beihilferichtlinien

Inhaltlich verantwortlich gemäß § 55 Abs. 2 RStV:
Dieter Adler
Anschrift wie oben
Tel.: 0228-222000
E-Mail: webmaster@praxis-adler.de

Das ist viel Text, aber das deutsche Telemediengesetz schreibt die Nennung all dieser Angaben vor. Leider ist das noch nicht alles. Sie müssen die Adressen und Texte auch noch verlinken, sodass jeder, der im Impressum zum Beispiel auf den Begriff »Psychotherapeutenkammer NRW« oder »Psychotherapie-Richtlinie« klickt, auf der entsprechenden Webseite landet. Es müssen also alle Adressen und Gesetzte bzw. Richtlinien mit einem Link versehen sein! Wer etwas vergisst, riskiert es, Post von einer auf Abmahnungen spezialisierten Anwaltskanzlei zu bekommen, was einen dann in der Regel einige Hundert Euro kostet.

Der Inhalt der Webseite

Durch die Ausführungen zu den rechtlichen Bestimmungen, sind wir schon zu einem wichtigen und zentralen Punkt Ihres Internetauftritts gekommen: Sie wollen natürlich Ihre fachliche Qualifikation und Ihr Leistungsspektrum so darstellen, dass potenzielle Patienten Ihr Angebot und damit Sie ansprechend finden. Ihnen ist bewusst, dass viele Patienten »Angst« vor der Therapie und auch vor dem Therapeuten haben, und möchten ihm diese – zumindest weitgehend – nehmen. Dabei soll er allerdings nicht den Eindruck bekommen, dass Psychotherapie eine »Wellness-Veranstaltung« ist. Daher kommt es auch auf die Selbstdarstellung Ihrer Person an. Selbst wenn Sie alle Empfehlungen und Gebote befolgt haben, können Sie sich noch nicht sicher sein, ob Sie für Patienten ansprechend sind. Ich würde Ihnen daher empfehlen, anderen Ihre Textentwürfe zu zeigen, sowohl Kollegen als auch »Laien«. Sie erhalten so sehr wertvolle Informationen.

Wenn Sie jemanden mit der Gestaltung Ihrer Webseite beauftragen, überlassen Sie die Textgestaltung in keinem Fall dem Designer. Dieser kann und sollte Ihnen zwar Anregungen geben, die Sie aber wiederum prüfen müssen, wobei Sie am besten auch wieder die Meinung Außenstehender einholen.

Vorsicht bei der Wegbeschreibung

Eine Warnung muss ich aussprechen, wenn Sie eine Anfahrtsbeschreibung auf Ihre Webseite stellen wollen: Sie dürfen Google Maps nur unter bestimmten Voraussetzungen verwenden, die allerdings recht einfach zu erfüllen sind. Ich selbst habe die Google-Seite über die Seite der Firma Regiohelden[29] für die Erstellung des Links zur Anfahrtsbeschreibung verwendet. Diese haben einen Vertrag mit Google und verlangen als Gegenzug nur, dass die Firma unter dem Plan (sehr dezent) genannt wird. Wenn Sie Kopien von Stadtplänen verwenden, die Sie zum Beispiel eingescannt haben und als Bilddatei einfügen wollen, begeben Sie sich in die Gefahr, dass Sie wegen einer Urheberrechtsverletzung angeklagt werden. Das kann sehr teuer werden. Für die Anfahrtsbeschreibung mit Bus und Bahn haben viele Verkehrsverbunde eigene Seiten eingerichtet, die Sie leicht in Ihre Seite hineinkopieren können.

Foto – ja oder nein?

Die Entscheidung, ob ein Foto von Ihnen auf der Webseite erscheinen sollte oder nicht, ist nicht ganz einfach. Natürlich ist ein ansprechendes Foto auf der Webseite ein guter Anker und ein Weg Ängste bei Patienten zu mindern. Es gibt allerdings auch Gründe, die dagegen sprechen. Wie wir wissen, sind Fotos auch eine Projektionsfläche für Erwartungen und Zuschreibungen an (gewünschte) Persönlichkeitseigenschaften des Psychotherapeuten. Und natürlich gibt es auch »weniger ansprechende« Fotos, die vielleicht das Gegenteil von dem erzeugen, was sie bezwecken sollen: den Therapeuten sympathisch zu finden.

Unter Kollegen scheiden sich die Geister, ob man »mit einem Foto werben sollte« oder nicht. Eher konservative Kollegen (und das meine ich nicht wertend) sind der Meinung, dass eine Therapeut möglichst wenig von sich zeigen sollte. Mit einem sympathischen Foto könnte eine verzerrte Übertragung beginnen, noch bevor der Patient den Therapeuten überhaupt einmal gesehen hat. Und der Patient begibt sich ohnehin schon in eine (fantasierte) Übertragung, wenn er sich einen Therapeuten ausgesucht hat: Nachname, Beschreibungen aus Empfehlungen von anderen, die Stimme des Anrufbeantworters usw. sorgen bereits für »Übertragungsfutter« vor der Behandlung. Genau das könnte aber auch ein Argument *für* das Foto vonseiten der eher legerer eingestellten Kollegen sein: Wenn der Patient sich ohnehin schon in eine Übertragung begeben

29 https://www.regiohelden.de/google-maps

hat, was kann da ein Foto noch schaden? Ich will hier keine Lösung anbieten. Fragen Sie sich selbst, ob Sie ein Foto von sich zeigen wollen oder nicht.

Wenn Ihre Webseite ein Foto von Ihnen enthalten soll, lassen Sie es von einem professionellen Portraitfotografen machen, nicht vom Passbildfotografen an der Ecke. Schauen Sie sich vorher Arbeiten von ihm an (die alle Fotografen auf ihre Webseite stellen). Dann machen Sie zwei Termine aus: zuerst beim Friseur, dann beim Fotografen. In der Regel dauert der Termin beim Fotografen zwei Stunden. Anschließend schickt er Ihnen »Kontaktabzüge« zum Auswählen. Auch hier sollten Sie wieder die Meinung anderer einholen und fragen, wie die Fotos auf sie wirken, um zu entscheiden, welches Sie verwenden sollten.

Sie müssen mit Kosten von 150 bis 200 Euro für den Fotografen rechnen, wobei es sich meiner Ansicht nach aber um gut investiertes Geld handelt. Denn Sie können die Fotos ja auch noch anderweitig verwenden. Wichtig ist, dass Sie sich vorab die Rechte für das Einstellen der Fotos im Internet – und zur Sicherheit auch für andere Zwecke wie Buchrückseiten – sichern. Lassen Sie sich dazu hochauflösende digitale Dateien auf einer CD oder DVD geben – auf keinen Fall niedrigauflösende Bilder, auch wenn der Fotograf versichert, dass das für Ihren Zweck ausreichend ist. Hochauflösende Bilder können Sie bzw. der Designer leicht in niedrigauflösende umwandeln – umgekehrt geht das natürlich nicht. Zur Orientierung: Eine Druckerei benötigt eine Mindestauflösung von 300 dpi (dots per inch). Das ist aber noch nicht hochauflösend, sondern eher 1.000 dpi.

Auf manchen Webseiten habe ich auch schon Bilder von der Praxisausstattung gesehen. Dies kann vielleicht weitere Ängste mildern, indem der Patient einen Einblick in die gar nicht so furchteinflößenden Räumlichkeiten erhält. Meiner Meinung nach ist das aber zu viel des Guten: Damit stellen wir uns immer mehr in das Licht eines Bedürftigen, der unbedingt um »Kunden« werben will.

Das Gleiche gilt bei zu umfangreichen Informationen, die nicht direkt mit Ihrer Praxis zusammenhängen, also zum Beispiel Empfehlungen dazu, wie Patienten Krankheitsbilder erkennen können oder welche Therapieformen es gibt, Adressen von Selbsthilfegruppen usw. All dies wird von kommerziellen Webseitenbetreibern gerne angeboten, um Kunden immer wieder auf die Seite zu locken – in der Hoffnung, dass sie irgendwann etwas kaufen werden oder die Seite weiterempfehlen.

Kontaktformular – ja oder nein?

Über auf Webseiten eingebettete Kontaktformulare können Interessierte einfache Anfragen direkt über die Seite stellen. Viele Internetnutzer schätzen diese Möglichkeit, um schnell eine Frage zu stellen. Es fragt sich allerdings, ob das auch für eine psychotherapeutische Praxis sinnvoll ist. Ich werde hier kurz meine Einschätzung geben.

Der Vorteil für den Patienten liegt auf der Hand: Er kann schnell Kontakt zu uns aufnehmen. Für Psychotherapeuten ergeben sich hingegen viele Nachteile daraus. Am häufigsten kommen nämlich Nachfragen wegen Therapieplätzen, die wir allerdings meist nicht in absehbarer Zeit anbieten können. Ist es da nicht sinnvoller, dies kurz am Telefon mitzuteilen statt immer wieder die gleiche Antwort-E-Mail tippen zu müssen? Ein weiterer Nachteil besteht darin, dass Sie über die schriftliche Anfrage keinen richtigen »ersten Eindruck« vom Patienten bekommen, den ich persönlich sehr wichtig finde.

Ein gewichtiger Nachteil von Kontaktformularen sind die Datenschutzauflagen. Sie brauchen ein Sicherheitszertifikat, um eine sogenannte https-Seite erzeugen zu können. Zu Ihrer eigenen Sicherheit empfehle ich noch, einen der üblichen Tests in die Seite zu integrieren, die Sie sicherlich schon kennen: »In welchem Teil dieses Bildes sind Fahrräder/Ampeln/Busse/Fußgängerüberwege zu sehen?« – das schützt Sie vor Spam, den Sie sonst über das Kontaktformular gesendet bekommen.

Hinzu kommt, dass mittlerweile viele Patienten »Rundmails« an diverse Therapeuten verschicken. Vielleicht bin ich da etwas konservativ, aber ich finde, dass sich Patienten schon »ein wenig bemühen« sollten. Wir sind keine Gewerbetreibenden, sondern bieten eine hochprofessionelle Leistung an, die nicht mit jedem möglich ist. Wichtig finde ich, dass eine Mindestmotivation vorhanden ist. Ich habe einige Zeit probeweise ein Kontaktformular auf meiner Webseite verwendet und keine guten Erfahrungen damit gemacht. Die meisten Patienten waren nur wenig motiviert oder haben dann doch Abstand davon genommen, einen Termin auszumachen. Mein Fazit lautet also: viel Aufwand für wenig Effekt!

Die Webseite von einem Profi erstellen lassen

Ein Webdesigner erledigt alle notwendigen Arbeiten für Sie und Sie müssen sich um nichts kümmern. So mag es scheinen – aber neben der

Tatsache, dass Sie mit Kosten zwischen 900 und 1.500 Euro (oft sogar noch mehr) rechnen müssen, gibt es noch ein paar Tücken und Fallstricke.

Wenn Sie noch gar keine Erfahrung mit einer eigenen Webseite haben, werden Sie kaum Vorstellungen haben, wie Ihre Seite aussehen soll und Sie sind zunächst der Kreativität des Designers »ausgeliefert«. Er macht Ihnen Vorschläge, die Ihnen möglicherweise nicht gefallen. Dann muss er immer wieder neue Ideen aufbringen und ist vielleicht bald genervt, sodass Sie sich nicht trauen, schließlich auch seinen zehnten Entwurf abzulehnen. Keinerlei eigene Ideen zu haben, bevor Sie den Designer beauftragen, ist etwa so, als würden Sie einen Architekten damit beauftragen »ein Haus« zu bauen. Sie müssen also klare Vorstellungen haben, wie Ihre Webseite aussehen soll – und wie sie aussehen darf, da ja auch die oben beschriebenen rechtlichen Einschränkungen zu beachten sind. Dementsprechend wichtig ist es, dass Sie die rechtlichen Aspekte immer im Hinterkopf behalten und den Designer explizit darauf hinweisen, was erlaubt ist und was nicht.

Nun haben Sie eine Idee, was auf Ihrer Webseite stehen soll, wissen aber noch nicht, wie sie aussehen soll. Webdesigner sind oft so kompliziert wie Psychotherapeuten: Sie haben meist eigene bis eigenwillige Vorstellungen, wollen eine »Message« verbreiten usw. Aber unsere Webseiten müssen eben anders aussehen als etwa die von einem Seminaranbieter oder die von einem Arzt. Meine Empfehlung: Sehen Sie sich vor dem Kontakt mit dem Designer möglichst viele Webseiten von Kollegen an. Merken Sie sich diese Seiten bzw. speichern Sie diese am besten als Lesezeichen im Browser ab und fragen Sie dann andere, wie diese Seiten auf sie wirken. Am besten wählen Sie hierfür »Testpersonen«, die nicht vom Fach sind, also Freunde oder Verwandte, die nicht aus der »Psychoszene« kommen. Die übriggebliebenen Seiten, die gut angekommen sind, speichern Sie dann wieder und schreiben jeweils Ihre eigene Kritik und Änderungswünsche dazu, damit Sie dem Designer zum Beispiel sagen können: »Diese Seite gefällt mir am besten, aber ich hätte gerne einen andere Farbe und das Bild oben lieber unten, außerdem eine größere Schriftart«.

Die Webseite selbst zusammenstellen – geht das?

»Wenn das ein Webdesigner kann, warum soll ich das nicht können?« Das werden sich manche gefragt haben. Vielleicht wollen Sie nur eine ganz schlichte Webseite mit einer Seite – im Fachjargon »Visitenkarte« genannt –, auf der nur einige wesentliche Informationen und natürlich das Impressum stehen. Dann können Sie es sicher selbst versuchen. Im Folgenden werde ich in den Grundzügen verschiedene Möglichkeiten beschreiben, wie Sie die Webseite erstellen, gestalten und deren Inhalte verwalten können.

Den Inhalt der Webseite mit einem Textverarbeitungsprogramm erstellen

Sie schreiben Ihre Texte, zum Beispiel Ihre Berichte an den Gutachter, sicherlich mit einem Textverarbeitungsprogramm wie Word oder OpenOffice. Auch wenn es unglaublich klingt: Sie können mit den meisten Textverarbeitungsprogrammen auch (kleine) Webseiten erstellen und in diese Seite auch Grafiken einbinden. Dazu geben Sie Ihren Text für die Webseite einfach ein, als würden Sie zum Beispiel einen Brief schreiben, stellen aber vorher unter dem Menüpunkt »Ansicht« die Option »Weblayout« ein. Dann wird Ihnen bereits auf Ihrem Bildschirm angezeigt, wie die Webseite für den Besucher aussehen wird. Die Verlinkungen im Impressum können Sie auch mit den meisten Textverarbeitungsprogrammen erstellen. Markieren Sie das Wort, das Sie verlinken wollen, zum Beispiel »Psychotherapie-Richtlinie«, und klicken dann die Funktion »Einfügen« und dann »Link« an.

Wenn Sie mit der Webseite zufrieden sind, speichern Sie diese als »Webseite« ab – in der Regel durch »Datei«, dann »Speichern unter ...«, wobei Sie die Speicheroption als »Webseite« oder »HTML-Format« wählen. Diese Seite finden Sie dann in dem Ordner, in dem Sie sie abgespeichert haben mit der Endung »html« oder »htm«, also als »Praxisseite.htm« oder »Praxisseite.html«. Wenn Sie die Seite anklicken, wird Sie automatisch mit Ihrem Browser geöffnet und Sie können noch einmal überprüfen, ob Ihnen alles so zusagt und ob alle Links funktionieren.

Damit ist die Webseite natürlich noch nicht für andere zu sehen. Sie müssen sie also online stellen – und das ist für Ungeübte kompliziert, da Sie zusätzliche Software und die sogenannten FTP-Zugangsdaten zu Ihrem Webseitenanbieter (z. B. Telekom, 1 &1, Strato, Flatbooster) benötigen. Gute und kostenlose FTP-Programme sind Filezilla für Windows und Cyberduck für Mac – Linux-Anwender brauchen keine Empfehlung. Mit diesem Programm laden sie die Dateien auf die Seite Ihres Webseitenanbieters hoch. Dazu erstellen Sie ein Verzeichnis im Verzeichnis »html«, zum Beispiel unter der Bezeichnung »Praxiswebseite«, und legen dort Ihre Webseitendaten ab. Anschließend »verlinken« Sie dieses Verzeichnis im Verwaltungs- bzw. Kontrollmenü Ihres Webseitenanbieters. Sie haben kein Wort verstanden? Das ist verständlich, aber leider ist es so kompliziert. Auch die FTP-Programme haben es in sich: Wenn Sie keine Verbindung herstellen können, reicht anders als bei Ihren Patienten Geduld nicht aus: ein falscher »Port« und die Tür bleibt zu!

Meine Empfehlung: Wenn Sie Ihre Webseite mit Ihrem Textverarbeitungsprogramm »komponieren« wollen, tun Sie das. Es ist eine gute Möglichkeit eine einfache Webseite zu erstellen. Lassen Sie sich aber beim Übertragen der Daten und den Einstellungen beim Webseitenanbieter unbedingt von einem anderen (vielleicht von Ihrem Sohn oder Ihrer Tochter) helfen.

Die Webseite mit einem Editor erstellen

Es gibt auch professionelle Programme zur Erstellung von Webseiten. Webseiten-Programmierer schwören auf sogenannte HTML-Programme (»Editoren«), da man die Seiten damit am »exaktesten« und »saubersten« erstellen könne. Das stimmt. Die Fehler auf Webseiten werden damit wirklich minimiert, allerdings sieht der Text auf Ihrem Bildschirm dann etwa so aus:

```
<link href="css/my_layout.css" rel="stylesheet" type="text/css" />
<!--[if lte IE 7]>
<link href="css/patches/patch_my_layout.css" rel="stylesheet"
type="text/css" />
<![endif]-->
</head><body>
<div class="page_margins">
<div class="page">
<div id="header">
<img src="./images/header.jpg" width="960" height="213" alt="" />
<img src="uploads/images/praxis.jpg" alt="" />
</div>
<div id="nav">
<ul>
<li><a href="http://www.praxis-adler.de/"><span>Home</span></a>
```

Und – haben Sie den Fehler im HTML-Text bemerkt? Richtig: Header vergessen! Sie sehen: HTML-Programme sind unbrauchbar für Laien.

Es gibt allerdings auch Programme zum Gestalten eigener Webseiten, die einfacher zu bedienen sind. Unter der Vielzahl von Möglichkeiten für Windows-Anwender hat sich NetObjects Fusion bewährt, das in der aktuellen Version 15 etwa 130 Euro kostet. Für Mac-Nutzer ist RapidWeaver zu empfehlen, das in der aktuellen Version 7 etwa 95 Euro kostet. Der Vorteil ist, dass diese Programme eine Vielzahl an Vorlagen (»Templates«) für Webseiten bieten, die Sie einfach aufrufen und Ihren Bedürfnissen entsprechend ändern können. Ein FTP-Programm benötigen Sie in der Regel nicht, weil Sie die Dateien direkt aus dem Programm zu Ihrem Anbieter übertragen können. Dazu benötigen Sie aber trotzdem die FTP-Zugangsdaten.

Hierzu noch ein Spartipp: Häufig gibt es Vorgängerversionen zum günstigeren Preis, also zum Beispiel NetObjects Fusion Version 14 oder 13. Dabei können Sie ruhig zugreifen, denn von den angepriesenen Veränderungen in der neuesten Version haben meist nur professionelle Webdesigner etwas. Ähnlich wie die Verbesserungen bei Textverarbeitungsprogrammen sind sie für uns nicht relevant.

Webdesign-Programme wie die hier genannten sind zwar einfach zu bedienen, aber Sie sollten sich jemanden im »Hintergrund« halten, der Ihnen zur Not helfen kann, auch beim Übertragen der Webseiten. Achten Sie darauf, dass Ihr Programm den WYSIWYG-Standard[30] erfüllt, damit Sie nicht lange zu testen brauchen, wie die Webseite für Besucher aussehen wird. Bevor Sie Ihre Seite online stellen, sollten Sie aber Ihre Ergebnisse wieder Kollegen und Nicht-Kollegen zur Beurteilung zeigen.

Content-Management-Systeme

Eine weitere Möglichkeit zur Gestaltung Ihrer Webseite sind sogenannte Content-Management-Systeme, kurz CMS genannt. Hier wird eine vorgefertigte Webseite installiert, die Sie selbst verändern können. Der Vorteil:

30 »What you see is what you get« – Was Du siehst, bekommst Du auch. Das bedeutet, dass das, was Sie auf dem Bildschirm sehen, so aussieht, wie es dann auch wirklich im Internet erscheint. Die Bezeichnung stammt noch aus der Zeit der »Augenpfeffer-Bildschirme«: riesige Kisten, die nur bernsteinfarbene oder grüne Buchstaben abbilden konnten, dafür aber das ganze Büro beheizten.

Sie ist bereits online und Sie verändern die Inhalte quasi im Internet. Bewährt haben sich hier Wordpress, Joomla, Drupal und Typo3. Allerdings sind sie sehr kompliziert zu bedienen. In der Regel haben die Anbieter Ihrer Internetseite diese Programme bereits vorinstalliert und Sie müssen nur auswählen, welches Sie haben wollen. Dann wählen Sie das Design aus und können schon loslegen. Ein Vorteil von CMS ist außerdem, dass Sie jederzeit schnell Änderungen vornehmen können, zum Beispiel wenn sich Ihre Telefonsprechzeit von täglich einer[31] auf zwei Stunden erhöht. Der Nachteil: Die Systeme sind nicht ganz einfach zu bedienen und vor allem nicht zu konfigurieren. Ein kleiner Fehler und nichts funktioniert mehr.

Wenn Sie einen Webdesigner beauftragen, werden Sie an einem Content-Management-System kaum vorbeikommen. Die Webseiten-Designer installieren es, arbeiten es aus und richten es ein. Sie können dann später selbst Änderungen vornehmen, ohne immer wieder den Webdesigner einschalten und bezahlen zu müssen. Ich empfehle Ihnen, verschiedene CMS-Versionen zu prüfen – und zwar nicht primär nach dem Aussehen, sondern danach, wie Sie damit zurechtkommen. Ein CMS, das ich gerne einsetze, ist das von der Firma Artmedic. Das ist für alle medizinischen Bereiche kostenlos.

Bedenken Sie, dass Sie in der Regel Hilfe bei der Einrichtung brauchen. Meist können das aber schon unsere Söhne und Töchter mit links; ansonsten bitten Sie jemanden aus der Verwandtschaft oder einen Bekannten das für Sie zu erledigen. Lassen Sie sich aber in jedem Fall zeigen, wie Sie Seiten anschließend ändern können. Bei dieser Anleitung durch Dritte, bitten Sie denjenigen, der Ihnen etwas zeigt, am besten eine sogenannte »Bildschirmaufnahme« zu machen. Dabei wird das ganze Prozedere aufgenommen und Sie können es sich später anschauen. So entstehen übrigens viele Anleitungen, die man sich auch bei YouTube ansehen kann. Noch ein Tipp: Lassen Sie sich auch gleich zeigen, wie Sie selbst Bildschirmaufnahmen machen können, damit Sie später jederzeit selbst komplizierte Vorgänge dokumentieren können – auch solche, die nichts mit der Webseite bzw. dem CMS zu tun haben. So können Sie zum Beispiel das Vorgehen bei der Online-Abrechnung aufnehmen und damit ihr Wissen darüber wieder auffrischen, wenn es drei Monate später schon wieder ihr Gehirn verlassen hat. Ich lege meine Bildschirmaufnahmen in einem separaten Ordner ab, sodass Sie immer leicht zu finden sind.

31 Durchschnittlich 50 Minuten sind ja für kassenzugelassene Psychotherapeuten schon Pflicht.

Ziemlich einfach: Webbaukästen

Noch einfacher lässt sich die eigene Webseite mit einem sogenannten Webbaukasten realisieren. Viele Webseiten-Anbieter (Provider), zum Beispiel Strato oder Flatbooster, haben bereits eigene Webbaukästen in ihrem Angebot, die Sie kostenlos nutzen dürfen. Es gibt auch weitere Anbieter, über die Sie eine Webseite mit einem Webseiten-Baukasten erstellen können – zum Beispiel jimdo.com oder wix.com. Hier gibt es kostenlose Modelle, aber auch Angebote zu bezahlbaren Preisen wie etwa fünf bis 15 Euro pro Monat.

Praktisch bei Webkästen ist, dass Sie aus vielen vorgefertigten Vorlagen eine passende auswählen können. Ein Nachteil ist zwar, dass Sie dann auf diese Designs festgelegt sind, doch ein wichtiger Vorteil ist auch hier, dass Sie Texte schnell von zu Hause bzw. von überall ändern können. Daher gilt wieder meine Empfehlung: Ungeübte sollten sich helfen lassen, denn ganz so einfach, wie es auf den Seiten beschrieben steht, ist es leider (noch) nicht. Und nicht vergessen: Lassen Sie die Webseite von Kollegen und Nicht-Kollegen begutachten.

Zusätzliche elektronische Helfer in der Praxis

Anrufbeantworter

Hinter der Bezeichnung »Anrufbeantworter« verbirgt sich eigentlich eine freche Lüge: Das Gerät beantwortet Anrufe leider nicht wirklich, sondern nimmt sie nur auf. Trotzdem benötigen Sie natürlich einen Anrufbeantworter. Wählen Sie einen aus, der Ihnen erlaubt, einen mindestens 30 Sekunden langen eigenen Text – besser noch eine Minute – als Ansage aufzusprechen. Noch komfortabler ist ein Anrufbeantworter, der zwei oder mehr Ansagetexte erlaubt. Das macht den Wechsel der Ansage zu einem Urlaub oder nach dem Urlaub sehr einfach: Sie können Ihren Standardtext beibehalten und müssen ihn nicht nach dem Urlaub erneut aufsprechen. Vor und nach dem Urlaub schalten Sie einfach auf den jeweils aktuellen Ansagetext um. Achten Sie beim Kauf von einem Gerät mit mehreren Ansageoptionen darauf, dass jeder Text mindestens 30 Sekunden lang sein darf und nicht nur die Gesamtansagezeit 30 Sekunden beträgt, damit Sie diese kurze Zeit nicht noch für zwei Ansagen aufteilen müssen.

Warum empfehle ich mindestens 30 Sekunden, besser noch eine Minute Ansagetext? Dauert ein Ansagetext wirklich so lange? Ja. Versuchen Sie es einmal mit folgendem Satz:

> »Die Praxis Müller ist von Montag, den 15. August, bis einschließlich Freitag, den 16. September, nicht besetzt. Sie erreichen mich wieder ab Montag, den 19. September. In dringenden Fällen übernimmt Dr. Weber, Telefon 123456, oder die Praxis Meier, Telefon 654321, die Vertretung. Vielen Dank für Ihren Anruf, auf Wiederhören.«

Entspannt gesprochen dauert das 25 Sekunden. Für eine große Anzahl von Patienten ist die Stimme des Therapeuten ein entscheidendes (Vor-)Auswahlkriterium. Ein entspannter Therapeut wirkt sympathischer als einer, der hektisch seine Information »abspult«. Und wenn Sie eine zu knappe Zeitbegrenzung für den Anrufbeantworter haben, wirken Sie nach dem fünften, spätestens siebten Versuch, die Zeit einzuhalten, genervt bis aggressiv. Der Patient wird sich vielleicht fragen: »Wird der mich auch so genervt und hektisch abspeisen?«

Im Standardtext müssen Sie auch Ihre Telefonsprechzeiten, die seit dem 1.4.2017[32] für Psychotherapeuten mit Kassenzulassung Pflicht sind, angeben. Außerdem ist es sinnvoll, Ihre Sprechzeiten anzugeben sowie einen Hinweis, dass der Anrufer eine Nachricht hinterlassen kann. Hierzu empfehle ich Ihnen, sich den Namen des Anrufers und den Grund seines Anrufs sowie eine Rückrufnummer nennen zu lassen. Das spart Arbeit, denn Sie können schon Unterlagen heraussuchen oder darüber nachdenken, bevor Sie zurückrufen. Gut ist auch noch anzumerken, dass Sie nur gegebenenfalls (also nicht immer) und auch erst dann, wenn Sie Zeit haben, zurückrufen werden. Ein Text hierzu könnte folgendermaßen lauten:

> »Sie können eine Nachricht auf dem Anrufbeantworter hinterlassen. Nennen Sie dazu bitte deutlich Ihren Namen, eine Rückrufnummer und den Grund Ihres Anrufs. Ich werde dann gegebenenfalls zurückrufen, sobald es mir möglich ist.«

Empfehlungen zur Arbeitserleichterung und Psychoökonomie

Wegen der zahlreichen Anrufe von potenziellen Patienten, die an einer Therapie interessiert sind, empfehle ich, im Ansagetext deutlich darauf zu verweisen, dass Termine nur während der Telefonsprechzeiten vergeben werden. Ein möglicher Text wäre:

> »Termine werden nur während der Telefonsprechzeiten – und auch nur dann – vergeben. Diese sind montags und donnerstags zwischen zwölf und 13 Uhr. In allen anderen Fällen können Sie eine Nachricht hinterlassen. Nennen Sie dazu bitte ...«

32 250 Minuten pro Woche, verteilt auf mehrere Tage.

Ein möglicher Gesamttext könnte also wie folgt lauten:

> »Sie sprechen mit der psychotherapeutischen Praxis von Rita Meier. Während der Sitzungen kann ich Anrufe nicht entgegennehmen. Termine werden nur während der Telefonsprechzeiten – und auch nur dann – vergeben. Diese sind montags und donnerstags zwischen zwölf und 13 Uhr. In allen anderen Fällen können Sie eine Nachricht hinterlassen. Nennen Sie dazu bitte deutlich Ihren Namen, eine Rückrufnummer und den Grund Ihres Anrufs. Ich werde dann gegebenenfalls zurückrufen, sobald es mir möglich ist. Bitte sprechen Sie nach dem Signalton. Vielen Dank.«

Bei Urlaubszeiten des Therapeuten, die länger als eine Woche dauern, würde ich keine Möglichkeit zum Aufsprechen von Nachrichten geben. Das spart Nerven, besonders nach einem erholsamen Urlaub! Ansonsten finden Sie nach Ihrer Rückkehr bestimmt mindestens einige Dutzend Anrufe vor, wobei sich die meisten Anliegen mittlerweile erledigt haben. Aber was ist, wenn ein Patient absagen will? Hierzu kann ich nur sagen, dass erstaunlicherweise kein einziger Patient mehr nach den Ferien gefehlt hat, seitdem ich diese Regelung eingeführt habe.

Diktiergeräte

Ärzte, die in der Klinik gearbeitet haben, kennen keine andere Methode, Arztbriefe, Entlassungsbericht oder Epikrisen zu »schreiben« als mithilfe des Diktiergeräts. Psychologen dagegen haben oft Hemmungen, zu diktieren. Die hatte ich zu Beginn auch, doch sie lösten sich irgendwann in Luft auf. Mittlerweile »schreibe« ich fast alles mit dem Diktiergerät, sogar die Stundenprotokolle.

Ist ein Text diktiert, liegt er uns aber noch nicht in Papierform oder als Textdatei auf dem Rechner vor. Wie wandeln wir also den diktierten Sprachtext in einen geschriebenen Text um? Hierzu gibt es medizinische Schreibbüros, die eine Schweigepflichterklärung abgeben. Sie können natürlich auch andere Schreibdienste beauftragen oder stundenweise eine Bürokraft anstellen. Doch Vorsicht: Schreibkräfte, die nicht mit medizinischen Texten vertraut sind, machen nicht nur viele Fehler bei Fachbegriffen, sondern können von dieser Aufgabe auch schnell überfordert sein und unter der Last der Texte »zusammenbrechen«. Nicht jede Bürohilfe ist schließlich so geübt wie die Schreibkräfte in Kliniken.

Am besten verwenden Sie daher digitale Diktiergeräte. Sie sind zwar schon ab 30 Euro zu haben, aber empfehlen kann ich diese sehr günstigen Geräte nicht. Gönnen Sie sich lieber ein teureres mit ergonomischen Seitenschaltern – am besten Schalter zum Schieben, nicht zum Berühren. Mit etwa 300, maximal 500 Euro bekommen Sie ein Topgerät zum Beispiel von Olympus oder Philips, etwa das Olympus DS-2800. Teurere Geräte brauchen Sie meiner Erfahrung nach nicht. Auch wenn es verführerisch ist, solche Geräte günstiger im Internet zu kaufen, empfehle ich eher einen Bürofachhändler, bei dem Sie verschiedene Modelle auch in die Hand nehmen und ausprobieren können. Kaufen Sie ein Gerät, mit dem sich leicht arbeiten lässt und das ergonomisch ist.

Die aufgezeichneten Texte werden als digitale Dateien, meist auf einer Speicherkarte, gesichert. Mit einem Kabel können Sie das Diktiergerät mit Ihrem PC oder Laptop verbinden. Die Dateien laden Sie dann auf eine gesicherte Internetseite des medizinischen Schreibdienstes. Dort können Sie meist mehrere Optionen buchen. Das betrifft zum einen die Auswahl, wie schnell der Text fertig sein muss; zum anderen können Sie häufig eigene Vorlagen, zum Beispiel Ihren Briefkopf, dort ablegen und vom Schreibdienst verwenden lassen. Die fertige Textdatei wird dann auf einem gesicherten Bereich der Internetseite des Schreibdienstes abgelegt und kann von Ihnen heruntergeladen werden.

Schreibdienste verlangen ca. 4 Euro pro Seite. Auch wenn das zunächst teuer scheinen mag, lohnt es ich nach meiner Erfahrung. Ich gebe zwischen 80 und 120 Euro pro Monat für den Schreibdienst aus, das heißt etwa so viel, wie eine oder anderthalb Sitzungen an Gehalt einbringen. Die eingesparte Zeit dürfte allerdings mindestens doppelt so hoch sein, sodass der Einsatz eines Schreibbüros sozusagen sogar Gewinn abwirft. Aber selbst, wenn wir diesen Aspekt außer Acht lassen: Die Kombination von Arbeit mit Diktiergerät und Inanspruchnahme eines Schreibdienstes spart sehr viel an psychischer Energie ein!

Ich spreche, also schreibe ich – Spracherkennungsprogramme

Nachdem ich über die Vorteile medizinischer Schreibdienste gesprochen habe, möchte ich noch automatische Spracherkennungssysteme vorstellen.

Spracherkennungsprogramme, die gesprochenen in geschriebenen Text umwandeln, gibt es seit über 20 Jahren. Zu Beginn kämpften mehrere Anbieter um die beste Marktposition. Bei allen musste man allerdings ellenlange Texte aufsprechen, bevor das Programm sich an die Stimme des Diktierers »gewöhnt« hatte. Nach einigen Jahren hat sich das Programm Dragon NaturallySpeaking mehr oder weniger durchgesetzt.

Heute hat Dragon, wie es von den Benutzern gerne genannt wird, eine Erkennungsgenauigkeit von 99 Prozent. Das hört sich nach viel an, aber bei einem Prozent Fehler kämen wir bei einem Buch wie dem vorliegenden »nur« auf etwa 520 Fehler, also rund drei Fehler pro Seite, was auch noch fast akzeptabel klingt. Allerdings handelt es sich dabei dann in der Regel nicht um sind keine »klienen Rechtschriebfehler« wie diesen, sondern um richtig falsch verstandene Worte. So kann aus der »Leere des Lehrers« schnell die »Lehre des Leerers« oder die »Leere des Lehrters« werden. Und da gerade solche Fehler beim Korrekturlesen leichter übersehen werden als »gans offensichtlache Rechtschriebfehler«, erfordert das Korrekturlesen größere Konzentration, weil oberflächliches Überlesen hier nicht ausreicht. Doch erfahrungsgemäß passiert noch etwas anderes, was zu einer »kognitiven Bremse« durch die automatische Spracherkennung führt: Da Sie am Bildschirm sehen und mitlesen, was »Sie« gerade schreiben, bemerken Sie den Fehler sofort. Das hört sich vielleicht gut an, aber letztendlich führt es zu einer kurzem Ablenkung des Diktierenden, der den Fehler meist sofort korrigieren will – und schon ist man raus aus dem gedanklichen Fluss.

Mac-Rechner haben heute »von Haus aus« das integrierte Spracherkennungssystem Siri. Für Windows-Rechner bieten Google mit Google Docs und Microsoft mit Cortana auch Spracherkennungsprogramme an, dies auch auf Mac-Rechnern laufen. Beide benötigen aber eine aktive Internetverbindung, um die Daten umwandeln zu können. Sie werden nämlich auf Servern der Firma Siri bzw. Google oder Microsoft von Sprache in Text übertragen. Darin liegt schon eine Unsicherheit, wenn es sich um vertrauliche Daten handelt. Da die Daten auf Rechnern in den USA verarbeitet werden, werden streng genommen die deutschen Datenschutzvorschriften für vertrauliche medizinische Daten nicht eingehalten. Zum Schreiben von »unverfänglichen« Texten und E-Mails ist es aber eine tolle Sache, um schnell einen Text zu schreiben.

Mit einem fest installierten Spracherkennungsprogramm wie Dragon NaturallySpeaking benötigen Sie keine aktive Internetverbindung. Es bietet noch einen anderen Vorteil: Sie können von Dragon auch Ihre bereits aufgezeichneten Diktate (und nicht nur »live« Gesprochenes) in Textform überführen lassen. Auch das geschieht mit »hoher« Erkennungsgenauigkeit, also eben mit rechnerisch drei Fehlern pro Seite, wobei es nach meiner Erfahrung meist mehr sind. Man kann mitlesen und staunen, wie Dragon wie von Geisterhand den Text entstehen lässt – eingreifen kann man während des Umsetzens aber nicht. Das Ganze erfordert übrigens ganz schön viel Rechenenergie – wundern Sie sich also nicht, wenn sich Ihr Laptop wie ein Staubsauger anhört, weil die Lüfter hochfahren müssen.

Dragon NaturallySpeaking gibt es in zwei Ausführungen: Home Edition (ca. 90 Euro) und Premium Edition (ca. 130 Euro). Zusätzlich gibt es noch medizinische Sprachmodule. Wenn Sie auf einem elektronischen Diktiergerät aufgenommene Diktate in Text umsetzen wollen, benötigen Sie die Premium-Version, sodass ich auf jeden Fall den Kauf dieser Version zum Mehrpreis von 40 Euro empfehle. Wenn Sie Universitätsangehöriger sind oder als Dozent an einem staatlich anerkannten Ausbildungsinstitut für Psychotherapeuten arbeiten, gibt es außerdem noch einen Rabatt, sodass die Premium-Version dann etwa zum Preis der Home Edition erhältlich ist. Fragen Sie einfach nach den »Edu-Angeboten«.

Die von NaturallySpeaking angebotenen medizinischen Module sind für Psychotherapeuten nicht wirklich hilfreich, sodass sich deren Anschaffung nicht lohnt. Die Firma OfficeAutomation hingegen bietet für Dragon Sprachmodule für den medizinischen Bereich an, insbesondere auch solche, die speziell für Psychotherapeuten angelegt wurden, die ich empfehlen kann. Die Produkte sind über den Link http://www.spracherkennung-funktioniert.de/ verfügbar.

Ein zusätzlicher Tipp: Ein gutes Mikrofon oder ein gutes Headset erhöhen die Erkennungsgenauigkeit. Ich selbst benutze ein kabelloses Headset, weil ich gerne »peripatetisch«, das heißt im »Umherwandeln« diktiere. Ich fühle mich dabei zwar nicht wie Aristoteles, aber ist einfach schöner, sich bei m Sprechen endlich einmal bewegen zu können.

Eine Alternative zu Dragon NaturallySpeaking könnte Linguatec Voice Pro Premium sein, das die gleichen Leistungen wie Dragon NaturallySpeaking verspricht. Dieses Programm läuft nur auf Windows-Rechnern.

Tablets

Kleine Tablet-PCs wie das iPad setzen sich für den privaten Gebrauch immer mehr durch. Auch im Arbeitsleben haben sie längst Einzug gehalten und sind in vielen Bereichen nicht mehr wegzudenken. Viele Therapeuten haben eine (nicht unbegründete) Abneigung gegen den Einsatz von zu viel Technik in der Psychotherapie. Dadurch geht nämlich viel von der unmittelbaren menschlichen Begegnung verloren: Geräte und Technik schaffen Distanz. Und viele unserer Patienten leiden unter der Distanz, die sie Alltag erfahren und brauchen gerade die Erfahrung der direkten Begegnung, die von unmittelbarem Interesse an ihnen geprägt ist und nicht durch Technik verwässert wird.

Ich glaube aber, dass sich Tablets auch in der Psychotherapie immer mehr durchsetzen werden – zur Vergabe von Terminen, zur Verwaltung der Patientendaten und zum Aufschreiben von Notizen. Das Abrechnungsprogramm Smarty bietet zum Beispiel ein Tablet-Programm, mit dem man die Stundenprotokolle in Form von Notizen sehr schön verwalten kann, auch wenn das gute alte Klemmbrett sicher noch lange der wichtigste Begleiter in der psychotherapeutischen Praxis bleiben wird.

Testverfahren online

Testverfahren wurden klassischerweise mit Papier, Bleistift und Stoppuhr durchgeführt. Ausführung und Auswertung sind sehr zeitaufwendig, sodass sich viele Therapeuten scheuen, Testverfahren einzusetzen. Im Zuge technologischer Entwicklungen wurden die üblichen Testverfahren in Computerprogramme umgewandelt, sodass der Psychotherapeut bei der Ausführung nicht mehr die ganze Zeit anwesend sein muss. Die Auswertung erfolgt automatisch im Rechner. Allerdings sind diese Programme teurer als die Paper-and-pencil-Version. Allerdings muss in der Regel jede Anwendung zusätzlich bezahlt werden und so lohnt sich die Anschaffung für den Gebrauch in der eigenen psychotherapeutischen Praxis meist nicht.

Die Testzentrale des Hogrefe-Verlags bietet eine Weiterentwicklung der computergestützten Tests an, die über das Internet durchgeführt und über den Server des Verlags ausgewertet werden können. Das Verfahren nennt sich Hogrefe-Testsystem (HTS). Es gibt zwei Varianten: die Offline-Variante und die Online-Variante. Bei der Offline-Version kaufen Sie die Software bei der Testzentrale und zahlen dafür etwa 400 Euro. Sie installieren die Version fest auf Ihrem PC. Einzelne Testanwendungen kaufen Sie nach Bedarf hinzu.

Bei der Online-Version erwerben Sie keine Software, sondern mieten diese für ein Jahr auf dem Rechner der Testzentrale. Die Software ist als sogenannte Web-Edition online über das Internet zu erreichen kann von jedem Rechner mit Internetanschluss von Ihnen mit Ihren Zugangsdaten bedient werden.

Ich habe mich für die Internet-Version entschieden. Ein großer Vorteil ist, dass keine hohen Anschaffungskosten entstehen. Alle Testverfahren, die als Online-Version zur Verfügung stehen, können angewendet werden. Sie können diesen telefonisch bei der Testzentrale »buchen« und haben sie in der Regel noch am gleichen Tag gut geschrieben, sodass sie rasch genutzt werden können. Außerdem sind die Testverfahren nach Revisionen immer auf dem neuesten Stand. Der größte Vorteil ist jedoch, dass Patienten die Tests selbstständig, ohne Anleitung durch den Psychotherapeuten, sogar zu Hause ausgeführt werden. Das entlastet Ihre Arbeitszeit, Sie müssen keine Termine mit den Patienten ausmachen. Die Patienten können die Tests durchführen, wann Sie Zeit haben, und die Ergebnisse liegen zeitnah vor. Bei einer Jahresgebühr von 120 Euro ist das System relativ leicht zu bedienen.

Um einen Test durchzuführen, legen Sie auf dem (gesicherten) Portal der Testzentrale, die sie über Ihren Browser erreichen können, einen Patienten an, wählen ein Testverfahren aus und senden dem Patienten per E-Mail einen Link und sein Passwort. Das Testergebnis wird wiederum auf dem Portal als PDF-Datei abgespeichert und ist nur für Sie einsehbar. Sie können die PDF-Datei auch bequem an den Patienten per E-Mail weiterleiten.

Die meisten Tests sind gut auszuführen und einige Tests kommen bei Patienten auch sehr gut an. Einige Tests sind allerdings etwas »hakelig«, das heißt nicht besonders bedienerfreundlich, andere quälen den Probanden mit zu vielen Items. Manche Anleitungen sind auch etwas wirr und überfordern einige Patienten. Meine Empfehlung: Testen Sie die Tests zunächst selbst. Am besten von einem Dritten. Die Testzentrale schenkt Ihnen diese Test-Tests in der Regel gerne, wenn Sie erklären, dass Sie den Test erst einmal selbst ausprobieren möchten.

Software zum Erstellen der Antragsberichte an den Gutachter

Für das leichtere Schreiben der Berichte an den Gutachter stehen verschiedene Programme zur Verfügung, zum Beispiel Diagno Pro für Verhaltenstherapie und VDS-Expert für Verhaltenstherapie für Erwachsene, Kinder und Jugendliche sowie tiefenpsychologisch fundierte Psychotherapie für Erwachsene.

Das Programm Antrag Pro habe ich selbst entwickelt. Es beinhaltet alle Therapieverfahren, also tiefenpsychologisch fundierte Psychotherapie, analytische Psychotherapie, Verhaltenstherapie für alle Altersgruppen: Kinder, Jugendliche und Erwachsene. Anträge können sowohl für Einzeltherapie, Gruppentherapie oder eine Kombination von Einzel- und Gruppentherapie geschrieben werden. Dabei habe ich zahlreiche Musteranträge eingearbeitet und zusätzlich Anleitungstexte beigefügt. Bei Antrag Pro handelt es sich um eine Datenbank, die mitwächst: Vom Nutzer darin geschriebene Berichte stehen als neue Mustertexte zur Verfügung und eigene zuvor verfasste Berichte können eingelesen werden und ebenfalls als neue Mustertexte abgelegt werden. Die Anträge können Punkt für Punkt geschrieben werden, ein Unterbrechen der Arbeit ist jederzeit möglich. Sie können Antrag Pro ein halbes Jahr lang kostenlos testen, indem Sie unter www.antrag-pro.de/praxishandbuch Ihre Version (für Windows und Macintosh) herunterladen und auf Ihrem Rechner installieren. Geben Sie dann als Registrierungsschlüssel »gb120-Z89f4-pU56t« und als Passwort »demo« ein.

Abkürzungsverzeichnis

BHV	Beihilfevorschiften
BMG	Bundesministerium für Gesundheit
BPtK	Bundespsychotherapeutenkammer, www.bptk.de
EBM	Einheitlicher Bewertungsmaßtab
GOÄ	Gebührenordnung für Ärzte
GOP	Gebührenordnung für Psychologische Psychotherapeuten und Kinder- und Jugendlichen-Psychotherapeuten
KBV	Kassenärztliche Bundesvereinigung, www.kbv.de
PTR	Psychotherapie-Richtlinie
PTV	Psychotherapie-Vereinbarungen

Literatur

Adler, D. (2018a). *Der Antrag auf psychodynamische Psychotherapie. Ein Leitfaden zur Berichterstellung (inkl. Kinder- und Jugendlichen- und Gruppenpsychotherapie)*. 3. Aufl. Gießen: Psychosozial-Verlag.

Adler, D. (Hrsg.). (2018b). *Gesundheitsdaten online – Telematik und elektronische Patientenakte – Chancen und Risiken von Datenmobilität und Datenaustausch*. Bonn: Netzwerkverlag.

Anbeh, T. (2004). Die Page-Studie. Projekt ambulanter Gruppenpsychotherapie – Evaluation. Unveröffentlichte Dissertation. Universität Köln, Psychologisches Institut.

Arbeitskreis OPD (2006). *Operationalisierte Psychodynamische Diagnostik OPD-2*. Bern: Huber.

Argelander, H. (1992). *Das Erstinterview in der Psychotherapie*. 5. Aufl. Darmstadt: Wissenschaftliche Buchgesellschaft.

Auchter, T. & Strauss, L.V. (1999). *Kleines Wörterbuch der Psychoanalyse*. 2. Aufl. Göttingen: Vandenhoeck & Ruprecht.

Bacal, H.A. & Newman, K.M. (1994). *Objektbeziehungstheorien – Brücken zur Selbstpsychologie*. Stuttgart/Bad Cannstatt: frommann-holzboog.

Behnsen, B., Bell, K. & Schmid, R. (2006). *Management-Handbuch für die psychotherapeutische Praxis – MHP*. 27. Aufl. Heidelberg: Psychotherapeutenverlag.

Boessmann, U. (2000). *Psychoanalytisch und tiefenpsychologisch fundierte Berichte an den Gutachter schnell und sicher schreiben*. Bonn: Deutscher Psychologen Verlag.

Bowlby, J. (1982). Das Glück und die Trauer. Herstellung und Lösung affektiver Bindungen. 8. Aufl. Stuttgart: Klett-Cotta.

Dilling, H., Mombour, W. & Schmidt, M.H. (2011). *Internationale Klassifikation psychischer Störungen: ICD-10. Kapitel V (F). Klinisch-diagnostische Leitlinien*. 8. Aufl. Bern: Huber.

Eckert, J. (2001). Indikation und Prognose in der Gruppenpsychotherapie. In V. Tschuschke (Hrsg.), *Praxis der Gruppenpsychotherapie* (S. 56–64). Stuttgart: Thieme.

Eckstaedt, A. (1995). *Die Kunst des Anfangs: Psychoanalytische Erstgespräche*. 6. Aufl. Frankfurt/M.: Suhrkamp.

Erikson, H.E. (1973). *Identität und Lebenszyklus*. 25. Aufl. Frankfurt/M.: Suhrkamp.

Ermann, M. (1999). *Psychotherapeutische und psychosomatische Medizin. Ein Manual auf psychodynamischer Grundlage*. 3. Aufl. Stuttgart, Berlin, Köln: Kohlhammer.

Fonagy, P., Gergely, G., Jurist, E.L. & Target, M. (2006). *Affektregulierung, Mentalisierung und die Entwicklung des Selbst*. 2. Aufl. Stuttgart: Klett-Cotta.

Gemeinsamer Bundesausschuss (2016). Richtlinie des Gemeinsamen Bundesausschusses über die Durchführung der Psychotherapie (Psychotherapie-Richtlinie). Berlin. https://www.g-ba.de/downloads/62-492-1733/PT-RL_2018-10-18_iK-2018-12-21.pdf (21.10.2018).

Gross, W. & Schmid, V. (1997). *Das Berichte-Handbuch. Erst- und Verlängerungsberichte in der ambulanten Psychotherapie*. Bonn: Deutscher Psychologen Verlag.

Hartmann, H. (1960). *Ich-Psychologie und Anpassungsproblem*. Stuttgart: Klett.

Heigl, F. (1987). *Indikation und Prognose in Psychoanalyse und Psychotherapie*. Göttingen: Vandenhoeck & Ruprecht.

Heinemann, E. & Hopf, H. (2001). *Psychische Störungen in Kindheit und Jugend*. Stuttgart, Berlin, Köln: Kohlhammer.

Henseler, H. & Wegener, P. (1999). *Psychoanalysen, die ihre Zeit brauchen. Zwölf klinische Darstellungen*. 2. Aufl. Wiesbaden: Westdeutscher Verlag.

Hohage, R. (1997). *Analytisch orientierte Psychotherapie in der Praxis*. 2. Aufl. Stuttgart: Schattauer.

Keil-Kuri, E. (1995). Vom Erstinterview zum Kassenantrag. 2. Aufl. München u. Jena: Urban & Fischer.

Kernberg, O.F., Königsberg, H. & Selzer, M. (1993). *Psychodynamische Therapie bei Borderline-Patienten*. Bern u. Göttingen: Huber.

Krill, M. (2008). *Das Gutachterverfahren für tiefenpsychologisch fundierte und analytische Psychotherapie. Ein Handbuch*. Gießen: Psychosozial-Verlag.

Kutter, P. (1989). *Moderne Psychoanalyse. Eine Einführung in die Psychologie unbewusster Prozesse*. München u. Wien: Beltz PVU.

Loch, W. (Hrsg.). (1989). *Die Krankheitslehre der Psychoanalyse*. 5. Aufl. Stuttgart: Hirzel.

Mentzos, S. (1992). *Neurotische Konfliktverarbeitung. Einführung in die psychoanalytische Neurosenlehre unter Berücksichtigung neuer Perspektiven*. 7. Aufl. Frankfurt/M.: Fischer.

Mentzos, S. (1992). *Hysterie. Zur Psychodynamik unbewusster Inszenierungen*. 2. Aufl. Frankfurt/M.: Fischer.

Mentzos, S. (2009). *Lehrbuch der Psychodynamik. Die Funktion der Dysfunktionalität psychischer Störungen*. Göttingen: Vandenhoeck & Ruprecht.

Mertens, W. (1997). *Entwicklung der Psychosexualität und der Geschlechtsidentität. Bd. 1: Geburt bis 4. Lebensjahr*. 3. Aufl. Stuttgart: Kohlhammer.

Nitzschke, B. (1999). Wunscherfüllung und Illusion. Dem Alten Adam ins Auge sehen – die Psychoanalyse überlebt das 20. Jahrhundert. *Frankfurter Rundschau (Beilage): Das 20. Jahrhundert*, 8.12.1999, S. 12.

Oerter, R. & Montada, L. (1978). *Entwicklungspsychologie*. München u. Weinheim: Beltz: PVU.

Rauchfleisch, U. (1991). *Kinderpsychologische Tests*. Stuttgart: Enke.

Riemann, F. (1978). *Grundformen der Angst*. 13. Aufl. München u. Basel: Ernst Reinhardt.

Rudolf, G. (2009). *Strukturbezogene Psychotherapie: Leitfaden zur psychodynamischen Therapie struktureller Störungen*. 2. Aufl. Stuttgart: Schattauer.

Rudolf, G. & Grande, T. (2002). Struktur der gesunden Persönlichkeit. *Persönlichkeitsstörungen: Theorie und Therapie, 6*(3), 174–185.

Rüger, U., Dahm, A. & Kallinke, D. (Hrsg.). (2012). *Faber/Haarstrick. Kommentar Psychotherapie-Richtlinien*. 9. Aufl. Stuttgart u. Jena: Urban & Fischer.

Sandler, J., Christopher, D. & Dreher, A. U. (2001). *Die Grundbegriffe der psychoanalytischen Therapie*. 7. Aufl. Stuttgart: Klett-Cotta.

Shapiro, D. (1991). *Neurotische Stile*. Göttingen: Vandenhoeck & Ruprecht.

Toman, W. (1996). *Familienkonstellationen. Ihr Einfluß auf den Menschen*. München: C. H. Beck.

Tschuschke, V. (Hrsg.). (2001). *Praxis der Gruppenpsychotherapie*. Stuttgart: Thieme.

Tschuschke, V. & Anbeh, T. (2008). *Ambulante Gruppenpsychotherapie*. Stuttgart: Schattauer.

Tyson, P. & Tyson, R. L. (1997). *Lehrbuch der psychoanalytischen Entwicklungspsychologie*. 2. Aufl. Stuttgart, Berlin, Köln: Kohlhammer.

Volkan, V. D. & Ast, G. (1994). *Spektrum des Narzißmus. Eine klinische Studie des gesunden Narzißmus, des narzißtisch-masochistischen Charakters, der narzißtischen Persönlichkeitsorganisation, des malignen Narzißmus und des erfolgreichen Narzißmus*. Göttingen: Vandenhoeck & Ruprecht.

Volkan, V. D. & Steinmetz-Schünemann, H. (1999). *Psychoanalyse der frühen Objektbeziehungen. Zur psychoanalytischen Behandlung psychotischer, präpsychotischer und narzißtischer Störungen*. 2. Aufl. Stuttgart: Klett-Cotta.

Dieter Adler

Der Antrag auf psychodynamische Psychotherapie

Ein Leitfaden zur Berichterstellung (inkl. Kinder- und Jugendlichen- und Gruppenpsychotherapie)

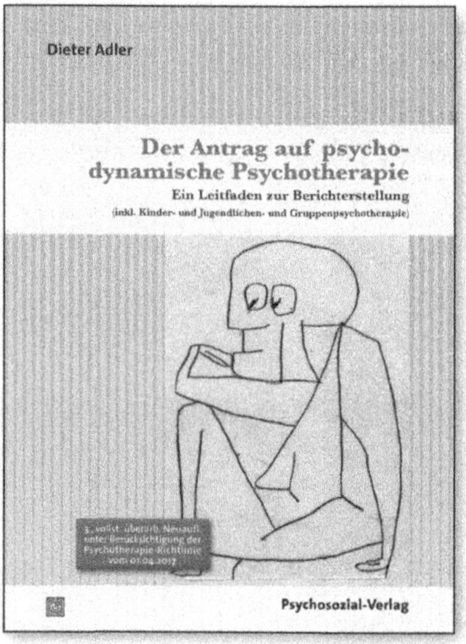

2018 · 564 Seiten · Hardcover
ISBN 978-3-8379-2661-3

Der »Antrag auf psychodynamische Psychotherapie« ist das Schreckgespenst, das unter dem Schreibtisch jeder psychotherapeutischen Praxis lebt. Die Angst vor der Ablehnung des Antrags führt häufig zu Unlust. Sowohl AusbildungskandidatInnen als auch erfahrene TherapeutInnen klagen über Schwierigkeiten beim Verfassen der Berichte, weil dies in der Ausbildung kaum oder gar nicht vermittelt wird.

In dieser überarbeiteten Neuauflage geht der Autor auch auf die Änderungen in der Antragstellung nach der neuen Psychotherapie-Richtlinie ein, die am 1. April 2017 in Kraft getreten ist. Er beschreibt die Verpflichtung zur Sprechstunde, zur Telefonsprechzeit und zur Antragstellung auf die neue KZT sowie die grundlegenden Veränderungen bei den Fortführungsanträgen zur Therapieverlängerung.

Im ersten Teil des Buches erfahren die LeserInnen, wie sie den Bericht an die Gutachterin oder den Gutachter schnell, effizient und schlüssig schreiben. Der zweite Teil ist ein Nachschlagewerk für die Psychotherapie-Richtlinie, -vereinbarung und Beihilfevorschriften.

Über einen im Buch abgedruckten Link finden die LeserInnen alle wichtigen gesetzlichen Vorschriften, Abrechnungsbeispiele und diverse Formulare, die zum Antragschreiben benötigt werden, sowie die Datenbanksoftware Antrag Pro 1.8, die sechs Monate lang kostenfrei genutzt werden kann. Dieses Programm hilft dabei, Berichte wirksam zu organisieren und erfolgreich zu verfassen.